信息化与精准医疗研究丛书

面向精准医疗的
大数据处理技术研究

翟运开　高景宏　何贤英　崔芳芳　编著

科学出版社
北　京

内 容 简 介

本书基于对健康医疗大数据处理、精准医疗现状及其面临问题的分析与总结,对精准医疗领域的健康医疗大数据处理进行系统的研究,并就关键技术模块提出针对精准医疗服务实践的构建方案,尤其在健康医疗大数据采集、大数据服务平台构建与运维等方面,提出了一系列面向精准医疗的技术方案和实施策略,并对目前精准医疗领域大数据处理所面临的挑战与未来研究方向进行了探讨。

本书既适用于健康医疗大数据、精准医疗及医疗信息化行业从业人员,也可供高等院校大数据、计算机、医学统计、人工智能等专业的本科生和研究生参考。

图书在版编目(CIP)数据

面向精准医疗的大数据处理技术研究 / 翟运开等编著. —北京:科学出版社,2021.6

(信息化与精准医疗研究丛书)

ISBN 978-7-03-067272-8

Ⅰ. ①面… Ⅱ. ①翟… Ⅲ. ①数据处理–应用–临床医学–研究 Ⅳ. ①R4-39

中国版本图书馆 CIP 数据核字(2020)第 265258 号

责任编辑:马晓伟 刘天然 / 责任校对: 杨 赛
责任印制:李 彤 / 封面设计:吴朝洪

科学出版社 出版
北京东黄城根北街 16 号
邮政编码:100717
http://www.sciencep.com

北京建宏印刷有限公司 印刷
科学出版社发行 各地新华书店经销
*
2021 年 6 月第 一 版 开本:720×1000 1/16
2022 年 2 月第二次印刷 印张:15 1/4
字数:296 000

定价:98.00 元
(如有印装质量问题,我社负责调换)

前　言

随着社会经济和医疗卫生事业的发展进步，我国的医疗保健水平显著提高，人群的健康寿命显著延长。但是，目前我国的人群健康和疾病负担形势依然不容乐观。鉴于此，以夯实精准医疗研究、促进精准医疗临床防诊治应用为中心，基于对健康医疗大数据的集成处理与深度挖掘，加快发展精准医疗产业与服务，对优化医疗资源、减少无效和过度医疗、提高人民健康水平、遏制医疗费用支出过快增长、推进健康医疗高质量建设、抢占未来医疗领域科技制高点、实现"健康中国"战略目标等，均具有重要意义。

针对健康医疗大数据的处理分析是开展各类精准医疗服务的基础前提和关键内容，是进行疾病精准诊断、精准治疗、个体化用药及精准健康管理等必不可少的过程。近年来，健康医疗大数据的规范记录、海量积累和计算处理能力的提升，极大地改变了生物医学研究和健康医疗实践，这在精准医疗领域尤为明显。借助健康医疗大数据，可预测哪些个体或群体面临发生某些疾病（如肿瘤）的风险，从而引发旨在影响目标人群健康风险因素和行为的特定行动。在疾病预防方面，健康医疗大数据有助于制定和调整疾病的预防策略，并可以早期预测流行病的暴发。在疾病治疗方面，健康医疗大数据对于监控健康或疾病状况有重要作用，医院可以借此改善对重症监护患者的监控，还可以测量和评价特定疗法，如药物（昂贵）的有效率。这将有助于提高精准医疗的水平和效率，达到更高的成本-效益比，实现更好的疾病诊治结果。因此，对健康医疗大数据处理的整个过程进行充分探讨，对推动精准医疗规范和快速发展，以及提升精准医疗服务效率与质量，都具有重要的技术支撑和信息参考作用。

健康医疗大数据贯穿人的整个生命周期，是涉及医疗服务、公共卫生、营养保健、生活环境、健康管理、医疗保险、药品管理、生物组学等领域的多维数据。在疾病的精准诊断、个体化治疗、精准用药和精准健康管理等精准医疗服务过程中，健康医疗大数据及其分析处理居于关键环节。因此，针对健康医疗大数据的处理一直是精准医疗领域学术研究与临床应用关注的重点。健康医疗大数据来源多样、结构各异、成分不一，只有理清大数据处理各技术环节的内涵、作用、工作内容、运行流程和关键技术等，才能优化和提升健康医疗大数据处理的效率与质量，从而推动精准医疗在疾病防诊治中的深入应用。

本书深入、系统地介绍了健康医疗大数据处理的数据采集、数据清洗、数据融合、大数据分析、平台构建与运维、质量控制、大数据治理等环节，并就关键技术模块提出针对精准医疗服务实践的构建方案。全书共 10 章，第 1 章对精准医疗和健康医疗大数据的概念、内容及相互之间的关系进行了概述；第 2 章对面向精准医疗的健康医疗大数据采集进行了研究；第 3 章对精准医疗领域健康医疗大数据的清洗与融合技术进行了探讨；第 4 章对面向精准医疗的大数据分析内容与相关典型机器学习算法进行了研究；第 5 章介绍了面向精准医疗的大数据服务平台的构建与运维；第 6 章对精准医疗领域大数据处理过程的质量控制进行了探讨，并构建了一套质量控制体系及其实施路径；第 7 章介绍了面向精准医疗的大数据治理策略；第 8 章对基于大数据处理技术的精准医疗服务实践进行了证据收集与总结；第 9 章对目前精准医疗领域大数据处理技术所面临的挑战进行了充分分析；第 10 章对本书的主要研究内容进行了总结，并对未来研究方向进行了展望。

感谢国家重点研发计划（2017YFC0909900）、国家超级计算郑州中心创新生态系统建设科技专项（201400210400）、河南省高校科技创新团队支持计划（20IRTSTHN028）、河南省自然科学基金青年科学基金项目（202300410409）、河南省医学科技攻关计划联合共建项目（2018020120）等课题的资助。在项目研究过程中，课题组成员、各相关部门和机构的工作人员都付出了辛勤的劳动，在此对他们一并表示感谢。在本书编写过程中，我们参考了国内精准医疗、大数据相关的专著和文献，以及国外对精准医疗领域大数据处理技术的研究与先进理念。在精准医疗事业未来的道路上，我们希望能与全国乃至世界精准医疗领域的专家携手奋进，在精准医疗领域大数据处理方面做出更好的成绩。

精准医疗涉及医学、生物信息学、生物统计学、计算机科学与技术、管理学等多个学科，尚有很多内容有待进一步拓展与深入。由于编者水平有限加之时间紧张，书中不足和疏漏之处在所难免，恳请业界同仁与广大读者不吝批评指正。

编 者

2020 年 12 月

目 录

1

精准医疗与健康医疗大数据概述

近年来，随着社会经济和医疗卫生事业的发展进步，我国人群的医疗保健水平和健康寿命均得到了显著提高。但是，目前我国的人群健康和疾病负担形势依然不容乐观，有报告显示，我国现有高血压患者 2.6 亿，慢性肾病患者 1 亿～1.2 亿，糖尿病患者超过 1 亿且潜在糖尿病人群达 1.5 亿，每年因心血管疾病死亡者达 300 万，每年因癌症死亡者达 220 万，而每年新增癌症病例达 310 万[1, 2]。此外，目前我国尚有 8000 万乙肝病毒携带者，550 万活动性结核病患者，80 余万艾滋病感染者[1]。随着我国老龄化进程的加快，老年性疾病如帕金森病、阿尔茨海默病、心脑血管病等亦将愈加高发，势必造成国家、地方及个人的医疗费负担不断加重，导致许多家庭因病致贫、因病返贫。例如，我国脑卒中患者以每年近 250 万例的速度增加，由此造成的直接经济损失达 400 亿元[3, 4]。

在此背景下，围绕巩固精准医疗研究，促进精准医疗在临床预防、诊断和治疗中的应用等核心问题，进行健康医疗大数据的综合处理和深度挖掘研究，有助于加快精准医疗的发展，优化医疗资源配置，减少无效医疗、过度医疗，创新医疗服务模式，助力"健康中国"目标的实现[2, 5]。另外，我国推进精准医疗，在小的方面，可精确定位疾病病因和治疗靶点，实现对特定疾病和患者的个性化精准治疗，提高疾病诊治和预防的效益，节约医疗费用与资源[6]；在大的方面，可促进医药生物技术发展和医疗体制改革；在形成新的经济增长点的同时，带动整个大健康产业的发展[1, 5]。因此，精准医疗正成为合理高效利用医疗卫生资源、进一步推动我国医疗卫生事业改革与发展的重要抓手。

1.1 精准医疗的概念

精准医疗（precision medicine）是应用基因检测、现代遗传、分子影像、代谢组学、生物信息、大数据等技术，根据患者的临床诊疗、基因组学信息及疾病发生发展过程中的蛋白组、代谢组、转录组等方面的相关特点，结合患者的生活习惯和生活环境，实现精准的疾病分类与诊断，找出对疾病进行干预和治疗的最佳靶标、节点与方法，为临床实践提供科学依据，为患者"量身定制"个体化的疾病治疗和预防方案，使患者获得最适宜的治疗效果和最少的副作用的一种医学模式[1, 7, 8]。精准医疗可以阐明疾病发生发展的机制，解答疾病发生与转归的本质问题；精确定位生物标志物，探索建立早期诊断方法，争取把握疾病治疗的有效时机；推动靶向治疗药物的研发，特异性地有效治疗疾病；通过分子分型、分子分期进行分子诊断，为个体化诊断、治疗和预后提供科学依据；在集成应用交叉学科现有成果的基础上，尤其是在对健康医疗大数据处理分析的基础上，进行综合防诊治方案的探索应用[1, 6, 9, 10]。

1.2 精准医疗的发展历程

"precision medicine"一词最早于2008年由美国哈佛大学的Clayton Christensen提出，用以表述通过分子水平的诊断提高临床医生诊治水平，避免医生对直觉与经验的过度依赖。但这一概念在当时并未立即引起重视，直到2011年，美国国立卫生研究院地球与生命研究部的发展新疾病分类框架委员会（Committee on A Framework for Developing a New Taxonomy of Disease）发布"迈向精准医学：建立一个生物医学知识网络和一个新疾病分类法框架"蓝图[Toward Precision Medicine: Building a Knowledge Network for Biomedical Research and a New Taxonomy of Disease（2011）]，至此，"精准医学"才成为传统"个体化医学"的新表述，并被业界广为关注[1, 11]。精准医疗可根据具体患者的个人情况，基于患者疾患因人而异的复杂成因，"量体裁衣"地进行个性化疾病防诊治方案的制订与实施。其可辅助临床决策，改变"一般患者适用"原则；可有效减少误诊漏诊、避免过度医疗、降低药物毒副作用、节约医疗资源与费用[1, 12, 13]。

2015 年，美国总统奥巴马在国情咨文中正式提出启动本国的"精准医疗计划（Precision Medicine Initiative，PMI）"，规划在 2016 年的财政预算中投入 2.15 亿美元布局精准医疗的五个具体领域，基于遗传信息发现和人类基因组计划的实施，依托基因组学、临床诊疗、生物信息等大数据，支撑对癌症与其他重点多基因病的深入研究，同时转变卫生医疗监管部门的管理方式[14, 15]。自此，其他国家也纷纷在医疗卫生资源中投入巨额资金，布局精准医疗领域。2015 年 7 月，英国精准医疗弹射中心联合北英格兰、北爱尔兰、苏格兰、威尔士和南英格兰等五大区域中心启动了英国精准医疗中心网络建设[16]。2016 年 5 月，澳大利亚规划支出 2000 万澳元打造本国的精准医疗计划"零儿童癌症计划"。2016 年 6 月，法国启动"基因组医疗 2025"规划，拟投入 6.7 亿欧元推进精准医疗的发展与应用。

2015 年 3 月，我国科学技术部召开全国首次精准医学战略专家会议，决定在 2030 年之前投入 600 亿元部署精准医疗领域，启动中国版"精准医疗计划"[16]。2016 年，精准医疗被纳入《"十三五"国家战略性新兴产业发展规划》，以大力推进精准医疗等新兴前沿领域创新和产业化，形成一批新增长点，使其成为医药大健康产业发展的驱动引擎[5, 17]。2017 年以来，各省市也先后出台地方性精准医学发展规划，纷纷布局精准医疗产业与服务。我国精准医疗的发展建设思路逐渐清晰明确，其主要目标是以我国常见高发、危害重大的疾病及流行率高的罕见病为切入点，建立精准医学研究、应用、推广示范平台和保障体系，显著提升重大疾病防诊治水平，带动生物医药、医疗器械和健康服务等产业发展，提供更高效、更精准的医疗健康服务，为提升我国人口健康水平、减少无效和过度医疗、遏制医疗费用支出过快增长等提供信息与技术支撑[1, 2, 5, 18]。

1.3 精准医疗的内容

1.3.1 精准医疗的本质

精准医疗是应用现代遗传技术、分子影像技术、生物信息技术、大数据分析技术，结合患者生活环境和临床数据，实现精准的疾病分类与诊断，并制订个性化疾病治疗和预防方案的一种医学模式[1]。其本质是通过组学、基因检测、生物信息、大数据挖掘等医学前沿技术，对特定人群与疾病进行生物标志物的分析、筛选、验证与应用，从分子层面促进对疾病的认知，并对患者和疾病的不同状态和过程进行亚群分类，精确定位致病病因和治疗靶点，实现对疾病进行个体化的精准预防、预测、诊断和治疗，提高疾病诊治、用药、护理与预防的针对性和效益，既有对健康医疗大数据的集成分析，又有个体化疾病防诊治与用药的针对性策略[1, 10]。

精准医疗利用分子诊断和基因检测技术，基于对健康医疗大数据的集成与挖掘，为患者提供个性化诊疗和精准用药服务，从而提高患者的治疗效果，改善患者预后，减少药物毒副作用和不良反应的发生。精准医疗的核心思想是综合利用患者的临床诊疗、生物样本、基因检测等数据和临床辅助检查各类资料，精准确定患者的疾病分型和病变靶点，从而指导患者的个体化临床治疗与用药。精准医疗的关键在于对疾病进行精准化分类和个性化诊断，从而为后续患者的针对性治疗和个体化用药提供基础和前提。奥巴马在国情咨文中对精准医疗的要素进行了归纳：①精确（the right treatment），即针对具体的患者给予合适的治疗；②准时（at the right time），即精准医疗的救治要准时，只有在恰当的时间给予个体化治疗，才有望达到良好的治疗效果；③共享（give all of us access），"让我们自己和我们的家人比以往更加健康（keep ourselves and our families healthier）"是精准医疗所倡导的医学发展要义；④个体化（personalized information），精准医疗是基于患者多维信息进行的个体化诊疗，是个体化医疗在新时期的概念丰富与演进[1, 19-21]。

1.3.2 精准医疗的研究与应用

参考"精准医学研究"重点专项指南，精准医疗的研究与业务内容主要涉及以下几个方面：①构建自然人群健康队列和重大疾病专病队列，创新生命组学大数据分析和临床应用技术，确立疾病预测、诊断、治疗与疗效评价的生物标志物、靶标、制剂的实验和分析技术体系，集成重大疾病的精准防诊治方案和临床决策系统，形成疾病防诊治指南、临床路径和干预措施[1, 2, 10, 12, 18]。②集成和布局相关的精准防诊治关键技术，建立符合人群遗传背景与疾病特征的精准医疗、精准预防与健康管理体系，实现疾病的早期预防、早期诊断、早期治疗[1, 2, 22]。③建立精准医疗知识库体系和生物医学大数据共享平台，建设精准医疗国家平台和省、市、县级精准医疗中心与精准医疗实验室，组建精准医疗联合体网络体系；借助远程/移动医疗平台的数据交互和综合服务功能，开展临床精准防诊治和用药示范，开发疾病信息共享、病患随访、在线教育等业务系统，面向基层患者开展多级协同的精准医疗服务[18, 23-25]。④重点突破基因、临床、健康等多源、异构数据融合的关键技术，研发新型的防治药物、疫苗、试剂、器械和设备，推进临床转化[1, 2, 25, 26]。⑤建立"关键技术及产品-综合服务平台-典型领域示范"的精准医疗研发、应用体系，建设人群典型高发疾病精准医疗临床方案的示范、应用和推广体系，加快推进、深化医药卫生体制改革和医疗模式转变，形成精准医疗创新链、产业链和服务链，逐步实现从精准诊疗到精准预防预警的健康端口前移，提升医疗资源的有效利用率，全面保障公众的健康需求（图 1-1）[2, 5, 18, 27, 28]。

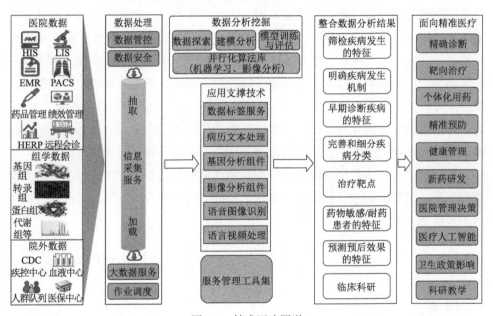

图 1-1　精准医疗图谱

HIS，医院信息系统；LIS，实验室信息系统；EMR，电子病历；PACS，影像归档和通信系统

1.4　精准医疗的服务类型与业务流程

精准医疗主要包括精准诊断、精准治疗、精准用药和精准健康管理等四类服

务。精准诊断是基于患者临床诊疗、生物样本、基因和组学数据等信息，利用生物信息技术和大数据分析技术整合、分析全部信息，得出精确的临床诊断，辅助医生早期预判疾病的发生、演变转化及可能的结局[29]。精准治疗是精准医疗服务的主要任务和目标，是在精准诊断的基础上，通过组学、生物信息和大数据分析技术，分析与鉴定特定疾病类型及其生物学标志物，发现病因和治疗靶点，为临床决策和治疗方案的制订提供精确的依据[30]。精准用药是基于精准诊断和精准治疗方案，根据特定疾病类型和基因组学个体差异进行靶向特异性药物的指导用药。精准健康管理是基于生物信息和大数据分析出的个体化特征，基于患者需求，对患者进行精准康复、精准护理、精准健康教育等。

　　精准医疗服务的业务流程如图 1-2 所示。首先，基于健康医疗大数据，构建面向精准医疗服务的专病数据仓库，采用大数据分析和生物信息技术，深入挖掘患者的疾病分型、病变靶点、易感基因、生物标志物等，生成可视化分析结果报告，通过临床医生和专家解读，形成精准的诊断结果与报告。其次，根据精准诊断结果，明确患者的疾病分型和临床诊断，由临床医生、生物信息专家和患者一同参与治疗方案的制订与选择。在这一过程中，根据对治疗效果的实时评价与反馈，及时调整、完善治疗方案，达到以患者为中心的最佳治疗与效果保障。再次，通过对患者的健康医疗数据进行大数据分析，识别用药靶点，明确患者易感基因、疾病症状与药物的关系，指导个体化精准用药，并对药物治疗效果进行评价。最后，基于对患者个体特征与需求的分析，制订贯穿患者整个诊疗过程的精准健康管理方案，如精准护理、精准康复管理、精准健康教育与促进等，形成以患者需求为导向的全流程精准健康管理。

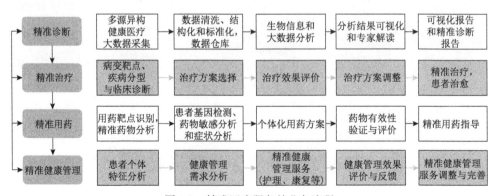

图 1-2　精准医疗服务的业务流程

1.5 健康医疗大数据概述

2008 年，《自然》杂志刊登大数据专题 *Big Data: Science in the Petabyte Era*，揭开了大数据发展与应用的序幕[31]。2012 年，为促进美国大数据产业发展，奥巴马政府宣布投资 2 亿美元，将"大数据"上升为国家战略[32]。同年 Gartner 公司估计，到 2016 年，全球大数据相关产业的规模将达到 2320 亿美元[32]。据国际数据公司报告，2012～2016 年，中国的大数据市场规模增长了 5 倍，主要集中在政府、医疗卫生、银行、电信四大行业[33, 34]。大数据与健康医疗的结合，以其数据增长快、应用范围广、价值贡献大等特点备受关注，正不断引起健康医疗模式和生活行为方式的转变。健康医疗大数据依靠其全样本、深入关联、注重相关性等优势，可提升医务人员、科研工作者、卫生决策者和社会公众等的洞察能力和统筹规划能力，优化卫生资源配置和医疗服务流程，提高健康医疗服务质量，控制医疗风险，降低医疗服务成本，全面提升健康医疗领域的防诊治能力和服务水平[12, 33]。例如，据 2015 年的麦肯锡报告，健康医疗大数据每年为美国节省 12%～17% 的医疗成本，相当于节省 3000 亿～4500 亿美元，并贡献 0.7% 的年度生产力增长[32]。如图 1-1 所示，开展精准医疗服务，首要的是面向精准预防、诊断、治疗等服务需求进行健康医疗大数据的收集、整合与挖掘分析，因此数据是精准医疗发展的关键。

1.5.1 健康医疗大数据的来源

健康医疗大数据关联人的全生命周期，涉及医疗服务、公共卫生、营养保健、生活环境、健康管理、医疗保险、药品管理、基因组学、代谢组学、蛋白组学等多源多维数据的汇聚和集成[34-36]。健康医疗大数据来源多样，结构各异，其中，医疗卫生机构日常产生的海量临床诊疗数据和实验室数据占主要部分（表 1-1）[35, 37]。

1.5.2 健康医疗大数据的特点

健康医疗大数据的属性与特征可以用"5V"概括，即数据容量大（volume）、数据种类和来源多样化（variety）、增长更新速度快（velocity）、数据蕴含的价值大但是密度低（value）和对数据真实性要求高（veracity）[38,39]。除了具备上述五个特点外，健康医疗大数据还具有初始性、时序性、不完整性、隐私性、冗余性等特点。初始性表现为健康医疗数据是通过与患者的各种类型直接接触（检查、诊疗）而获得的一手资料[36]。时序性是指患者的临床检查、诊疗记录、病历信息和诊断过程等反映的是某个时点的状况，随患者病情的发展而变化，具有明显的时间相关性和顺序性[40]。不完整性体现在健康医疗数据往往存在缺失情况，患者整个诊疗过程的数据因技术、成本、转诊、专业能力等原因没有被完整记录，不能全面反映疾病[38]。隐私性指的是病历、电子健康档案、临床检查和诊疗过程涉及患者的诸多个人信息，信息安全和隐私保护问题不可避免[40,41]。冗余性是指由于临床诊疗过程中对患者进行多次检查、治疗，导致相同或类似的检查数据被重复记录，形成冗余信息[38,41]。

表 1-1　健康医疗大数据的主要来源

来源	内容
医疗机构诊疗数据	电子病历（EMR）、实验室（LIS）、影像归档和通信系统（PACS）、心电、病理数据，以及产生于医院日常诊疗、科研和运维过程的各种门/急诊信息、住院记录、护理日志、医疗费用、用药、手术、随访和医保数据等[35]
生物信息数据	个人基因检测，生物样本，蛋白组学、代谢组学、基因组学等组学数据
区域卫生信息平台数据	居民健康档案，健康知识，个人体征监测，生活习惯与喜好，膳食营养状况等
公共卫生数据	公共卫生专题调查，专病监测，膳食调查，疾病防控、妇幼保健、职业病防护等过程中产生的公共卫生数据；气象、空气污染等环境监测数据[40]
互联网数据	有关健康、疾病或寻医的网络搜索数据或话题，互联网上的浏览、分享内容，购药行为，健康网站访问行为等[36,40]
行业数据	医疗保险，商业健康保险，医学文献，新药研发与临床试验，医药、医疗器械和耗材销售等
自我健康管理数据	移动或物联网连接的可穿戴设备产生的数据，健康医疗设备通过"云+端"方式收集的用户各种生命体征信息[38]
监管和服务数据	政府、主管部门和行业协会的监管、服务相关数据

1.5.3　健康医疗大数据的处理流程与技术

健康医疗大数据分析遵循大数据处理的三个原则，即针对的是全体数据，而非随机数据；关注的是相关关系，而非因果关系；处理的是混杂性，而非精确性[42]。如图 1-3 所示，健康医疗大数据的处理流程和相关技术主要包括数据采集、数据清洗（数据标准化、数据整合、数据存储和管理）、数据分析、数据解释和应用领域等。健康医疗大数据处理分析的是全体数据，而不是依靠少量的样本数据，接受半结构化和非结构化数据的混杂。通过数据采集、清洗、分析挖掘、结果解释和可视化等流程，将多维度的海量数据进行整合分析，并对结果进行可视化呈现，健康医疗大数据分析算法可更加精确有效地探索疾病发生发展过程、识别病变靶点和人体敏感性反应指标、预测患病风险、辅助临床诊断决策和精准靶向治疗，从而提高精准医疗的效率和服务质量。

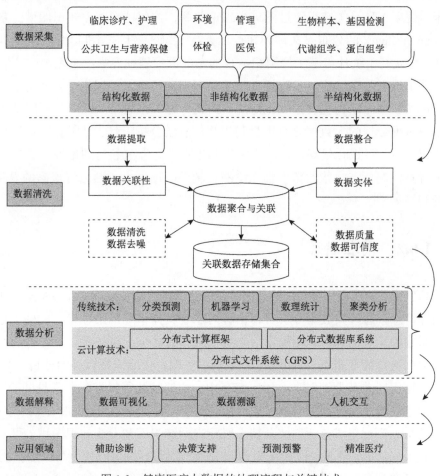

图 1-3 健康医疗大数据的处理流程与关键技术

1.6　健康医疗大数据在精准医疗中的应用

在精准诊断、精准治疗、精准用药和精准健康管理等类型精准医疗服务过程中，健康医疗大数据及其分析挖掘均起着不可或缺的作用（图 1-2）。

1.6.1　精准诊断

首先，建立知识来源质量评估机制和精准医疗知识库，将有关专病的组学、临床、健康、环境等知识通过图进行理论关联，构建精准医疗知识图谱。基于Hadoop 和 Spark 的分布式文件和并行计算系统，研发针对精准医疗的文本处理算法，建立基于统计与基于规则相结合的精准医疗辅助专家决策系统[24, 43]。其次，采集患者临床诊疗、生物样本、生活习惯和环境、基因组学信息等数据，并对这些数据做结构化、标准化清洗，构建专题数据集市。最后，利用基于患者多源多维数据的大数据分析工具和生物信息学分析工具，对所有患者信息进行集成分析、可视化呈现，在临床医生和生物信息专家参与的情况下，形成针对患者具体病情与症状的精准临床诊断，辅助临床医生研判患者疾病的发生、演变和结局[30]。

1.6.2　精准治疗

基于精准的疾病分类和疾病诊断，结合患者的临床诊疗、实验室检查、组学检测等信息，通过大数据分析可得出针对患者具体情况的最佳诊疗实践方法。针对采集的患者信息，利用组学、生物信息和大数据分析技术，对患者的多源多维数据进行病变靶点、生物标志物、敏感生理生化反应指标等的分析、识别、验证与应用，尤其是针对高血压、脑卒中、心肌梗死等慢性病和常见肿瘤[30]。依托信息技术和基因检测技术，基于精准医疗大数据平台对基因、生物、临床、组学等信息进行集成分析，结合精准医疗专题知识库和专病知识图谱，可以明确患者疾病病因，精准定位病变靶点，为患者提供最佳的个性化精准治疗方案，实现包括数据分析及可视化、治疗方案、个体化用药等在内的一体化精准医疗服务。

1.6.3　精准用药

传统的临床用药多是根据患者的症状体征、生化生理检查和影像资料，对具有相同或相似临床症状的患者采用相同的药物治疗。实际情况是，人体的药物敏感性和用药效果与自身的基因、遗传、生存环境、生活背景等存在密切关联，不同患者对同一药物的敏感性可能不同。精准医疗将传统的"对症下药"转变成"因人施药"，是依据患者本身的基因遗传特点、生存环境和生活习惯进行个体化的精准用药，是以基因测序技术为基础、大数据分析挖掘技术为手段的新型用药模式。具体来说，精准用药是对患者临床检测数据、基因测序数据及个人体质特性信息等进行大数据分析，集成最优用药方案，从而为患者提供最切合实际的用药指导。通过大数据分析技术，可明确不同患者对药物的敏感性差异和药物靶向治疗位点，探明用药过程中可能出现的疗效、机体反应、个体敏感性、毒副作用等，从而达到最正确的时间节点、最佳用药剂量、最小不良反应和精准用药的目标。

另外，通过大数据分析挖掘技术，基于医疗机构临床药物试验和耐药监测，挖掘和分析多组学数据，识别潜在、有临床应用价值的耐药后治疗新靶点和预测标志物，揭示不同靶向治疗药物发生耐药的机制，寻找耐药后的治疗新靶点、研发耐药后新药治疗疗效预测的标志物检测方法，并利用大样本临床验证和评价方法进行应用效果的评估。可建立基于大数据的精准药学临床决策支持系统，形成可复制、可推广的精准用药临床决策示范体系。

1.6.4　精准健康管理

精准健康管理是根据个体的基因遗传背景，结合个体的健康状况、患病情况、生活习惯和环境，进行系统、全面、持续的监测与评估，经过大数据集成处理与分析，进而向个体提供健康咨询、健康促进、生活方式指导、危险因素识别与干预、疾病护理与康复等的个性化健康管理，这是精准医疗的终极目标[1, 21, 44]。健康医疗大数据的不断积累，尤其是基因组、代谢组、蛋白组、微生物组等组学数据的规范化更新与创新应用，为利用多源健康医疗大数据构建贯穿个体整个生命周期的预防、健康教育、护理、康复、医疗保健、随访等精准健康管理体系提供了决定性的信息基础与技术支持。基于对多源异构健康医疗大数据的深入挖掘，大数据处理技术将使面向患者整个健康与疾病过程的健康管理（护理、康复、医疗保健、疾病预防等）变得更加精准化。精准健康管理在传统"未病先治"理念的基础上，还涵盖通过建立一个系统的由健康医疗大数据支撑的健康与疾病模型，提供一系列健康促进、护理和康复等的概念，从而提高个体或人群的生命、生活质量[1, 26]。

1.7 精准医疗领域大数据处理存在的问题

医疗服务是大数据技术的重量级应用领域，而精准医疗更是基于数据驱动的医疗服务新模式，同时，精准医疗服务就是以保障人的健康为出发点，通过新一代生物信息和大数据分析技术，精准地满足不同患者个体化的健康医疗需求的一种服务模式。为了抽取和挖掘健康医疗大数据中蕴含的有效信息，以明确病因进而进行疾病的精准防诊治，对大数据的清洗、结构化及内在关联的深入分析成为必然。我国"十三五""精准医学研究"重点专项、美国"百万人基因组计划"、英国"十万人基因组计划"、法国"基因组医疗2025"、澳大利亚"零儿童癌症计划"等精准医疗项目与行动，均是规划通过大样本人群队列研究，利用大数据分析与生物信息技术，从大规模人群的疾病信息与基因组数据中挖掘疾病病因线索，识别病变靶点，为精准治疗的深入认知与实践打通关卡。目前，随着人工智能、5G网络、云存储及云计算等技术的发展，基于多源健康医疗信息的大数据集成分析变得更加高效稳健，可使临床医生更为精准地针对具体患者制订个体化的防诊治方案，从而提高诊疗效率和医疗服务质量[1]。但是，面向精准医疗的大数据处理涉及数据采集、数据清洗、数据分析、平台支撑、质量控制、数据治理等环节与内容，目前均存在不同程度的问题，阻碍了精准医疗的进一步应用与推广。

1.7.1 数据采集

数据采集是根据研究目标抽象出的、在数据分析与应用中所需要的表征信息，通过多种方式从数据产生环境获取原始数据并进行预处理操作的一系列专用技术是大数据分析与精准医疗应用的基础，可为后续数据处理提供高质量的数据集[38, 45]。精准医疗领域的健康医疗大数据来源广泛，涉及生物、医药、保险、临床、公共卫生等诸多领域，如何从浩如烟海的数据中针对性采集所需信息是首先需要考虑的问题,而传统的数据采集手段却无这方面的技术储备。目前,精准医疗领域大数据采集的内容和质量评价体系互不统一,同一类型的数据往往存在多种不同的采集和表达方式,造成大数据样本之间存在不同程度的波动与干扰[1]。另外,数据采集过程牵涉的信息安全和隐私保护问题不仅是医学伦理问题,还是健康医疗数据采集的技术层面问题,而现有的数据采集系统尚无成熟的举措予以全面保障。

1.7.2 数据清洗

数据清洗是指对采集的原始数据进行基本的预处理,即发现不准确、不完整、不合理或重复冗余数据,并对这些数据进行修补、增减或删除处理,以提高数据质量,这有利于后续统计分析与挖掘的过程[46]。数据清洗可通过缺失值填补、噪声数据识别与删除等方法,对数据中的混杂信息、错误信息进行处理,以建立满足数据分析需求的高质量数据集。数据清洗是整个大数据处理过程中不可或缺的一环,其规范与质量直接关系到随后分析的模型效果和最终结论。因此,数据清洗在整个数据分析流程中会占据较大的工作量。但是,精准医疗领域健康医疗大数据的清洗需要复杂的关系模型,会带来额外的计算成本和延迟开销,如何在大数据清洗模型的复杂性和分析结果的准确性之间做好平衡,成为亟待解决的问题。精准医疗领域的健康医疗数据数量巨大、增长快速,往往达到 TB 甚至 PB 级存储量,这给现有数据清洗技术的数据清理效率提出较大挑战。另外,精准医疗涉及的健康医疗数据来源广泛、结构各异,存在不同程度的数据交叉、关联和融合的复杂现象,使数据清洗的准确率成为需要考虑的重要问题。

1.7.3 数据分析

数据分析是健康医疗大数据处理流程的核心,也是开展各类精准医疗服务的关键,用于发现数据的价值所在,以及疾病与危险因素的内在关联信息。通过采集、存储、清洗和整合的多源异构数据,根据不同的精准医疗应用需求,选择部分或全部数据进行集成分析,可达到基于大数据分析的精准医疗业务支撑、决策与管理支持,以及辅助临床防诊治等。但目前的情况是,精准医疗领域大数据的分析和挖掘需完成庞大的计算量,因此对处理系统的运算架构、时效性、运算性能和计算域存储单元的数据吞吐率等要求较高，传统的数据分析手段已经无法满足大数据环境下的数据分析需求[47]。如何集成现有大数据分析技术，结合精准医疗各类应用的具体需求，研发基于大数据处理综合服务平台的、面向精准医疗服务的大数据分析技术和功能模块，成为精准医疗领域大数据分析亟须攻克的关键命题。

1.7.4　大数据处理的平台支撑

精准医疗领域数据来源广泛、临床应用子模块众多，面向精准医疗的大数据处理包括诸多技术环节，且不同精准医疗专病应用对数据处理往往有个性化的要求，需要对现有数据处理技术进行集成，以实现精准医疗各类应用的功能定位[48]。因此，为避免精准医疗服务过程中信息交换规范不统一、专病模块间存在信息"孤岛"、数据传输不畅等问题，基于平台化技术的数据处理是未来的发展趋势，成为精准医疗领域大数据处理的最佳选择[41, 49]。但是，目前在精准医疗应用中，各机构倾向独自建立各自的精准医疗数据库和样本库，形成诸多"数据孤岛"，造成数据共享困难；而大数据处理技术、基因数据处理技术、隐私保护技术等对技术与设备条件要求较高，导致进行数据处理的门槛较高[50]。因此，建立面向精准医疗的大数据服务平台，通过结合应用云计算、大数据处理等技术，集成数据采集、清洗、融合、标准化、质量控制、可视化等功能模块，为精准医疗各类应用提供病因与发病机制研究、分子分型、临床及基因诊断、治疗、预后决策等技术支撑，成为深入开展精准医疗服务的最佳选择。另外，为适应精准医疗的快速发展，保障精准医疗服务的效率、质量及其平衡运行，还应结合业务流程构建合理有效的运维模式，以顺应时代的发展和现实的需求，为面向精准医疗的大数据综合服务平台的发展运营提供技术支撑和效率保障。

1.7.5　大数据处理的质量控制

精准医疗研究涉及临床、健康和组学等多种类型数据，海量数据迅速积累，数据产生的速度远远高于分析效率的提升，如何利用大数据分析技术抽取有用信息，如何保证数据质量及分析过程的可重现性，成为精准医疗面临的重要挑战。面向精准医疗服务建立规范化、流程化、标准化的大数据处理质量控制体系可保证数据质量，促进数据分析效率，提升数据价值，实现数据对精准医疗服务的有效支撑[51]。但是，目前却少有学者对精准医疗领域大数据处理的质量控制进行系统研究，缺乏有效的理论框架和实施机制，这种情况已对精准医疗服务的高效率、高质量运转造成不同程度的影响。

1.7.6　大数据的治理

精准医疗领域的大数据治理是通过协调多个职能部门，基于个体化医疗服务不同的目标来制定大数据优化、货币化、隐私化、数据变现、所有权和经营权分配等相关的策略，是涉及对健康医疗大数据进行管理、利用、指导、监督和评估的一种支撑保障体系[52]。健康医疗大数据来源广泛、成分复杂、敏感私密，不能直接拿来使用，必须经过治理方可利用并体现其价值。有效的大数据治理可推进精准医疗领域的数据创新与服务应用，提高数据管理与风险管控水平，提升数据质量。对健康医疗大数据的有效治理是实现其价值的关键，也是精准医疗领域大数据应用的技术瓶颈。但是，现有关于医疗数据的管理方法较为分散，缺乏整体的指导框架，而医疗行业数据治理体系亦不成熟，尚无有关精准医疗领域数据治理的研究文献[53]。鉴于精准医疗所涉及大数据的来源及特点，结合精准医疗应用现状与需求，为促进精准医疗基于数据驱动的服务创新，有必要构建面向精准医疗的数据治理框架。

1.8　研究内容与研究方法

1.8.1　研究内容

鉴于精准医疗领域健康医疗大数据处理目前尚存在的问题，本着突出重点、点面结合、循序渐进的原则，如图 1-4 所示，本研究首先对面向精准医疗的数据采集、数据清洗、大数据分析、大数据平台构建与运维、质量控制、数据治理等大数据处理环节进行逐一探讨，以理清数据采集框架、明确数据清洗要素、梳理数据分析现有技术、构建数据处理支撑平台、确定质量控制工作内容、制定大数据治理规范等；然后以典型病种脑卒中为例，对健康医疗大数据在精准诊断、精准治疗、精准用药、慢性病管理、精准健康管理等精准医疗领域的实践应用进行研究分析；最后对精准医疗领域健康医疗大数据处理技术面临的挑战进行分析，对本研究的主要工作、发现与结论进行总结，对健康医疗大数据处理技术的未来发展走向进行展望。

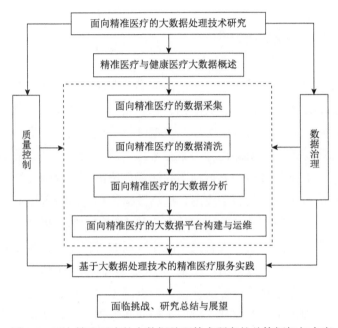

图 1-4　面向精准医疗的大数据处理技术研究的总体框架与内容

1.8.2　研究方法

本研究从精准医疗领域健康医疗大数据的处理流程角度出发，对面向精准医疗的大数据处理技术进行深入研究，并对大数据处理技术在精准医疗领域的应用实践进行探讨，研究过程中用到的研究方法包括文献评述法、归纳分析与比较分析法、专家咨询与论证法、理论研究与实证研究结合法等。

（1）文献评述法

通过对精准医疗领域大数据处理相关文献、理论进行综合筛选、评阅和分析，归纳当前研究现状、热点、范围和存在的不足，确定本研究的研究思路、目标、框架和内容。本研究框架的确立、研究内容的选择、各章节的布局与展开、关键技术与命题的讨论等，均在相关文献研究的基础上进行，文献评述法在本研究中得到了充分应用。

（2）归纳分析与比较分析法

由于精准医疗是一个较新的事物，针对精准医疗的健康医疗大数据处理技术相关文献较少且较为分散，本研究利用归纳分析法和比较分析法，在检索和查阅现有大量国内外相关文献和情报资料的基础上，对相关内容进行抽取、整理、归纳和比较，参照国内外对精准医疗领域大数据处理的技术手段与经验，为本研究的内容提供借鉴与支撑。通过归纳和比较分析当前面向精准医疗的大数据处理技术，本研究归纳总结现有理论成果，集成当前大数据处理技术，提出面向精准医疗的大数据处理技术研究命题，建立研究的分析框架和理论模型。

（3）专家咨询与论证法

本研究探讨的健康医疗大数据处理技术的目标是实现面向精准医疗具体的应用与服务，具有实践和应用属性，需要与相关领域的专家实践经验相结合。因此，本研究所提出的面向精准医疗的大数据处理技术均是经过精准医疗、健康医疗大数据、临床、科研等领域的专家广泛实践和深度论证的，技术体系的构建是以实践应用为落脚点的。

（4）理论研究与实证研究结合法

精准医疗是以实践应用为目标的医疗活动，在广泛运用理论研究的基础上，以实践应用为主要内容的实证研究法是本研究用到的另一重要研究方法。因此，本研究在探讨了面向精准医疗的一系列大数据处理关键技术之后，对健康医疗大数据处理技术在精准诊断、精准治疗、精准用药、精准健康管理等方面的应用也进行了充分论证。

1.8.3 技术难点

本研究对精准医疗领域的大数据处理技术进行充分探讨，研究内容涉及大数据处理分析与精准医疗应用的全流程与业务功能模块。鉴于健康医疗大数据多源异构、数量庞大及精准医疗"以人为本"的医疗服务特点，本研究的研究过程中需要攻克和处理诸多技术难点和关键问题。

（1）健康医疗大数据的采集与清洗

健康医疗数据涉及患者隐私和信息安全，如何在数据采集之前、数据采集中及数据采集之后确保数据安全是首先需要考虑的问题。健康医疗数据来源广泛、类型各异，数据"孤岛"现象普遍存在，如何通过数据采集前置机的定制化应用程序接口（application programming interface，API）对接不同医疗卫生机构信息系统，从而进行需求驱动型数据采集，是数据采集的另一个技术关键。健康医疗大数据具有"5V"特征，数据的来源广泛、成分复杂、实时更新、价值不一，这些对数据清洗工具有不同的要求，如何自动识别采集数据集中的数据特点，根据目标数据的特征自适应数据清洗策略，从而最大限度地提高数据清洗的质量与效率，成为精准医疗领域大数据清洗亟须解决的问题。

（2）面向精准医疗服务的大数据综合服务平台构建

精准医疗服务的高质量、高效率发展与应用离不开大数据综合服务平台的支撑。通过大数据综合服务平台及其内嵌功能模块与子系统，可在其中布置跨院数据交互技术、基于 Hadoop 分布式系统架构的数据存储与分析技术、云计算技术等。跨院数据交互技术可有效解决当前不同医疗机构之间精准医疗数据采集、传输与共享困难的问题，Hadoop 架构和云计算技术则分别完成数据的集中处理与云化服务，从而支撑精准医疗业务的顺利开展。因此，如何根据精准医疗服务业务需求，对大数据综合服务平台的总体架构、功能模块、支撑体系等进行设计和建设，是另一个精准医疗领域大数据处理需要解决的命题。

（3）面向精准医疗的大数据治理

精准医疗领域的数据来源广泛，涉及医疗机构、卫生监测部门、药品监管部门、保险公司、公共卫生部门、科研院所等单位，数据的占有权、使用权、收益权及处置权错综复杂、重叠交错，往往归属于不同利益相关者。如此数据权责不明，则会严重阻碍精准医疗种类服务的开展。因此，对精准医疗领域的大数据进行治理，从而解决精准医疗所涉及的数据决策权的归属、经营权的划分、所有权的分配等问题，成为精准医疗领域大数据处理整个过程中均需面对和攻克的难题。

1.9　研究的意义和创新性

精准医疗立足于我国社会经济和医药卫生事业的发展实际情况，响应国家战略布局和需求，以我国常见高发、危害严重的疾病及流行率高的罕见病为切入点，按照全链条部署、一体化实施的发展规划原则，以保障人民健康为出发点，紧密结合生物医药、"互联网+医疗"、健康医疗大数据和智慧医疗等新兴技术，其能够在提升医疗机构服务能力、夯实基层医疗保健基础、构建联盟体系、开展健康医疗大数据集成分析与应用，以及构建精准医疗服务创新链、产业链和服务链等方面发挥重要作用。而精准医疗归根结底是"数据驱动"的个体化医疗模式，精准医疗各类应用的开展离不开健康医疗大数据的支撑，因此，面向精准医疗的大数据处理技术就成为举足轻重的关键内容。本书探讨的大数据处理技术涉及精准医疗领域健康医疗大数据的数据采集、数据清洗、数据分析、平台支撑、质量控制、数据治理等多个环节，对提高精准医疗分析数据的质量、确保精准医疗各类服务稳健开展、提升精准医疗服务的效率等均具有不可或缺的技术支撑作用。另外，通过对健康医疗大数据的一系列处理，还可优化资源配置，创新服务模式，提高服务效率，培育发展新业态，降低医疗服务成本，提升精准医疗现代化服务水平，满足人民群众日益增长的医疗卫生健康需求，从而为建设人民满意的医疗卫生事业、打造健康中国等保驾护航、奠定基石。

如上所述，本书对精准医疗领域健康医疗大数据处理的全流程技术进行了充分探讨，在解决关键技术难点的过程中也取得了一系列突破创新。本研究的创新性有以下几个方面。

1.9.1　构建一套面向精准医疗的数据采集方案

精准医疗数据来源广泛、结构复杂，现有数据采集技术存在诸多局限，已越来越难以满足精准医疗的各类应用。例如，精准医疗领域的健康医疗大数据存在无序化、碎片化、非结构化、产生速度快、时序性、冗余性、私密性等特点，传统数据采集工具包括网络爬虫（web crawler）技术、射频识别技术、传感器收取、移动互联网技术、条形码技术、日志文件、社交网络交互技术，以及数据检索分类工具等，这些数据采集手段处理起精准医疗领域的多源异构数据已显得力不从心。而随着大数据分析技术的日渐成熟和精准医疗服务的深入应用，面向健康医疗大数据的采集势在必行。鉴于现有数据采集技术已无法对具有多源异构、数量巨大、产生速度快、冗余性和隐私性等特点的精准医疗领域大数据进行有效采集，本书探索提出一套面向精准医疗的平台化大数据采集方案，并对其涉及的关键技术与支撑要素进行了论述，为明确精准医疗领域的大数据采集技术与所需条件、夯实精准医疗的应用基础、提升精准医疗服务的效率和质量等提供了技术支撑。

1.9.2　搭建基于远程医疗系统的精准医疗大数据综合服务平台

本研究依托河南省远程医学网络体系构建基于远程医疗系统的精准医疗大数据综合服务平台，以实现对健康医疗大数据的一系列处理，支撑精准医疗各类服务。河南省远程医学中心是我国最早成立的省域性远程医疗服务机构之一，运行20多年来，经过长期技术平台搭建和实践运营，其目前已在全国率先建成覆盖全省的"省-市-县-乡-村"五级远程医疗网络和开放共享的远程医疗综合服务平台，下辖省内35家三级医院、200余家二级医院，教学协作网络和远程会诊分中心联通河南、新疆、山西、四川、山东、贵州等省（自治区）内外1000余家基层医院，实现了优质医疗资源向边远地区的纵向流通与医疗信息的共享交互。河南省远程医学中心现已发展成为我国规模最大、技术先进、覆盖面广、功能健全的全国示范性远程医疗基地和区域协同医疗服务基地。2018年1月，国家卫生和计划生育委员会医政医管局正式批复将依托郑州大学第一附属医院设立的"河南省远程医学中心"设置为国家远程医疗中心，并纳入国家卫生和计划生育委员会下一阶段远程医疗服务体系统筹规划。河南省远程医学中心（国家远程医疗中心）依托联网医院丰富的临床、教学、科研等资源，以云计算为基础，构建了涵盖远程会诊、远程教育、远程心电、远程病理等远程医疗业务的视频会议与数据交换双驱动的一体化远程医疗系统。通过统一的标准、规范的流程和有效的共享互联机制，对河南省内外跨区域的远程医疗资源进行整合互通，打造河南省远程医疗系统"一个平台、一张网络、一套数据中心体系"的整体运营模式，突破区域间数据壁垒和软硬件不兼容问题，形成了新型远程医疗系统架构。

河南省远程医学中心的实践运营为本研究精准医疗领域的数据来源、采集、传输、清洗、大数据分析和质量控制等提供了坚实的平台与软硬件支撑。本研究构建的基于远程医疗系统的精准医疗大数据综合服务平台结合应用跨院数据交互技术、云计算和云存储技术、基于Hadoop分布式系统架构的大数据处理技术等，对远程医疗网络采集的健康医疗数据进行融合、清洗、结构化、标准化、分析挖掘、可视化等处理，为精准医疗的病因和发病机制研究、精准治疗、个体化用药、精准健康管理等提供了技术与平台支撑，为打破"数据孤岛"、联通不同地区的医疗卫生信息系统、实现精准医疗的平台化和区域化运营、探索精准医疗服务的新路径等提供了新的思路和契机。

1.9.3 提出一套面向精准医疗的大数据处理流程质量控制方案

精准医疗是数据驱动的医疗服务，通过综合分析临床数据、组学数据、实验室检测数据和健康数据等实现疾病的精准诊断与治疗，在此过程中，保障数据处理的规范性和数据质量是大数据分析的关键。精准医疗数据类型多样、数据量庞大、数据结构不统一等决定了精准医疗大数据分析流程的复杂性。如何利用大数据分析技术抽取有用信息、如何实现数据分析过程与结果的可视化、如何保证数据处理过程的质量等成为精准医疗面临的挑战。因此，应建立数据质量控制体系，保障数据质量，为精准医疗临床决策提供可靠准确的数据信息。本书分析了面向精准医疗服务的大数据处理流程、数据质量标准及其影响因素，并基于数据处理流程，利用三阶段控制原理，提出了一套"事前质控-事中质控-事后质控"的数据质量控制方案。伴随数据分析的每一步，制定严谨合理的数据处理质量控制体系，这样可有效提升数据质量、保障数据分析结果的可靠性，实现精准医疗大数据分析的价值，并为规范精准医疗领域大数据处理、保障从海量数据中获取准确信息提供重要支撑。

1.9.4 建立一套面向精准医疗的健康医疗大数据治理框架

精准医疗服务与应用的基础是建立包含大样本全基因组、代谢组和蛋白组的数据库，精准医疗涉及的大量且复杂的组学数据、临床数据、健康数据等不仅需要大数据处理技术的支撑，更需要大数据治理来提高数据利用率及价值，确保健康医疗大数据能够支撑精准医疗的各类服务。本研究首先分析了精准医疗领域大数据的特点及对其进行治理过程中面临的问题，然后基于IBM数据模型，从大数据治理的战略目标、治理保障、治理域、实施和评估四个方面构建了一套面向精准医疗的大数据治理框架，并在此框架基础上探讨了精准医疗领域大数据治理的实施路径与支撑要素。提升精准医疗领域的大数据治理能力可充分实现健康医疗大数据的价值，有利于解决精准医疗领域大数据相关决策权的归属、数据所有权的分配、经营权的划分等问题，从而实现高效决策与权责匹配。

小　结

　　精准医疗是解决我国当前医疗资源紧缺、过度医疗、漏诊误诊率高、药物滥用、医疗费用过高等医疗卫生领域突出问题的重要途径之一。首先，本章对精准医疗的概念、内涵、内容等做了简要阐述，以明确精准医疗的数据需求是什么、精准医疗能够做什么、精准医疗的业务流程是什么等问题。其次，本章对健康医疗大数据的一般情况、其在精准医疗中的角色作用、精准医疗领域大数据处理存在的问题等做了概述，以阐明健康医疗大数据的来源和特点、在精准医疗中发挥作用的途径与环节、存在的问题等内容。最后，基于上述问题及相关文献的综述和探讨，拟定了本研究的主要内容，叙述了本研究所用到的主要方法和可能遇到的技术难点，并分析了本研究的现实意义与创新点，从而为后续章节研究内容的展开列明框架、奠定基础。

参 考 文 献

[1] 詹启敏, 张华, 陈柯羽, 等. 精准医学总论[M]. 上海: 上海交通大学出版社, 2017.

[2] 付文华, 钱海利, 詹启敏. 中国精准医学发展的需求和任务[J]. 中国生化药物杂志, 2016, 36(4): 1-4.

[3] Zhao G, Huang H, Yang F. The progress of telestroke in China[J]. Stroke and Vascular Neurology, 2017, 2(3): 168-171.

[4] Liu L, Wang D, Wong K S L, et al. Stroke and stroke care in China: huge burden, significant workload, and a national priority[J]. Stroke, 2011, 42(12): 3651-3654.

[5] 张华, 詹启敏. 发展精准医学 助力健康中国[J]. 疑难病杂志, 2016, 15(8): 771-777.

[6] Luft F C. Personalizing precision medicine[J]. J Am Soc Hypertens, 2015, 9(6): 415-416.

[7] 孙文莺歌, 马路. 精准医学概念的内涵及其对我国的启示[J]. 中华医学图书情报杂志, 2016, 25(10): 17-21.

[8] Reardon S. Precision-medicine plan raises hopes[J]. Nature, 2015, 517(7536): 540.

[9] 巩鹏. 对中美精准医学差异及我国精准医学发展的思考[J]. 医学与哲学, 2016, 37(8): 26-27, 95.

[10] Bayer R, Galea S. Public health in the precision-medicine era[J]. The New England Journal of Medicine, 2015, 373(6): 499-501.

[11] Toward precision medicine: building a knowledge network for biomedical research and a new taxonomy of disease. National Research Council (US) Committee on A Framework for Developing a New Taxonomy of Disease[M]. Washington (DC): National Academies Press

(US), 2011.

[12] 唐金陵, 李立明. 关于循证医学、精准医学和大数据研究的几点看法[J]. 中华流行病学杂志, 2018, 39(1): 1-7.

[13] 杜建, 唐小利. 精准医学的内涵演化、重点领域与我国发展对策[J]. 中国科学基金, 2016, 30(1): 20-26.

[14] Collins F S, Varmus H. A new initiative on precision medicine[J]. The New England Journal of Medicine, 2015, 372(9): 793-795.

[15] 赵晓宇, 刁天喜, 高云华, 等. 美国"精准医学计划"解读与思考[J]. 军事医学, 2015, 39(4): 241-244.

[16] 吴思竹, 钱庆, 杨林. 中国、美国、英国精准医学计划比较研究[J]. 中国医院管理, 2017, 37(9): 77-80.

[17] 陈柯羽, 张华, 詹启敏. 我国精准医学计划实施的保障[J]. 转化医学电子杂志, 2017, 4(6): 1-5.

[18] 杨晓月, 陈枢青. 精准医疗计划[J]. 中国生化药物杂志, 2016, (7): 8-11.

[19] Bzdok D, Varoquaux G, Steyerberg E W. Prediction, not association, paves the road to precision medicine[J]. JAMA Psychiatry, 2021, 78(2): 127-128.

[20] Ashley E A. The precision medicine initiative: a new national effort[J]. Jama, 2015, 313(21): 2119-2120.

[21] 杨焕明. 对奥巴马版"精准医学"的"精准"解读[J]. 西安交通大学学报(医学版), 2015, 36(6): 721-723.

[22] Rubin E H, Allen J D, Nowak J A, et al. Developing precision medicine in a global world[J]. Clinical Cancer Research, 2014, 20(6): 1419-1427.

[23] Carney P H. Information technology and precision medicine[J]. Seminars in Oncology Nursing, 2014, 30(2): 124-129.

[24] Mirnezami R, Nicholson J, Darzi A. Preparing for precision medicine[J]. The New England Journal of Medicine, 2012, 366(6): 489-491.

[25] 黄小龙, 罗旭, 汪鹏, 等. 基于健康医疗大数据的精准诊疗实施路径探讨[J]. 中华医院管理杂志, 2017, 33(5): 369-372.

[26] 詹启敏. 中国精准医学发展的战略需求和重点任务[J]. 中华神经创伤外科电子杂志, 2015, 1(5): 1-3.

[27] 李娜, 马麟, 詹启敏. 科技创新与精准医学[J]. 精准医学杂志, 2018, 33(1): 3-5, 8.

[28] 黄小龙, 罗旭, 汪鹏, 等. 健康医疗大数据驱动下的精准医疗实施进展[J]. 医学信息学杂志, 2017, 38(9): 17-21.

[29] 范美玉. 基于大数据的精准医疗服务模式研究[D]. 武汉: 华中科技大学, 2016.

[30] 范美玉, 陈敏. 基于大数据的精准医疗服务体系研究[J]. 中国医院管理, 2016, 36(1): 10-11.

[31] Lynch C. Big data: how do your data grow?[J]. Nature, 2008, 455(7209): 28-29.

[32] 苏金树, 李东升. 大数据的技术挑战与机遇[J]. 国防科技, 2013, 34(2): 18-23.

[33] Rodríguez-Mazahua L, Rodríguez-Enríquez C A, Sánchez-Cervantes J L, et al. A general perspective of big data: applications, tools, challenges and trends[J]. The Journal of Supercomputing,

2016, 72（8）: 3073-3113.

[34] 曲翌敏, 江宇. 健康大数据的来源与应用[J]. 中华流行病学杂志, 2015, 36（10）: 1181-1184.

[35] 陈敏, 刘宁. 健康医疗大数据发展现状研究[J]. 医学信息学杂志, 2017, 38（7）: 2-6.

[36] 俞国培, 包小源, 黄新霆, 等. 医疗健康大数据的种类、性质及有关问题[J]. 医学信息学杂志, 2014, 35（6）: 9-12.

[37] 宋菁, 胡永华. 流行病学展望: 医学大数据与精准医疗[J]. 中华流行病学杂志, 2016, 37（8）: 1164-1168.

[38] 戴明锋, 孟群. 医疗健康大数据挖掘和分析面临的机遇与挑战[J]. 中国卫生信息管理杂志, 2017, 14（2）: 126-130.

[39] Eisenstein M. Big data: the power of petabytes[J]. Nature, 2015, 527（7576）: S2-S4.

[40] 金兴, 王咏红. 健康医疗大数据的应用与发展[J]. 中国卫生信息管理杂志, 2016, 13（2）: 187-190.

[41] 许培海, 黄匡时. 我国健康医疗大数据的现状、问题及对策[J]. 中国数字医学, 2017, 12（5）: 24-26.

[42] 姚琴. 面向医疗大数据处理的医疗云关键技术研究[D]. 杭州: 浙江大学, 2015.

[43] Khoury M J. Planning for the future of epidemiology in the era of big data and precision medicine[J]. American Journal of Epidemiology, 2015, 182（12）: 977-979.

[44] Lynch T J, Bell D W, Sordella R, et al. Activating mutations in the epidermal growth factor receptor underlying responsiveness of non-small-cell lung cancer to gefitinib[J]. The New England Journal of Medicine, 2004, 350（21）: 2129-2139.

[45] 仇媛雯, 姚晶晶, 陈东, 等. 公立医院经济管理大数据采集机制研究[J]. 中国卫生经济, 2018, 37（11）: 67-70.

[46] 杨尚林. 基于机器学习的多源异构大数据清洗技术研究[D]. 南宁: 广西大学, 2017.

[47] 吴亚坤, 郭海旭, 王晓明. 大数据技术研究综述[J]. 辽宁大学学报（自然科学版）, 2015, 42（3）: 236-242.

[48] 高景宏, 翟运开, 何贤英, 等. 面向精准医疗的大数据采集及其支撑要素研究[J]. 中国卫生事业管理, 2020, 37（6）: 405-407, 425.

[49] 翟运开, 武戈. 基于电子病历信息大数据挖掘的患者就医行为分析[J]. 医学信息学杂志, 2017, 38（7）: 12-17.

[50] 杨咪, 杨小丽, 封欣蔚, 等. 论我国精准医学发展中的困境与出路[J]. 中国卫生事业管理, 2017, 34（4）: 249-251.

[51] Gligorijević V, Malod-Dognin N, Pržulj N. Integrative methods for analyzing big data in precision medicine[J]. Proteomics, 2016, 16（5）: 741-758.

[52] 常朝娣, 陈敏. 大数据时代医疗健康数据治理方法研究[J]. 中国数字医学, 2016, 11（9）: 2-5.

[53] 赵洪涛, 任成露. 大数据治理[J]. 数码世界, 2018, （3）: 179.

2 面向精准医疗的数据采集

　　精准医疗是一种应用现代组学、分子影像学、医疗大数据、生物信息等医学前沿技术，结合患者临床诊疗、遗传、环境与生活方式等信息，实现疾病的精准诊断与分类，为患者"量体裁衣"地制订个性化精准治疗方案，从而提高疾病预防及诊治效率与质量的新型医学模式[1, 2]。精准医疗涉及临床诊疗、生物信息、公共卫生、监管监测、互联网等领域的多源异构数据，符合大数据的"5V"特征[3, 4]。精准医疗的发展与应用离不开对健康医疗大数据的集成处理与深入挖掘，而数据采集是大数据处理的基础与前提。

　　数据采集是根据数据分析需求，从传感器、智能设备、信息系统、网络平台等获取数据并予以预处理的过程，是数据分析与应用的起始步骤[5, 6]。如何针对来源广泛的半结构化、非结构化和结构化健康医疗数据进行安全高效的采集，是开展大数据集成分析和精准医疗深入应用的关键。但是，目前尚无研究对面向精准医疗的大数据采集及其支撑体系进行探索。因此，本章通过分析大数据采集的必要性和重点考虑因素，基于对传统数据采集手段及其局限的讨论，提出一套面向精准医疗的大数据采集方法，并对其支撑要素进行探讨。研究结果可为明确大数据采集技术与所需条件、进一步夯实精准医疗的应用基础、推动精准医疗的良性发展、提升精准医疗服务的效率和质量等提供信息参考与技术支撑。

2.1　大数据采集的必要性

精准医疗是基于代谢、基因、蛋白等组学技术，以及生物信息技术和大数据分析技术等集成分析与应用的医疗实践，而大数据分析是精准临床诊断、个性化治疗、靶向用药和精准健康管理的核心保障[7]。如图 2-1 所示，在健康医疗大数据分析与应用流程中，数据采集充当"入场券"式的基石作用，是大数据集成分析与精准医疗服务首先需要考虑和解决的问题。精准医疗涉及的数据来源广泛、形式各异，如何对这些数据进行统一标准、安全高效的采集是进一步开展大数据分析与精准医疗服务的关键[8]。精准医疗领域的数据采集是根据精准医疗服务内容和目标抽象出的、在大数据集成分析中所需要的健康医疗信息，通过多种方式从特定数据产生环境获取数量庞大、类型众多的原始数据并进行一定预处理操作的一套专用技术，是大数据分析与精准医疗应用的基础和前提，可为后续数据处理提供高质量的数据集[5, 9]。

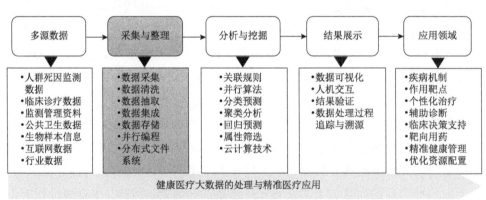

图 2-1　数据采集在大数据处理与精准医疗应用中的位置

2.2　大数据采集的重点考虑因素

（1）数据来源广泛

精准医疗数据涉及生物、医药、保险、临床、公共卫生、环境等诸多领域，如何从浩如烟海的数据中针对性采集所需信息是首先需要考虑的问题。常规的做法是以精准医疗具体应用为目标，以问题为导向来确定数据采集的具体方案，确定所采集变量的内容。

（2）数据结构各异

原始的健康医疗大数据存在无序化、碎片化、非结构化、非标准化等问题，数据采集需要攻克的一个关键难题是健康医疗大数据的多源异构性[6]。定义统一的规则和数据关联关系，并在数据采集端口根据不同数据类型自适应或定制化传输协议和接口标准，其是进行高效率数据采集的根本。

（3）数据量巨大

精准医疗领域的健康医疗大数据数量巨大、浩繁复杂，数据收集过程对数据采集及其支撑设备的配置和性能要求较高。在数据采集之前，应根据数据采集的内容与工作量事先评估数据采集的效率和支撑设备的最高容量，提前做好硬件、软件与网络的配备。

（4）数据产生速度快

健康医疗大数据日新月异，对数据采集设备的读取速度、存储设备的吞吐量和交换设备的传输速度等均有较高的要求。

（5）时效性

健康医疗大数据往往具有时效性，表现为数据产生的速度与更新的频率较快，而患者发病、就诊、治疗和转归等在时间轴上有一个事件发生发展的前后顺序，数据采集时也需予以考量。

（6）冗余性

患者在就医诊疗过程中会进行多次检查、诊断和治疗，相同或相似的数据可能会被重复记录，形成冗余信息[10]。数据采集之前宜明确数据准入、抽取标准，避免数据采集工作的重复和资源的浪费。

（7）隐私性

健康医疗数据涉及患者诸多的个人敏感信息，在数据采集过程中必须注意保护患者隐私，进行必要的数据脱敏处理，同时确保数据传输、交互、共享过程中的医疗信息安全。

2.3　传统数据采集技术

健康医疗大数据来源广泛，包含文本、图片、音视频、数据库、网页等各类结构化、半结构化及非结构化数据。因此，数据采集方法的选择不但要根据数据分析与应用的目的，还要考虑数据源的性质与特点。目前常用的传统数据采集手段有射频识别技术、传感器技术、日志文件、条形码技术、网络爬虫技术、移动互联网技术及数据检索分类工具（如百度和谷歌等搜索引擎）等[11, 12]。

2.3.1 射频识别技术

射频识别技术（radio frequency identification，RFID）是一种利用无线射频信号，通过空间耦合进行无接触双向数据通信，并通过所传递的信息达到识别目标和数据交换目的的自动识别技术[13, 14]。RFID 的应用由来已久，最早可追溯到第二次世界大战中英国使用 RFID 在空中作战时进行敌我识别，以免误击。20 世纪末，随着芯片和电子通信技术的提高和普及，欧洲率先将 RFID 技术应用到公路收费等民用领域。21 世纪初，RFID 迎来了一个崭新的发展时期，其在民用领域的价值开始得到世界各国的广泛关注，RFID 技术大量应用于生产自动化、物流、医疗保健、零售、身份识别、防伪安全、资产管理、交通、食品、图书、电力管理、移动支付、智能家具等领域中，而其他新的应用领域还在不断延伸[14, 15]。我国也在 21 世纪初开始进行 RFID 的试探性应用，2006 年 6 月，我国发布了《中国射频识别（RFID）技术政策白皮书》，标志着 RFID 技术的发展已经提升到国家产业发展的战略层面[16]。2008 年，我国参与 RFID 的相关企业达数百家，初步形成从电子标签及设备制造到软件开发集成等较为完整的 RFID 产业链。据估计，2017 年我国 RFID 行业市场规模增长至 662 亿元，2018 年更是达到了 800 多亿元[17, 18]。

RFID 是非接触式的自动识别技术，它通过射频信号自动识别目标对象并获取相关数据。RFID 技术与互联网、移动通信等技术相结合，能够实现更大范围的目标跟踪与信息共享，将物联网带到更广阔的领域，实现万物互联与信息传输[13, 19]。RFID 系统主要由 RFID 电子标签也就是所谓的应答器（transponder）、阅读器（reader）、天线及上位机管理系统组成。阅读器是 RFID 系统信息控制和处理中心，通常由耦合模块、收发模块、控制模块和接口单元组成，而应答器是 RFID 系统的信息载体[14]。RFID 电子标签和阅读器之间通过无线方式传输信息，同时阅读器通过耦合给无源应答器提供能量和时序。其工作原理是阅读器发射一特定频率的无线电波能量给应答器，用以驱动应答器电路将内部的数据送出，此时阅读器便依照先后顺序接收并解读数据，接着传送至应用程序，以做相应的处理[13, 17, 19]。在实际应用中，RFID 可通过 Ethernet（以太网）或 WLAN（无线局域网）等实现对研究对象信息的采集、处理及远程传送等管理功能[18, 20]。例如，通过使用 STU-650A 型读写器、Tag-it HF-I 型电子标签等硬件设备，以及 Jbuilder 9.0、Visual C++ 6.0、SQL Server 等软件系统，秦虎构建了一套 RFID 系统，并根据数据采集中间件的概念进行数据采集模块的搭建，从而实现读写器的管理、数据格式化转换、数据过滤、数据缓冲、数据存储等功能[21]。

2.3.2　传感器技术

传感器技术通常被用来测量物理环境的声音、气象、化学、电流、振动、压力和距离等变量，然后将监测到的数据转化成可读的数字信号并发送至数据采集基站[22]。通过有线或无线网络，传感器将测量到的信息发送、汇聚到数据采集点。基于低功耗无线通信技术、嵌入式技术和传感器技术，具备感应、低功耗、无线通信和信息处理能力的无线传感器网络（wireless sensor network，WSN）已在医疗卫生、国防军事、环境监测、交通管理、防灾救灾等领域得到广泛应用[23, 24]。WSN 是通过部署在被监测区域的大量微型传感器节点，以无线自组织的方式组网而成，同时通过这些节点间的相互联通协作，将其监测和感应的目标信息收集、送到基站，经规范化处理后提供给终端用户[25, 26]。

基于无线传感器技术，戴世瑾等[27]提出了一种分布式高能量有效性的无线传感器网络数据收集和路由协议——HEEDC，使传感器节点根据剩余能量、节点密度等自身状态进行簇首的自主竞争，而簇首之间通过多跳方式将各个簇内收集的数据传送到特定簇首节点，以减小簇首节点的能量损耗，然后基于此簇首节点将 WSN 收集的数据传送至汇聚节点，完成数据采集。HEEDC 协议可以有效延长 WSN 的生存周期，提高 WSN 采集数据的准确可靠程度，使 WSN 具有更高的可用性。刘明等[28]提出了另一种分布式的高效节能的传感器网络数据收集和聚合协议 DEEG，使各节点能够根据各自剩余能量和邻居节点的信号强度自主地竞争簇头，而簇头之间通过多跳方式将收集的数据传送至指定簇头节点，以减少能量开销，然后基于该节点将 WSN 收集的数据传送至基站。通过实验证明，DEEG 协议不但提高了 WSN 的寿命，还提升了 WSN 监测结果的准确性。

2.3.3 日志文件

日志文件是使用比较广泛的数据采集方法之一，它是以特定的文件格式记录数据源系统的活动。目前，几乎所有在电子数字设备上运行的应用均使用日志系统进行痕迹保留与追踪。例如，通过布置访问日志文件，Web 服务器可以记录、追踪网站浏览用户的键盘输入、点击量、访问行为和其他用户浏览痕迹属性[22]。日志文件通常是以 ASCII 文本的格式进行保存，为了提高海量日志系统的查询、检索效率，可以搭建专业的数据库用来替代文本文件，存储日志文件所含信息。

针对数量可观的大数据，很多企业尤其是大型互联网公司都有自己的基于日志文件系统的数据采集工具，专门用于本身系统与网络的日志文件采集、处理与分析。例如，Cloudera 的 Flume、Hadoop 的 Chukwa、Facebook 的 Scribe 等，均是通过分布式架构进行每秒百兆级别的日志信息采集和传输[29]。以 Flume 为例，Flume 是一种比较常用的分布式日志采集与聚合系统，能够从各种数据源系统中采集、集成、传输海量日志信息至上一级集中式数据存储设备，同时支持数据发送方与接收方的定制化需求，并具备一定数据预处理能力，具有高可靠性、高可用性等优点[30, 31]。基于 Flume 框架，Steve H.集成了一套日志采集系统，并实现了利用 Flume 进行日志信息采集的经典操作[30]。于秦基于开源软件 Flume 设计了一款能够针对多平台、多系统收集多种日志的分布式数据采集系统，达到了高可扩展性、高吞吐量、高聚合适应性等功能诉求[32]。

2.3.4 条形码技术

条形码技术是伴随着计算机的广泛应用与实践产生并发展起来的一项高新技术，与 RFID 类似，其目的也是快速准确地进行数据收集。条形码是由一组按一定规则进行排列的条、空及对应的字符所组成的标记，这里"条"是对光线反射率较低的部分，而"空"是对光线反射率较高的部分，由"条"和"空"结合所组成的标记表达、传递一定的信息，并能够通过特定的设备进行识别、读取，接着转换成同计算机兼容的二进制或十进制信息，达到信息采集、传送的目的[33, 34]。对于某一特定的物品，赋予它的条形码通常是唯一的，计算机上的应用程序能够通过事先建立的、与物品一一对应的条形码数据库，对采集、传递至计算机的条形码所含信息进行识别、读取及进一步的操作和处理。条形码技术具有信息采集速度快、信息采集量大、设备结构简单、成本低廉、准确度高、可靠性高、实用、灵活、自由度大等优点，目前已被用来进行个人识别、跟踪药物使用、患者收款、质量控制、订单输入、物品追踪、控制库存、检进检出、监视生产过程、文件追踪、仓库物流管理和交通路线管理等，广泛应用于医疗保健、交通、邮政、图书管理、工业生产过程控制、仓储物流等领域[34,35]。

2.3.5　网络爬虫技术

网络爬虫技术可高效、精准地获取大量互联网页面信息，并能进行数据的实时更新，有力提升数据采集效率、降低数据采集成本。其核心原理是基于统一资源定位符(uniform resource locator, URL)，通过超文本传输协议(hypertext transfer protocol，HTP)模拟浏览器请求访问互联网站点的方式，封装相关请求参数，获取网站服务器端的认证许可，进而返回原始网络页面并进行数据解析[36]。卞伟玮等聚焦多源异构医疗大数据的抓取、清洗与利用，通过在创建阶段严格筛选和验证 URL 队列，构建了基于网络爬虫技术的数据采集系统，用以获取、整理网页数据，使现有医疗大数据得以充分利用并提高了其利用效率[36]。肖乐等基于 Python 语言，设计了 Scrapy 和 Django 两个技术框架，通过 Scrapy 爬虫技术实现对互联网各种页面数据和用户访问信息的采集，包括 URL、访问日志、文本信息、日期和图片等；通过 NumPy 对采集的数据进行清理、转换、子集构造和描述统计等操作；通过 Matplotlib 进行数据可视化分析，并利用 Django 框架将可视化结果显示在 Web 页面上，极大地提高了数据采集的效率与质量[37]。

2.3.6　移动互联网技术

移动互联网技术是移动通信技术和互联网技术的结合体，即互联网的平台、技术、商业模式、应用等与移动通信技术结合并实践的一系列技术。移动互联网是由高传输速度的移动通信网络、具有智能感应能力的智能终端、新的业务与应用、业务管理平台、客户服务支撑体系等共同构成一个新的业务体系[38]。移动互联网虽然带有一些传统互联网的基因，但是其本身还具有相对封闭的网络体系、庞大的自下而上的用户群、广域的泛在网、高便携性与强制性、永远在线及占用用户时间碎片化、病毒性信息传播、安全性更加复杂、身份识别系统、定位系统、业务管理与计费平台、智能感应平台、应用轻便等新特点[38, 39]。这些特点使基于移动互联网技术的数据采集与传输技术得以实现并快速发展、广泛应用。随着 5G 时代的开启及移动可穿戴终端设备的推广普及，必将进一步推动移动互联网数据采集技术的高质量、高速度发展。

2.3.7　检索分类工具

检索分类工具较为常见的是百度、谷歌等搜索引擎。搜索引擎是指根据用户需求与一定算法策略，运用特定的计算机程序从互联网上采集信息，在对信息进行组织和处理后，为用户提供快速、高相关性的检索和信息服务，将检索到的相关信息反馈、展示给用户的一门检索分类技术[40, 41]。搜索引擎依托于网络爬虫技术、网页处理技术、检索排序技术、大数据处理技术、自然语言处理技术等多种技术，主要工作流程包括数据采集、数据预处理、数据处理、结果展示等阶段。通过搜索引擎，面对互联网页面信息，可以进行用户定制化的数据采集。鉴于互联网数据涉及各行各业、不同用户的检索内容与习惯各异，通过搜索引擎采集的数据经过深入挖掘，可获取丰富的有用信息。

2.4　现有数据采集技术的局限性

精准医疗数据涉及生物、医药、保险、临床、公共卫生等诸多领域，常规采集技术难以支撑精准医疗数据采集需求。第一，如何从浩如烟海的数据中针对性地采集所需信息是首先需要考虑的问题，而传统的数据采集手段却无这方面的技术储备。第二，针对原始数据标准不统一、结构化程度低等问题，需统一数据标准，便于数据交互共享，但目前尚无统一的数据采集标准[6]。第三，精准医疗研究涉及数据量大，对数据存储、调用、传输的速率要求高，传统的数据采集工具往往难以支撑。第四，健康医疗大数据是动态的，可实时更新，传统的数据采集技术多以静态数据采集为主，在处理动态数据采集方面作用有限。因此，数据采集之前宜基于具体的精准医疗服务明确数据准入、抽取标准，而现有数据采集方法处理此类问题往往力不从心，会造成数据采集工作的重复和资源的浪费[10]。

2.5　面向精准医疗的平台化大数据采集

随着大数据分析技术的日渐成熟和精准医疗服务的深入应用，面向健康医疗大数据的采集势在必行。鉴于现有数据采集技术已无法对具有多源异构、数量巨大、产生速度快、冗余性和隐私性等特点的精准医疗领域大数据进行有效采集，本研究探索提出一套面向精准医疗的平台化大数据采集手段[42]。

2.5.1　平台化技术

所谓平台化是指基于一定的需求，封装了为实现这些需求而搭建的一些基本功能和执行逻辑的软件框架[43]。该框架与具体的业务、技术和数据无关，仅定义为实现所需求业务而必须具备的接口。平台即为通过这些接口而搭建起来的一个完整的、可运行的软件框架。平台化技术具有以下优势：一是通过对复杂的软件系统进行分层，简化了应用服务的实现方式与路径，同时也兼顾了不同用户的个性化应用需求[44]。二是通过对软件业界现有的成果进行集成整合，可实现以需求为导向的灵活功能架构从而提升应用开发与业务运行的效率。

2.5.2　基于平台化技术的健康医疗大数据采集

精准医疗涉及的数据繁杂、各类专病应用子模块众多，面向精准医疗的大数据采集包括数据采集、传输、整理和数据入库等技术需求模块（图 2-2），且不同精准医疗专病应用对数据采集有个性化的要求，需要对现有技术进行集成，以实现精准医疗各类应用的功能定位。因此，为避免精准医疗服务过程中信息交换规范不统一、专病模块间存在信息"孤岛"、数据传输不畅等问题，基于平台化技术的数据采集共享是未来的发展趋势，且其成为精准医疗领域大数据采集的最佳选择[10, 45]。

基于医学数字成像和通信（Digital Imaging and Communications in Medicine，DICOM）、医疗信息系统集成（Integrating the Healthcare Enterprise，IHE）、卫生信息交换标准（Health Level Seven，HL7）等协议与行业标准，本研究提出一

套面向精准医疗的大数据采集共享平台，该平台利用前置机进行数据采集，并通过开放接口将采集到的数据进行共享。对于不支持标准协议的部分医疗信息系统，通过 FTP、数据连接等其他有效手段进行数据采集。数据采集平台的物联网管理模块同时兼容 HL7、IHE 等数据格式，通过配置数据采集网关，支持实时的数据采集，并对采集的数据通过开放接口进行共享，以满足第三方医疗卫生机构或企事业单位自行开发各类精准医疗应用的需求，实现精准医疗服务驱动的健康监测设备的网络接入和数据采集。另外，物联网管理模块通过支持对大量健康医疗物联网终端设备的连接和管理，包括状态监测、远程控制等，可有效降低运维成本。

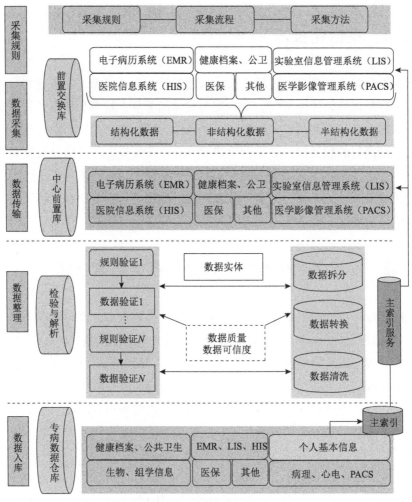

图 2-2　面向精准医疗的大数据采集流程

2.5.3　数据采集的整体框架与流程

　　面向精准医疗的数据采集，其目的是满足大数据分析与精准医疗应用需求。数据采集共享平台基于面向服务的体系结构（service-oriented architecture，SOA）设计，采用企业服务总线（enterprise service bus，ESB）技术，根据精准医疗数据的粒度和维度建立数学模型，对原始数据进行抽取、转换和加载（extract-transform-load，ETL），载入相应的维度表和事实表[8, 45-49]。同时，采集平台还具备 ESB 的通信、消息路由和服务交互等功能，以及相应的应用支撑功能，如安全管理、隐私保护、系统监控等，以保证精准医疗专病应用模块信息系统与医疗机构之间的数据交互，实现专病数据的互通互联[49]。

　　如图 2-2 所示，大数据采集流程包括数据采集、数据传输、数据整理和数据入库四个环节[8, 45, 50]。在整个数据采集过程中，通过唯一标识的患者主索引控制采集数据源的基础特征信息，实现多个同质或异构医疗卫生信息系统的关联，保证疾病数据与其他关联信息的一一对应关系[49]。

2.6　面向精准医疗的平台化大数据采集关键技术

2.6.1　平台整体架构技术

（1）面向服务的体系结构（SOA）

　　SOA 是一种粗粒度、松耦合的服务架构，不同服务之间通过中立、精确定义的接口进行通信，独立于实现服务的硬件平台、编程语言和操作系统。SOA 作为一个组件模型，可将应用程序的不同功能单元（服务）进行拆分，并通过各种服务之间定义的接口和协议进行联系。SOA 根据不同需求通过网络对松散耦合的粗粒度应用组件进行分布式部署、组合和使用，使构建在多个此类系统中的不同服务以一种统一、通用的方式进行交互[9, 48]。SOA 具有高可扩展性、标准性、可重用性、松耦合性和协议无关性等优点。基于 SOA 设计的医疗大数据采集平台能够以 ESB 为核心，实现健康医疗数据采集、交换与共享等过程的标准化，保障精准医疗应用的数据处理效率与质量。

（2）企业服务总线（ESB）

ESB 是构建基于 SOA 数据采集平台时所使用基础架构的关键部分，由中间件技术、标准接口和通信协议实现并支持 SOA，提供消息驱动、事件驱动和文本导向的处理模式，并支持基于内容的互联、通信与服务路由[46, 47]。ESB 支持多源异构数据环境中的服务、消息和基于事件的交互。SOA 架构将不同精准医疗应用服务器上的各类服务连接到 ESB 上，进行分布式的存储、管理和异步处理。作为 SOA 架构的关键组件，ESB 的功能主要体现在通信、应用集成、服务交互、服务质量、安全性、管理和监控等方面。ESB 为精准医疗信息系统的松耦合需求提供了架构保障，有效简化了健康医疗数据采集平台的复杂性，提高了数据采集平台架构的灵活性，降低了医疗信息系统间数据传输、交换和共享的成本。

2.6.2 数据采集环节——前置机

医疗卫生机构有 HIS、EMR、LIS、RIS 等后台核心信息系统，对外提供各种接口服务，涉及患者诊疗、医院运营等隐私数据，直接从外部网络访问这些后台系统并采集数据是不被允许的。前置机便是解决此类问题的工具。根据精准医疗服务的应用目的开发相应软件，运行在医疗机构的信息系统内网通过专线或硬件隔离技术将运行上述软件的计算机连接到外网平台，进行所需要数据的针对性采集。在功能上，运行软件的计算机即为前置机。前置机是台物理机，一般置于前台应用端和后台服务器之间，起到适配器的作用，即在不同的通信协议、数据类型或语言之间进行相互转换，负责将需要采集、交换的数据缓存到服务器中。前置机提供了一个外部业务渠道与内部核心服务器主机交流的桥梁，同时能够隔离内网主机，避免外部应用直接访问医疗机构的敏感核心信息，扮演着隐藏后台和防火墙的作用，消解了医疗机构内部信息系统安全性的后顾之忧。

2.6.3 数据传输环节——接口方案

面向精准医疗的数据采集共享平台涉及繁杂的多源异构数据，需先按照开放的 HL7、DICOM、FTP、Web service、IHE、Database、JMS 等数据接口标准，结合卫生部相关标准体系，对医疗机构原来的 HIS、EMR、PACS、RIS、LIS 等信息系统进行升级改造或客户定制化开发，定义统一的数据接口方案，以便与各类信息平台进行数据传输、交互。基于 MessageQueue（异步）/WebService（同步）技术方案实现数据统一采集、共享和交换服务。然后，数据采集平台采用前置机的方式与医疗机构各信息系统连接，进行数据采集，并通过集成平台 ESB 实现各系统间标准数据的传输。上述有关医疗数据信息传输的协议和标准主要用来规范医疗机构信息系统及其设备之间的通信，标准化临床诊疗和管理信息的格式，降低医疗机构信息系统互连的成本，破解医疗机构之间及其内部"数据孤岛"问题，从而提高医疗卫生信息系统之间数据共享的程度、效率与质量，为大数据分析与精准医疗服务铺平道路。

2.6.4　数据整理环节——数据仓库技术

针对专病服务内容进行医疗大数据的采集是面向精准医疗的大数据分析与应用的前提。数据采集过程中，还需对数据中的缺失值、异常值、噪声和敏感信息等进行相应的填补、替换、脱敏处理，以抽取、转换和整合需要的指标内容构建数据仓库，然后结合算法模型的需求将数据指标做标准化、结构化处理，集成能够满足大数据分析的数据集市，进而开展大数据的深入挖掘，保证精准医疗的各类服务（图 2-3）[9, 11, 46]。这里的数据仓库是在传统数据库基础上集成的能够满足医疗大数据分析所需要的数据环境，通过基于 DICOM、HL7 等信息标准的推荐系统接口，与 HIS、RIS、EMR 等医院内信息系统实现实时对接与交互。它通过 ETL 工具将多源异构的非结构化、半结构化数据抽取到临时中间层，然后用分布式技术框架进行清洗、转换和加载，并对完整、正确、一致的数据信息进行集成存储，是分布式联机分析处理、数据挖掘的基础[42]。

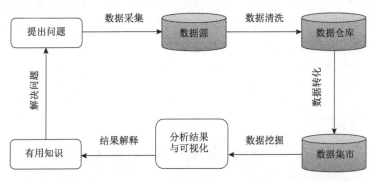

图 2-3　精准医疗问题导向的大数据采集、处理、分析与应用流程

2.6.5　数据存储和管理

大数据存储与管理是用存储设备对收集的数据进行存储，建立数据库并进行管理和调用。传统的存储架构已经无法满足健康医疗大数据规模应用的需求，海量数据的存储要具备相应等级的可扩展性。因此，目前大数据存储主要通过采用弹性可扩展、高容错、高可用、高吞吐量、高效且成本低的分布式存储系统实现，即将各种类型的数据存储在分散的物理设备节点上（冗余存储），在不同节点上进行副本备份，并通过网络连接存储资源[9, 51]。另外，健康医疗大数据存储与数据的应用（精准医疗）密切相关。对于实时性要求较高的应用，虽然采用可直接在清洗和集成后的数据源上进行分析的流处理模式较适合，但是为了支持后续进一步的数据分析流程和精准医疗实践，现有应用大多依然需要进行数据存储。目前代表性的分布式架构大数据存储技术是 Google 的 Google File System（GFS）和 Hadoop 分布式文件系统（Hadoop Distributed File System，HDFS），HDFS 是 GFS 的开源实现[5, 12]。两者均采用分布式架构和主从控制模式进行数据存储，并通过冗余存储保证存储系统的扩展性和可靠性[9, 52]。

在数据管理上，传统的单表数据存储结构已无法适应健康医疗大数据对数据库的海量存储、高并发读写、异构数据融合、数据组织管理及去冗余、复杂关联分析和挖掘等方面的需求。为了应对类型各异且应用多样的健康医疗大数据，宜采用不同的数据管理系统，主要包括关系型、NoSQL（Not only SQL）、列式和实时数据库等。其中 NoSQL 数据库是非关系型数据库的主要代表，主要有以下四种：基于文档存储、基于大表（big table）存储、基于关键值存储和基于图像存储的 NoSQL 数据库[9, 53, 54]。目前，由多维表组成的面向列存储的分布式实时数据管理系统常被用来组织和管理大数据。比较流行的大数据管理技术是 Hadoop 的 HBase 和 Google 的 big table。其中，HBase 基于 HDFS，而 big table 基于 GFS。两者均为 NoSQL 数据库，既可为健康医疗大数据分析和精准医疗应用提供类似传统数据库的简单数据查询功能，以及数据组织、融合和结构化存储功能，同时也为各种大数据并行处理方式（如谷歌公司提出的 MapReduce 分布式计算框架）提供数据源及数据分析结果的存储[9, 11, 51]。

2.7　大数据采集的支撑要素

鉴于现有数据采集技术面临的困境、平台化大数据采集所需要的软硬件条件、精准医疗深入开展存在的挑战等，面向精准医疗的平台化大数据采集尚需要来自政府政策、健康医疗网络基础、数据安全、隐私保护、专业人才队伍等多层面因素的支撑[42]。

2.7.1 政策支撑

面向精准医疗的大数据采集涉及诸多健康医疗领域、行业、人群和患者的隐私敏感信息，且各地方、各医院、各企业主导建设的健康医疗信息系统所遵循的数据传输协议各不相同，多源异构医疗信息难以有效整合，数据互通困难，"数据孤岛"现象严重，阻碍了医疗大数据的采集及精准医疗的深入应用。对此，亟须从国家层面出台相关政策措施，促使不同医疗机构信息系统的基于精准医疗应用的开放共享，针对不同数据类型制定统一标准，规范医疗大数据的采集、分析与应用[1, 55]。

2.7.2 健康医疗网络建设

面向精准医疗的大数据采集涉及多地区、多行业、多医疗卫生机构，单一的数据来源不足以支撑精准医疗的专病防诊治服务。因此，如何针对不同地区的不同医疗机构进行数据采集，并明确数据采集过程中的协同联动机制和管理运维模式等，成为首先需要考虑的问题。近年来，为促进分级诊疗和优质医疗资源下沉，我国很多地区已陆续尝试建立远程医疗网络、精准医疗联合体、专病联盟等健康医疗网络。值此契机，可与信息网络企业合作，在搭建健康医疗互联互通网络的同时，采用 VPN、光缆、互联网等专线或移动网络的方式，在健康医疗网络覆盖范围内的各医疗机构之间打造数据采集、传输、交换与共享的基础设施与专属硬件配置，确保医疗大数据的来源与采集。

2.7.3 数据安全保障

如图 2-4 所示，在通过健康医疗数据采集平台进行数据采集、传输与交换的过程中，对数据、网络、主机和应用等模块进行安全设计与保障，是保证数据采集平台安全稳定运行、避免医疗敏感信息泄露、保护患者隐私等的关键[56, 57]。在数据安全方面，采用证书颁发机构认证进行数据加密，配备数据双活备份与容灾恢复功能。在网络安全方面，按照数据接口标准统一性的要求，前置机与医疗机构信息内网之间使用防火墙进行设备的访问控制。在主机安全方面，主机系统和数据库系统的身份标识应具有统一性、唯一性，使用 IMS 系统对服务器的 CPU、硬盘、内存、网络等主机资源的使用情况与状态进行监控。在应用安全方面，使用基于角色的权限控制方式对系统资源的访问进行授权，并制定统一安全策略，控制用户对敏感信息的访问。

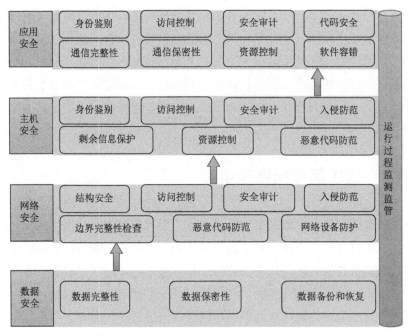

图 2-4　健康医疗大数据采集共享平台的安全架构

2.7.4　专业人才队伍

面向精准医疗的大数据采集工作面临数据量巨大、数据结构复杂、数据来源广泛等问题，由此造成大数据、生物信息、计算机技术、基因组学等领域专业人才的缺口巨大、供不应求。因此，探索建立政府、高等院校、医疗卫生机构、IT企业等协同合作的人才共育模式，培养兼具前沿理论与实践技术、既有扎实医学知识又有过硬计算机技能的复合型人才，顺应精准医疗的时代背景，构建大数据环境下"政-产-学-研-医-用"相结合的人才培养机制，成为亟须推进的事项。

小 结

精准医疗的各类应用离不开健康医疗大数据深入挖掘的支撑，而数据采集是大数据集成分析的基础与前提。因此，如何针对多源异构数据进行高效率、高质量、更安全的采集是开展面向精准医疗的健康医疗大数据集成分析与应用的关键。本章基于对大数据采集的必要性、需要考虑因素、现有数据采集技术及其局限性等的探讨，提出了一套面向精准医疗的大数据采集方法，并对其涉及的关键技术与支撑要素进行了论述，从而为明确精准医疗领域的大数据采集技术与所需条件、夯实精准医疗的应用基础、推动精准医疗服务的良性与精细化发展及提升其效率和质量等，提供了信息参考与技术支撑。

参 考 文 献

[1] 詹启敏, 张华, 陈柯羽, 等. 精准医学总论[M]. 上海: 上海交通大学出版社, 2017.

[2] Reardon S. Precision-medicine plan raises hopes[J]. Nature, 2015, 517(7536): 540.

[3] Cobb A N, Benjamin A J, Huang E S, et al. Big data: more than big data sets[J]. Surgery, 2018, 164(4): 640-642.

[4] Lee C H, Yoon H J. Medical big data: promise and challenges[J]. Kidney Research and Clinical Practice, 2017, 36(1): 3-11.

[5] 戴明锋, 孟群. 医疗健康大数据挖掘和分析面临的机遇与挑战[J]. 中国卫生信息管理杂志, 2017, 14(2): 126-130.

[6] 仇媛雯, 姚晶晶, 陈东, 等. 公立医院经济管理大数据采集机制研究[J]. 中国卫生经济, 2018, 37(11): 67-70.

[7] 杨梦洁, 杨宇辉, 郭宇航, 等. 大数据时代下精准医疗的发展现状研究[J]. 中国数字医学, 2017, 12(9): 27-29.

[8] 黄小龙, 罗旭, 汪鹏, 等. 基于健康医疗大数据的精准诊疗实施路径探讨[J]. 中华医院管理杂志, 2017, 33(5): 369-372.

[9] 姚琴. 面向医疗大数据处理的医疗云关键技术研究[D]. 杭州: 浙江大学, 2015.

[10] 许培海, 黄匡时. 我国健康医疗大数据的现状、问题及对策[J]. 中国数字医学, 2017, 12(5): 24-26.

[11] 吴亚坤, 郭海旭, 王晓明. 大数据技术研究综述[J]. 辽宁大学学报(自然科学版), 2015, 42(3): 236-242.

[12] 王俊艳, 张志鹏, 姚振杰, 等. 健康医疗大数据的分析[J]. 互联网天地, 2015, (9): 4-10.

[13] Rajaraman V. Radio frequency identification[J]. Resonance, 2017, 22(6): 549-575.

[14] 王晓华, 周晓光. 射频识别技术及其应用[J]. 现代电子技术, 2005, 28(11): 30-32, 35.

[15] Wemegah T D, Zhu S. Big data challenges in transportation: a case study of traffic volume count from massive Radio Frequency Identification(RFID) data[C]// International Conference on the Frontiers & Advances in Data Science. IEEE, 2017.

[16] 赵显臣. RFID 数据采集和处理系统中间件的研究与实现[D]. 包头: 内蒙古科技大学, 2008.

[17] 王红国. 浅析中国物联网 RFID 产业发展现状[J]. 标签技术, 2018, (1): 23-25.

[18] 顾青, 田书畅. RFID 技术在智能医疗管理中的应用及比较[C]//中国医学装备大会暨 2020 医学装备展览会论文汇编. 北京, 2020: 466-468.

[19] Lim E G, Wang J, Juans G, et al. Design of wearable radio frequency identification antenna[J]. Wireless Personal Communications, 2018, 98(4): 3059-3070.

[20] Cao W, Jiang P, Jiang K, et al. Radio frequency identification-based real-time data collecting and visual monitoring for discrete manufacturing workshop[J]. Computer Integrated Manufacturing Systems, 2017, 23(2): 273-284.

[21] 秦虎. 基于射频识别技术的数据采集和处理的研究及应用[D]. 武汉: 华中科技大学, 2005.

[22] 李学龙, 龚海刚. 大数据系统综述[J]. 中国科学: 信息科学, 2015, 45(1): 1-44.

[23] Ren F Y, Huang H N, University T, et al. Wireless sensor networks[J]. Journal of Software, 2003, 14(14): 1513-1525.

[24] Akyildiz I F, Su W, Sankarasubramaniam Y, et al. Wireless sensor networks: a survey[J]. Computer Networks, 2002, 38(4): 393-422.

[25] 陈婕. 基于节能的无线传感器数据收集协议研究[J]. 电脑知识与技术, 2010, 6(33): 9227-9228, 9230.

[26] Ye W, Heidemann J, Estrin D. An energy-efficient MAC protocol for wireless sensor networks[J]. Infocom, 2016, 3(10): 1567-1576 .

[27] 戴世瑾, 李乐民. 高能量有效性的无线传感器网络数据收集和路由协议[J]. 电子学报, 2010, 38(10): 2336-2341.

[28] 刘明, 龚海刚, 毛莺池, 等. 高效节能的传感器网络数据收集和聚合协议[J]. 软件学报, 2005, 16(12): 2106-2116.

[29] 程小恩, 魏勇. 数据采集系统在中医药健康大数据中的应用[J]. 中国数字医学, 2016, 11(9): 18-20.

[30] D'Souza S. Apache Flume: Distributed Log Collection for Hadoop[M]. Birmingham: Packt Publ., 2013.

[31] Vohra D. Practical Hadoop Ecosystem: A Definitive Guide to Hadoop-Related Frameworks and Tools [M]. Berkeley, CA: Apress, 2016.

[32] 于秦. 基于 Apache Flume 的大数据日志收集系统[J]. 中国新通信, 2016, 18(18): 41.

[33] 陈丹晖, 刘红. 条码技术与应用[M]. 北京: 化学工业出版社, 2006.

[34] 农小晓, 苏慧. 条码技术及应用[M]. 北京: 北京交通大学出版社, 2014.

[35] 王小溪. 试论条码技术与应用[J]. 科学技术创新, 2013, (23): 133.

[36] 卞伟琦, 王永超, 崔立真, 等. 基于网络爬虫技术的健康医疗大数据采集整理系统[J]. 山东大学学报(医学版), 2017, 55(6): 47-55.

[37] 肖乐, 丛天伟, 严卫. 基于 python 的 Web 大数据采集和数据分析[J]. 电脑知识与技术,

2018, 14（2）: 9-11.

[38] 张宏科, 苏伟. 移动互联网技术[M]. 北京: 人民邮电出版社, 2010.

[39] 李越. 移动互联网技术的发展现状及未来发展趋势探析[J]. 数字通信世界, 2018,（3）: 88, 99.

[40] 许瑞. 搜索引擎技术的发展现状与前景[J]. 中国新技术新产品, 2017,（4）: 20-21.

[41] 周伟, 谭振江, 朱冰. 基于差分进化算法的大数据智能搜索引擎研究[J]. 情报科学, 2018, 36（5）: 85-89.

[42] 高景宏, 翟运开, 何贤英, 等. 面向精准医疗的大数据采集及其支撑要素研究[J]. 中国卫生事业管理, 2020, 37（6）: 405-407, 425.

[43] Martin R C. Agile Software Development: Principles,Patterns, and Practices[M]. Upper Saddle River: Prentice Hall PTR, 2003.

[44] 赵杰, 翟运开, 任晓阳. 基于平台化技术的远程医疗服务系统研究[M]. 北京: 科学出版社, 2016.

[45] 翟运开, 武戈. 基于电子病历信息大数据挖掘的患者就医行为分析[J]. 医学信息学杂志, 2017, 38（7）: 12-17.

[46] 陈军成, 丁治明, 高需. 大数据热点技术综述[J]. 北京工业大学学报, 2017, 43（3）: 358-367.

[47] 杨刚, 杨凯. 大数据关键处理技术综述[J]. 计算机与数字工程, 2016, 44（4）: 694-699.

[48] 吴卉男. 大数据系统和分析技术综述[J]. 信息记录材料, 2016, 17（3）: 2-4.

[49] 汤炀. 基于大数据的医院财务管理与决策系统的设计与开发[D]. 西安: 第四军医大学, 2013.

[50] 宋菁, 胡永华. 流行病学展望: 医学大数据与精准医疗[J]. 中华流行病学杂志, 2016, 37（8）: 1164-1168.

[51] 陈敏, 刘宁. 健康医疗大数据发展现状研究[J]. 医学信息学杂志, 2017, 38（7）: 2-6.

[52] Rodríguez-Mazahua L, Rodríguez-Enríquez C A, Sánchez-Cervantes J L, et al. A general perspective of big data: applications, tools, challenges and trends[J]. The Journal of Supercomputing, 2016, 72（8）: 3073-3113.

[53] 苏金树, 李东升. 大数据的技术挑战与机遇[J]. 国防科技, 2013, 34（2）: 18-23.

[54] 代涛. 健康医疗大数据发展应用的思考[J]. 医学信息学杂志, 2016, 37（2）: 1-8.

[55] 陈柯羽, 张华, 詹启敏. 我国精准医学计划实施的保障[J]. 转化医学电子杂志, 2017, 4（6）: 1-5.

[56] 杨鑫. 基于云平台的大数据信息安全机制研究[J]. 情报科学, 2017, 35（1）: 112-116.

[57] 张帅, 贾如春. 基于 Hadoop 的大数据信息安全监控云平台设计与研究[J]. 计算机测量与控制, 2017, 25（9）: 77-79, 83.

3

面向精准医疗的数据清洗与融合

　　数据清洗是指利用现有的数据挖掘手段和方法清洗脏数据，将脏数据转化为满足数据质量要求或应用要求的数据的过程。它是发现并纠正数据文件中可识别错误的一道重要程序。数据清洗通过填写缺失值、光滑噪声数据、识别或删除离群异常点并解决不一致性问题达到清理数据的目的，以满足后续分析工作对数据规范与质量的要求，从而提高数据分析的准确性。数据清洗是整个大数据处理过程中不可或缺的一环，其规范与质量直接关系到随后大数据分析和精准医疗应用的效果与质量。精准医疗研究涉及健康数据、组学数据、临床数据等多种数据，数据类型多样复杂，数据清洗与融合难度高，因此，面向精准医疗研究需求，探索高效的健康医疗大数据清洗方法与融合技术成为研究的关键。此外，精准医疗领域的健康医疗数据呈几何速度增长，预计可达到 TB 级或 PB 级储量，且数据结构复杂，包含较多非结构化数据，数据标准不统一，使得面向精准医疗的数据融合面临巨大挑战。本章主要对数据清洗所涉及的数据质量、研究现状、一般原理、具体流程及精准医疗领域的数据清洗与融合等进行了研究。通过本章的介绍，读者能够了解数据质量的相关问题，掌握针对不同质量问题类型的数据的具体清洗算法和流程，从而为面向精准医疗的健康医疗大数据分析与应用奠定基础。

3.1　数据清洗的内涵与外延

3.1.1　数据质量

（1）数据质量的含义

"质量"一词在人们的日常生产生活中并不陌生，从广义上讲，它涵盖了事物本身的物理属性即对物理的量进行度量。随着社会和经济的发展，质量的含义从单一的定义为一组固有特性满足要求的程度，发展精确到每个行业特有的评价标准和体系，其含义也演化成了事物所具备的满足需求能力的特征总和[1]。数据质量是从产生数据方、数据使用方和被调查者三方面提出的兼顾数据的准确性、及时性、可比性、可衔接性、可理解性、可取得性等多方面指标的综合概念，其评价标准随使用方或使用目的的不同而变化。

既往人们关注数据时往往着眼于其准确性，"误差"也因此成为数据的一个重要评价指标。随着"质量"概念的拓展，数据质量的评价体系也面临着更新换代。考虑到质量的评价标准是事物满足需求的能力，那么在关注数据质量时，更应该从用户的需求出发，可以将数据质量简单定义为影响统计数据满足用户需求的特征。但考虑到数据的多样性及其使用者各式各样的使用目的，上述的简单定义显然不能将数据的质量阐述清楚，数据质量应该是涵盖其内容质量、表述质量和约束指标三方面的综合性概念[2]。

数据的内容质量是数据质量最基本的指标，可以从数据与用户需求的关联度来进行评判。因为用户对于数据的需求可能随时发生变化或不同用户间对同一组数据的需求不一致，所以一组数据可能会出现不同的内容质量评判标准。另外，要关注数据内容质量的准确性。数据的误差值（即已得到的测量值和真实值之间的差距）是数据质量的传统核心指标。一般来讲，完全没有误差（系统误差和随机误差）是很难达到的，因而在处理数据时误差范围与用户需求之间的关系是筛选数据的重点。

数据的表述是否清晰、准确、充分也是数据质量的含义之一。对于表述质量来讲，主要关注其是否具有可比性、可衔接性和可理解性。可比性是指数据在不同的维度（时间和空间）上是否可以比较；可衔接性是指数据的统计标准和处理方式是否采用了国际统一的框架体系，在不同机构或项目间数据能否衔接流畅；

可理解性是指数据的统计分析结果和报告能否方便用户正确理解和使用，对于数据的分类、收集和加工的标准有无明确说明[3]。

数据质量的含义的最后一项指标是数据的约束标准。从数据质量的角度来看，数据是否可取得及利用数据的分析结果所产生的效益是否大于获得、分析该数据所消耗的成本是约束标准的衡量指标。另外，数据是否能够及时传递给用户也是评判数据质量的重要指标之一。尤其是数据源本身变化较快、发展较为迅速时，数据的及时性就更值得关注。

（2）数据质量问题的分类

数据质量问题主要划分为四类，根据问题出现在实例层还是模式层，以及单数据源还是多数据源的不同，可划分为多数据源实例层问题、多数据源模式层问题、单数据源模式层问题和单数据源实例层问题。数据的各种质量问题之间并不是孤立的，它们总是互相穿插出现。模式层的问题包括多个数据源之间异质的数据模型、命名和结构冲突、模式设计的不够完善、约束定义的不完整等。数据质量问题并不仅仅单一出现，模式层的问题在实例层也会有所体现[4]。如图 3-1 所示，对于数据质量涉及的典型问题，其中出现在单数据源的问题也可能出现在多数据源中，甚至表现得更加复杂，为避免重复，图中没有再次列举。鉴于此，数据清洗的意义就显得格外重要。

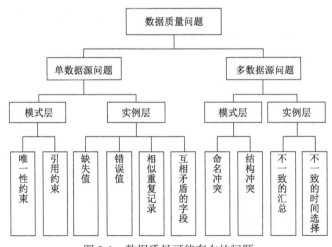

图 3-1　数据质量可能存在的问题

1）单数据源问题：数据的模式设计及涉及的完整性约束条件决定了被接受的数据值，因此可以在很大程度上决定数据质量。但当数据源的数据不具有模式时（如 Web 数据、文件等），数据源的数据则不具有完整性约束，数据值的准确性和一致性有待提高。另外，在处理数据时往往依赖特定的数据库模型并同时满足对应的完整性约束条件。鉴于此要求，模式设计的不理想、数据模型的限制、完整性约束的不足等与模式相关的问题是造成数据质量问题的主要原因。

在单数据源问题中，不管错误是发生在实例层还是模式层，可以总体将数据的质量问题大致划分为以下四类（表 3-1 和表 3-2）。①属性：这类错误发生在单个字段的值是否在合理范围内；②数据源：数据源中的一些属性值和其他数据源中的相关值不一致；③记录：同一条记录中不同属性值出现差异；④记录型：同一数据源中不同记录之间是否出现不同。

在数据清洗之前判断并确定数据质量问题的分类，然后针对性地选择数据清洗方法和工具，是高效、高质完成数据清洗的关键。

表 3-1　单数据源在模式层常见的质量问题

范围	问题	脏数据	问题描述
属性	不合理的值	Date=19.52.16	超出值域范围
记录	违反属性的依赖关系	Age=13, Birth=16.03.02	不满足依赖关系
记录型	违反唯一性	Student1: Name=Amy, Wid=369 Student2:Name=Bob,Wid=369	违反了唯一性
数据源	违反引用完整性	Student: Name=Amy, Class=59	对应的关系"Class=59"不存在

表 3-2　单数据源在实例层常见的质量问题

范围	问题	脏数据	问题描述
属性	空值	Date=dd/mm/yy	无具体对应的值
	拼写错误	City=商海	数据录入错误
	值表示的不同	1. City=香港 2. City=Hong Kong	命名标准的不统一导致的重复
	多值嵌入	Age=21，Zhengzhou	多个属性值放置在一个属性中
	属性值错位	Name=Bob	属性值放置错误
记录	违反属性间的依赖关系	City=Beijing, Zip=450000	属性间对应的依赖关系错误
记录型	重复记录	1. Bob 2. 鲍勃	同一信息重复录入
	冲突记录	1. Bob，22 2. Bob，32	同一实体信息值不同
数据源	引用错误	Student：Name=Amy, Class=1	信息归属错误

2）多数据源问题：单数据源中出现的问题在多个数据源整合集成时往往会变得更加复杂，由于每个数据源采用的数据库结构、数据模型等都有其各自的特定需要，导致每个数据源的配置、记录等存在很大的不同，此外，在单数据源中不可避免脏数据在多个数据源集成后会造成更为复杂的数据冲突、重复等质量问题。

多数据源的模式层中，考虑到集成方式对于数据清洗的影响，须重点关注包含命名冲突和结构冲突的数据模式设计的问题。当不同的数据对象具有相同的名字或者同一个数据对象具有一个以上的名字时视为命名冲突。在不同数据源之间，对于同一个数据对象的表示不同时的错误为结构冲突，不同的数据类型、完整性约束不一致、组成结构不同等都属于结构冲突。

多数据源的实例层常发生一些特有的数据冲突，如对于数据值的解释不同或者不同数据源间属性名字和数据类型相同的数据可能具有不同的数据值表示方法，因此涉及的主要数据清洗问题是识别重复数据，在清洗的过程中需要注意信息的合并、整理和补充，将其集成为对同一事物的统一表示。

3.1.2 数据清洗的定义

数据清洗在英文中常被翻译为"data cleansing"（也有的译为"data cleaning"或"data scrubbing"），随着应用领域的不同，数据清洗有着不同的定义[5]。目前，数据清洗主要分布在三个应用领域，即数据挖掘、数据仓库和数据质量管理[6, 7]。

（1）数据挖掘

数据挖掘，也被称为数据库的知识发现，其中首先要进行的工作就是数据清洗，即对错误、重复或无意义的模式进行发现并处理，对于丢失和不正确的数据进行检测并纠正其中的错误。

（2）数据仓库

当多个数据库需要合并或多个数据源需要集成时，可能会发生以下情况：同一事例在不同的数据源中因其记录格式的不同而造成重复记录，筛选并去除这些重复数据的过程就是数据清洗。同时，对合并后数据库中的错误数据一并去除，而对新建立的数据库按照用户需求进行分解和重组。整个过程一般分为五步：元素化、标准化、校验、匹配和写入元数据储存中心。

（3）数据质量管理

数据质量管理中的数据清洗主要涉及数据集合过程中的数据质量问题，是在获取和评价分析数据时，通过调整、删除等来保证和改善数据质量的过程。

3.1.3　面向精准医疗的数据清洗研究现状

（1）国外

美国是世界上最早对数据清洗方法进行研究的国家。早期，美国蓬勃的商业和信息业的发展极大地推动了数据清洗的研究[8]。目前国外对于数据清洗的研究主要集中在以下几个方面。

1）重复记录的清洗，即近似重复对象的识别和消除：这是目前数据清洗相关研究中的最热门研究内容。要想清洗重复对象，必须先确定对象之间是否重复，其中涉及的关键技术就是字段匹配，现在已经开发了包括 R-S-W 算法、多趟近邻排序法等[8, 9]。

2）数据清洗工具和方法的通用处理：由于大多数数据清洗工具和算法都是针对某一特定对象进行开发的，适用范围较小，这对清洗工具的可拓展性、通用性和灵活性提出了挑战。

3）异常数据的清洗，即对异常数据的识别检测和消除：这项工作可通过统计学方法对数值型属性进行检测，从而得出属性的标准差和均值，通过比较属性的置信区间识别异常记录和属性。

4）数据的集成：这是构建数据仓库的第一步，需要将数据源的结构和数据映射到目标结构和域中。

近年来，国外的数据清洗研究发展很快，其相关研究成果在多个顶尖的国际学术会议上如雨后春笋般崭露头角。

（2）国内

尽管数据清洗技术在国外已经趋于成熟，但由于中英文语种的差异，国外的数据清洗方法并不能在中文数据清洗中完全适用。此外，因为我国对数据清洗的研究起步较晚，所以对数据的清洗工作主要集中于针对某个具体领域的具体应用（如银行、证券等针对客户需求），且大多针对数据挖掘、数据清洗、决策支持的讨论较为简单，有关中文数据清洗的工具也较缺乏，理论性研究成果也较少[10]。我国的数据清洗研究尚处于摸索阶段，其中一些高校如北京大学、复旦大学、东南大学、西安理工大学等在清洗重复相似记录、整合数据仓库等方法和清洗工具上取得了一定的理论和实践成果，也提出了一些针对中文拼音和汉字结合的方法，以进行中文数据的清洗[10]。但总体来说，目前这些已开发的工具在对较大工程项目的数据进行清洗时依然存在着通用性不高和功能单一的缺点[11]。

（3）中文数据清洗的难点

1）不同语言间语法结构的差异：每一种语言都有其不同的特点，因此数据清洗的算法并不能在所有语言间通用。以英文和中文比较为例，英文的字符串基于英文单词，每个词之间有明确的分隔，可以根据每个英文单词直接获取对应的语义、时态等相关信息，根据分隔符信息可以较为快捷地抽取首字母作为缩写，而中文缩写的抽取往往难以形成统一的缩写。

2）中文脏数据的处理：目前虽然已经有部分英文算法去解决英文数据中的脏数据，但是鉴于中文的语法时态并无法直接表达出来，所以通过编辑来完成语序的操作是较难的，也很难通过目前已有的排序法来筛选重复的数据记录。中文数据中脏数据的处理算法已经成为当前急需突破的研究热点之一[11]。

（4）数据清洗面临挑战

考虑到数据清洗技术本身的发展现状，大数据时代精准医疗也面临着以下几方面挑战[12]。

1）技术难点：以人类基因信息为例，单个个体的基因信息和环境等因素叠加后的数据大小一般大于 TB 级，如果考虑基因信息随个体年龄的变化，那么这种涉及实时频繁采样的计算对平台的存储能力和网络计算的要求会非常高，因此数据的挖掘和处理依然是摆在数据处理面前的一道难题[13, 14]。

2）数据安全问题：医疗数据仓库建立在大量个人健康数据的基础上，涉及数据库中每一个人的隐私与信息安全问题，数据仓库的建立是连接了多个医院数据库的结果，因此如何安全使用及防止个人和医院数据的外泄是一个管理和技术上的重点问题。

3）技术人才问题：作为方兴未艾的精准医疗行业，我国现有的临床医生对其往往缺乏了解和认识，对于数据的挖掘更是感到陌生，所以目前精准医疗行业是以医生为辅，以技术人员为主进行数据的处理[15]。

综上所述，精准医疗行业虽然是一门新兴的领域，但依托现有的数据处理技术和资源框架，透明化的数据应用方式，同时注重利用我国特有的人口基数大、患者人群庞大的数据优势，通过多宣传、多介绍、招募志愿者等方式使公众了解精准医疗，切身感受到精准医疗对于人类生活健康的助益，同时进一步完善个体数据隐私的保护，多管齐下，由此精准医疗一定能蓬勃发展，为人类的健康事业保驾护航。

3.2 数据清洗的原理

通常情况下，在对数据进行分析的过程中，都会将数据清洗作为数据预处理的一种有效方法。在数据质量评估进行完后，就需要对找到的脏数据进行处理、改正或者删除，以提高数据质量。数据清洗着眼于原始数据中脏数据的源头和存在方式，利用现有成熟的技术手段，将脏数据修复为满足用户要求的高质量数据[16]。数据清洗的原理主要是采用回溯思想和策略，从原始数据集的产生源头出发，综合考虑并分析处理"低质量"数据。在这个过程中，需要注重考察原始数据集从产生到进行处理的每一个环节，深入分析每一个分支，审查每个流程，以便发现"低质量"数据产生的原因及在相关数据库中的存在形式，从中归纳总结出通用的数据清洗算法、策略和规则。然后将得到的技术和策略应用于脏数据的识别和清洗，有效地解决当前数据集本身存在的问题，提高数据质量。清洗规则及清洗方法的选择在很大程度上会影响数据清洗的质量，所以在选择的时候一定要谨慎。数据清洗原理结构图如图 3-2 所示。

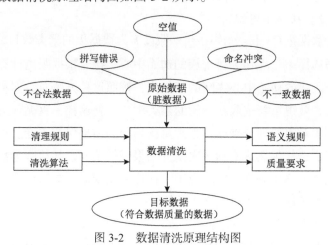

图 3-2　数据清洗原理结构图

3.3 数据清洗的方法

数据清洗一般采用统计技术、数据挖掘及预定义清洗规则的方法，需要分析脏数据产生原因、评估脏数据的影响，考察数据分布情况，抽取数据规则，在数据集合上实施一些清洗算法、技术，达到提高数据质量的目的。数据清洗从数据的准确性、完整性、一致性、唯一性、适时性、有效性几个方面来处理数据的缺失值、离群值、逻辑错误检测，以及不一致数据、相似重复数据等问题。

作为生物和临床大数据驱动的精准医疗，大数据的清洗程度和数据挖掘及统计对精准医疗的发展影响很大。数据清洗的结果是对各种脏数据进行对应方式的处理，得到标准的、干净的数据，以供数据统计分析使用，根据不同的目的分为不同的情况，我们需要不同的手段和方法来一一处理。下面将对常用的数据清洗方法进行阐述。

3.3.1　k均值算法

k均值（k-means）算法是最为经典的基于划分的聚簇方法，是十大经典数据挖掘算法之一。简单地说，k均值就是在没有任何监督信号的情况下将数据分为k份的一种方法[17]。聚类算法就是无监督学习中最常见的一种，给定一组数据，需要聚类算法去挖掘数据中的隐含信息。

（1）k均值算法基本思想

获取原始数据集$C=\{c_1,c_2,\cdots,c_n\}$，假设k为数据集的聚类数目，在数据集中根据一定策略选择k个点作为每个簇的初始中心，接着根据距离计算公式衡量各个数据对象与既定的初始中心之间的相似度，按照这种方法对数据集中的所有对象进行划分后，就得重新选取新一轮的聚类中心。就这样一直循环进行聚类中心的选取及数据集对象的划分操作，直到每次划分的结果保持不变。在实际应用中往往经过很多次迭代仍然达不到每次划分结果保持不变，甚至因为数据的关系，根本就达不到这个终止条件，实际应用中往往采用变通的方法设置一个最大迭代次数，当达到最大迭代次数时，终止计算[18]。

（2）算法实现过程

先随机选取k个对象作为初始的聚类中心，然后计算每个对象与各个种子聚类中心之间的距离，把每个对象分配给距离它最近的聚类中心。聚类中心及分配给它们的对象就代表一个聚类。一旦全部对象都被分配了，每个聚类的聚类中心会根据聚类中现有的对象被重新计算。这个过程将不断重复，直到满足某个终止条件。终止条件可以是以下任何一个：①没有（或最小数目）对象被重新分配给不同的聚类；②没有（或最小数目）聚类中心再发生变化；③误差平方和局部最小。具体算法步骤如下：①随机选择 k 个中心点；②把每个数据点分配到离它最近的中心点；③重新计算每类中的点到该类中心点距离的平均值；④将每个数据分配到距离它最近的中心点；⑤重复步骤③和④，直到所有的观测值不再被重新分配或是达到最大的迭代次数。

（3）适用范围及优缺点

k 均值算法试图找到使平方误差准则函数最小的簇。当潜在的簇形状是凸面的，簇与簇之间区别较明显且簇大小相近时，其聚类结果较理想（表 3-3）。对于处理大数据集合，该算法非常高效，且伸缩性较好。

表 3-3　k 均值算法的优缺点

优点	1. 理解、实现容易
	2. 当数据集近似正态分布时，聚类效果非常不错
	3. 对大规模数据处理的效率及伸缩性比较好
缺点	1. 要事先确定簇数 k，不同的值得到的结果不一样
	2. 对初始聚类中心敏感，离群值对模型的影响比较大
	3. 不适于发现非凸面形状的簇或大小差别很大的簇
	4. 得到局部最优的结果时就很可能会终止

3.3.2　Canopy 算法

（1）Canopy 算法基本思想

Canopy 算法是一种比较经典的聚类算法，可称为粗聚类，它的输出并不是最重要的结果，而是为其他精确算法服务的，其近似计算以降低算力需求的思想非常适合精准医疗大数据分析算法[19]。Canopy 算法在现有的机器学习算法中往往被认为是一种无监督式的算法。如果需要使用聚类方法进行高维大数据集的处理，Canopy 算法常常会以预处理的方式来达到对其他聚类算法优化的目的。Canopy 算法的主要思想是把聚类分为两个阶段：阶段一，通过使用一个简单、快捷的距离计算方法把数据分为可重叠的子集，称为"Canopy"；阶段二，通过使用一个精确、严密的距离计算方法来计算出现在阶段一中同一个 Canopy 的所有数据向量的距离。这种方式和之前的聚类方式不同的地方在于使用了两种距离计算方式，同时因为只计算了重叠部分的数据向量，所以达到了减少计算量的目的。

（2）算法实现过程

1）原始数据集合 List 按照一定的规则进行排序（这个规则是任意的，但是一旦确定就不再更改），初始距离阈值为 T_1、T_2，且 $T_1 > T_2$（T_1、T_2 的设定可以根据用户的需要，或者使用交叉验证获得）。

2）在 List 中随机挑选一个数据向量 A，使用一个粗糙距离计算方式计算 A 与 List 中其他样本数据向量之间的距离 d。

3）根据第 2）步中的距离 d，把 d 小于 T_1 的样本数据向量划到一个 Canopy 中，同时把 d 小于 T_2 的样本数据向量从候选中心向量名单（这里可以理解为就是 List）中移除。

4）重复第 2）、3）步，直到候选中心向量名单为空，即 List 为空，算法结束。

（3）适用范围及优缺点

Canopy 算法主要用于正式聚类之前的粗聚类，确定大致的分类数目。这种思想尤其适用于大数据分析领域。Canopy 算法的优势在于可以通过第一阶段的粗糙距离计算方法把数据划入不同的可重叠的子集中，然后只计算在同一个重叠子集中的样本数据向量，以减少需要距离计算的样本数量。与传统的聚类算法（如 k 均值）不同，Canopy 算法最大的特点是不需要事先指定 k 值（即 clustering 的个数），因此具有很大的实际应用价值（表 3-4）。与其他聚类算法相比，Canopy 算法虽然精度较低，但其在速度上有很大优势，因此可使用 Canopy 算法先对数据进行"粗"聚类，以得到 k 值，然后再使用 k 均值进行进一步的"细"聚类[20]。

表 3-4　Canopy 算法的优缺点

优点	1. 与 k 均值相比，Canopy 对噪声的抗干扰能力较强，Canopy 可将比较小的 NumPoint 的 Cluster 直接去掉，有利于抗干扰
	2. Canopy 选择出来的每个 Canopy 的 center point 作为 k 均值比较科学
	3. 只针对每个 Canopy 的内容做 k 均值聚类，可减少相似计算的数量
缺点	算法中 T_1、T_2（$T_2 < T_1$）的确定问题（在并行计算上 Maper 的 T_1、T_2 可以和 Raduce 的 T_1、T_2 不同）

3.3.3　KNN 算法

（1）KNN 算法基本思想

k 近邻法（k-nearest neighbor，KNN），是一个理论上比较成熟的方法，也是最简单的机器学习算法之一，1968 年由 Cover 和 Hart 提出。简单地说，KNN 算法就是通过测量不同特征值之间的距离进行分类。该方法的思路如下：如果一个样本在特征空间中的 k 个最相似（即特征空间中最邻近）的样本中的大多数属于某一个类别，则该样本也属于这个类别[21]。

（2）算法实现过程

1）计算待分类样本点与所有已标注样本点之间的距离（如果样本多，将非常耗时、耗空间）。

2）按照距离从小到大排序（对于每一个待分类的样本点，都要排序。耗时、耗空间）。

3）选取与待分类样本点距离最小的 k 个点。

4）确定前 k 个点中每个类别的出现次数。

5）返回次数最高的那个类别。

（3）适用范围及优缺点

KNN 算法主要靠周围有限的邻近的样本，而不是靠判别类域的方法来确定所属类别，因此对于类域的交叉或重叠较多的待分样本集来说，KNN 算法较其他方法更为适合。该算法比较适用于样本容量较大的类域的自动分类，而那些样本容量较小的类域采用这种算法比较容易产生误分。KNN 算法的优缺点如表 3-5 所示。

表 3-5　KNN 算法的优缺点

优点	1. 简单，易于理解，无须建模与训练，易于实现
	2. 精度高、对异常值不太敏感
	3. 适合对稀有事件进行分类
	4. 适合于多分类问题，如根据基因特征来判断其功能分类
缺点	1. 消极学习法，需要大量的存储空间（需要保存全部数据集），耗时（需计算目标样本与训练集中每个样本的值）
	2. 可解释性差，无法给出决策树那样的规则
	3. 计算复杂度高，空间复杂度高

3.3.4　SNM 算法

（1）SNM 算法基本思想

Hemandez 等于 20 世纪 90 年代中期提出了邻近排序算法（sorted-neighborhood method），简称 SNM 算法，基本思想如下：利用一个排序函数，根据给定的若干个属性或属性的一部分对数据记录进行排序，然后根据排序的结果设定一个大小不变的窗口，针对窗口内的数据进行记录检测。利用滑动窗口将记录匹配空间缩小化，使得相似重复记录始终处于窗口内，将窗口中的第一条记录和剩余的记录进行匹配计算，之后当前窗口下移，将第一条记录划出，下一条记录滑入，依次计算窗口内记录之间的相似度，最后根据预先规定的记录相似度阈值验证是否为重复记录[22]。

（2）算法实现过程

SNM 算法的基本步骤是选定排序关键字、记录排序、合并比较。

1）选定排序关键字：从数据表中抽取对记录具有较强区分度的属性或者属性字串组成每条记录的排序键。记录属性的区分度被定义为属性对不同记录的辨别能力，属性的区分度越强，表明通过该属性更容易区分不同的记录。要求关键字应尽可能体现每条数据的特点。

2）记录排序：根据第一步设定的关键字对整个数据集进行排序，经过排序之后，原来分散在数据库不同位置的潜在重复记录会聚集到邻近的区域内，在空间上的距离大大减少，有利于下一步的检测。

3）合并比较：根据排序好的数据集，设置固定大小为 W 的滑动窗口，使窗口在排序后的数据集上滑动，比较窗口内的记录是否相似。窗口中的记录采用先进先出的队列方式来组织，一旦处理完一条记录，则窗口自动向下滑动一条记录的位移，再次进行一次新的检测与合并操作，如此反复，直到数据集最后。若判断出两条记录是相似重复记录，则对它们进行合并操作。

（3）适用范围及优缺点

SNM 算法采用滑动窗口的方式，通过比较窗口中的 W 条记录，这样只需要比较 $W×N$ 次，而 W 比 N 小得多，所以采用这种方法检测可极大地提高检测速度，明显提高了字符的匹配效率（表 3-6）。

表 3-6　SNM 算法的优缺点

优点	1. 极大地提高了检测速度
	2. 明显提高了字符的匹配效率
缺点	1. 排序关键字的选定对排序结果影响较大，如果选取关键字不当，可能漏配很多重复记录
	2. 滑动窗口大小 W 较难选择，窗口过大，浪费比较时间；窗口过小，容易漏掉相似记录，影响匹配效率
	3. 滑动窗口内两条记录的比较时间长

为了解决 SNM 算法对关键字选择的依赖程度过大的问题，Hernandez 等提出了多趟近邻排序算法（MPN 算法），该算法的基本思想是独立地执行多趟 SNM 算法，每趟在关键词池中选择不同的关键字和相对较小的滑动窗口大小，由此多趟执行 SNM 算法。

3.3.5　神经网络算法

（1）神经网络算法基本思想

神经网络最早是由心理学家和神经生物学家提出的，旨在寻求开发和测试神经的计算模拟[23]。人工神经网络（artificial neural network，ANN）系统是 20 世纪 40 年代之后出现的，从数学和物理方法及信息处理的角度对人脑神经网络进行抽象，并建立简化模型。BP（back propagation）神经网络是发展比较成熟且当前应用最广的一种神经网络，BP 算法又称为误差逆传播算法，是人工神经网络中的一种有监督式的学习算法。它是反向传递并修正误差的多层前馈式映射网络。只要有足够的隐节点，就可以实现从输入到输出的映射，具有较强的非线性映射能力，以及自学习、自组织和自适应能力。网络的学习过程包括正向传播和反向传播。在正向传播过程中，输入信息从输入层经隐含层加权处理后传向输出层，将经作用函数运算后得到的输出值与期望值进行比较，若有误差，则误差反向传播，沿原先的连接通路返回，通过逐层修改各层神经元的权值和阈值减少误差，如此循环，直到输出满足要求[24]。

（2）算法实现过程

以 BP 神经网络在缺失数据填补中的算法应用为例说明其实现过程：首先输入缺失数据所在样本的值，将其作为观测值，把数据的缺失值作为网络的输出，利用系统的完整数据项集并使用反向传播的方式对网络的权值和偏差进行反复的调整训练，直到满足网络的要求，满足要求后把观测数据输入到网络中，网络进行输出后，得到的数据就是缺失数据的填补数据。具体步骤如下所示。

1）对权值和神经元阈值初始化：给各连接权值分别赋一个区间 $[(-1, 1)]$ 内的随机数，设定误差函数 e，给定计算精度值 ε 和最大学习次数 M。

2）随机选取第 k 个输入样本及对应的期望输出。

3）依次计算各层神经元的实际输出，直到输出层。

4）从输出层开始修正每个权值，直到第一隐层。

5）转到第 2）步，当误差达到预设精度或学习次数大于设定的最大次数，则结束算法。否则，选取下一个学习样本及对应的期望输出，返回第 3）步，进入下一轮学习，循环至权值稳定为止。

（3）适用范围及优缺点

BP 神经网络算法的优缺点如表 3-7 所示。

表 3-7　BP 神经网络算法的优缺点

优点	1. 特别适合求解内部机制复杂的问题，即 BP 神经网络具有较强的非线性映射能力
	2. 具有很强的自学习和自适应能力
	3. 对信息采用分布式记忆，具有鲁棒性
	4. 具有一定的推广、概括能力
缺点	1. 存在局部极小值问题
	2. 算法收敛速度慢
	3. 结构选择不一
	4. 新加入的学习样本影响已学完样本的学习结果

3.3.6　贝叶斯分类算法

（1）贝叶斯分类算法基本思想

贝叶斯分类是一类分类算法的总称，它是一类利用概率统计知识进行分类的算法。这类算法均以贝叶斯定理为基础，故统称为贝叶斯分类。常见的贝叶斯分类器有三种，分别是朴素贝叶斯分类器（naive Bayesian classifier），网增强朴素贝叶斯分类器（network augmented naive Bayesian classifier），树增强朴素贝叶斯分类器（tree augmented naive Bayesian classifier）。贝叶斯分类器的分类原理是通过某对象的先验概率，利用贝叶斯公式计算其后验概率，即该对象属于某一类的概率，选择具有最大后验概率的类作为该对象所属的类。也就是说，贝叶斯分类器是最小错误率意义上的优化[25]。

使用贝叶斯分类器对某对象进行分类，首先需要确定贝叶斯网络的概率分布及网络结构，然后可以确定整个的贝叶斯网络，最后就可以确定需要用到的贝叶斯分类器。而这个确定贝叶斯分类器的过程就是贝叶斯网络的学习。贝叶斯网络的学习主要有参数学习和结构学习两种[26]。

（2）算法实现过程

以朴素贝叶斯法（naive Bayes）为例说明其实现过程，朴素贝叶斯法是基于贝叶斯定理与特征条件独立假设的分类方法。对于给定的训练数据集，首先基于特征条件独立假设学习输入/输出的联合概率分布；然后基于此模型，对给定的输入 x，利用贝叶斯定理求出后验概率最大的输出 y。

1）训练数据生成训练样本集：TF-IDF。

2）对每个类别计算 $P(yi)$。

3）对每个特征属性计算所有划分的条件概率。

4）对每个类别计算 $P(x|yi)P(yi)$。

5）以 $P(x|yi)P(yi)$ 的最大项作为 x 的所属类别。

（3）适用范围及优缺点

在大量样本下会有较好的表现，不适用于输入向量的特征条件有关联的场景（表 3-8）。

表 3-8　贝叶斯分类算法的优缺点

优点	1. 所需估计的参数少，对于缺失数据不敏感
	2. 发源于古典数学理论，有稳定的分类效率
缺点	1. 假设属性之间相互独立，这个假设在实际应用中往往是不成立的，在属性个数比较多或者属性之间相关性较大时，分类效果不好
	2. 需要知道先验概率，且先验概率很多时候取决于假设，假设的模型可以有很多种，因此在某些时候会由假设的先验模型的原因导致预测效果不佳
	3. 通过先验和数据来决定后验的概率，从而决定分类，所以分类决策存在一定的错误率

3.4　数据清洗的基本流程

数据清洗首先要从数据源头开始，剖析引起数据质量问题的原因，再通过数据流经过的每一个流程不断地总结相应的方案、规则、方法，再通过所建的清洗模型找出问题数据并将其处理，最终得出标准数据。一个典型并且完整的数据清洗流程一般包含数据分析、定义数据清洗策略和规则、数据检验、数据清洗、数据质量评估、干净数据回流几个步骤，具体数据清洗流程如图 3-3 所示[16]。

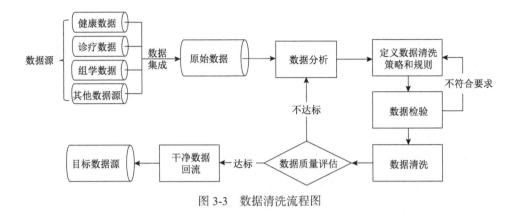

图 3-3 　数据清洗流程图

3.4.1　数据分析

为保持数据清洗的效果，就需要先对数据进行分析，以确定数据存在的问题。该步骤是数据清洗的开始，只有充分了解数据特点及数据存在的质量问题，才能为接下来数据清洗策略的制定提供依据，从而选取最优方法。数据清洗能够发现原始数据集中的缺失数据、离群数据、重复数据、错误数据、不一致数据等脏数据。数据清洗过程可以采用手工检查、采样及程序自动检测等方式实现。

3.4.2　定义数据清洗策略和规则

数据清洗策略的制定是数据清洗的核心，它直接决定数据清洗完成后数据质量的高低。经过数据分析过程后，研究人员可以获得原始数据集中存在的缺失、重复、错误信息等各种脏数据的分布情况，接着根据这些信息综合精准医疗领域相关知识，就可以结合数据清洗算法制定相应数据清洗策略和规则。正确而高效的清洗策略和规则可以使后续的清洗流程更加准确。此外，若清洗完成后需要对数据集进行转换，可以在此步骤中制定一种查询和匹配语言，以便可以自动生成转换代码。

3.4.3　数据校验和量化

精准医疗领域的数据主要来源于生物样本库、生物信息学和临床诊疗活动，包括基因数据、电子病历、临床诊疗和检查、健康数据等。还有些数据来源于移动终端、可穿戴设备等。精准医疗数据具有数据量大、来源广泛、数据结构差异大等特点。在对海量数据进行大规模的清洗之前，可以先从源数据集中抽取样本数据进行清洗，将样本清洗的数据结果和实际清洗完成的数据结果进行对比，通过对清洗结果进行校验来检测所选取的清洗策略的效果是否能够满足要求，若不满足，就需要重新确定清洗方案或者对相关策略进行改进。数据检验过程往往需要进行多次实验，反复分析、修改实验参数，才可以达到最佳清洗效果。

3.4.4 执行数据清洗

进行数据清洗前的首要步骤是对数据进行备份，因为数据清洗是一无法逆转的过程，若不对数据集进行备份，则可能损坏源数据集，造成无法挽回的损失。数据清洗的主要工作是把各类问题数据全部导入，利用第二步定义的数据清洗策略和规则，根据选定的清洗算法，编码实现其算法流程。清洗时需要对不同形式的脏数据实施一系列的数据转换，主要有①处理未定义格式的数据属性，从中获取属性值。未定义格式的实例属性包括多种信息，需要将其分解成多个实例属性。属性分解可以为重复记录的清洗提供便利。②确认和改正。利用字典查询的拼写检查来确认拼写错误，通过自动化的方式对输入问题和拼写错误进行改正。③格式化。将属性值通过某一规则转化为统一的格式，以便更好地进行数据匹配和合并。

3.4.5 数据质量评估

清洗完后的数据需要进行一个质量评判，若达标数据执行下一步操作，不达标则再次进入数据分析阶段。数据质量评估常需结合实际应用需求和专业知识，借助专业工具予以判定。

3.4.6 干净数据的回流

将清洗后所得干净数据替换原数据集中的脏数据。避免重复检测浪费系统资源，清洗后的干净数据可以用来进行下一步的数据分析、数据挖掘、知识库挖掘等。

3.5 数据清洗的内容

数据清洗是整个数据分析过程中不可或缺的一个环节，其结果质量直接关系到模型效果和最终结论。在实际操作中，数据清洗通常会占据数据处理与分析过程50%～80%的时间。数据清洗的目的是检测数据集中存在的不符合规范的数据，并进行数据修复，以提高数据质量。根据缺陷数据类型分类，可以将数据清洗内容分为缺失数据清洗、离群数据清洗、相似重复数据清洗、不一致数据清洗四个方面。

3.5.1 缺失数据清洗

缺失数据指的是在一个数据集中，部分数据对象的一个或多个属性值为空。数据缺失问题是真实数据集中普遍存在的问题，许多原因都可能造成数据缺失问题，主要是机械因素和人为因素[27]。机械因素是由机械设备故障导致数据的保存、管理、拷贝等操作无法正常完成，致使数据的收集失败，如基因测序过程中设备发生故障，造成数据属性值丢失。人为因素是由个人的主观失误、历史局限或刻意隐瞒等造成的数据缺失，如在健康信息采集时，被采集者有意拒绝回答某些问题。

缺失数据清洗中，首先得区分缺失值和空值的问题，缺失值指本该有却没有的数据，如诊疗数据的性别空缺，这就是缺失值；空值指的是非必要数据是空的，如"曾用名"，并不是每个人都有曾用名。缺失值和空值的共同点是在表现方式上，两者都表现为空或者 null。缺失值的清洗首先务必弄清楚该数据是缺失值还是空值。数据清洗只能对缺失值进行处理，目前处理缺失值数据问题的方法主要有三大类：不处理、忽略或丢弃缺失数据、对缺失值进行填充。在数据清洗过程中，应该根据缺失数据属性的重要性和缺失比例综合判断数据缺失的情况，进而选择适宜的数据清洗方法，缺失值的清洗过程一般可分为以下几个步骤[28]。

（1）检测缺失数据，确定缺失范围

从原始数据着手，检测数据缺失情况，计算缺失比例。然后根据缺失比例及缺失变量的重要程度，制定相应的清洗策略（图3-4）。

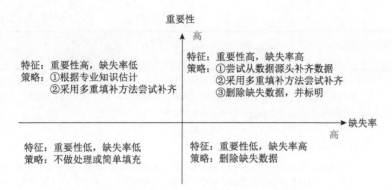

图 3-4　缺失值的重要性判定及其处理措施

（2）忽略或丢弃缺失数据

这种是最简单、最原始的处理缺失值问题的方法，把源数据集中存在缺失的数据对象、记录直接忽略或丢弃。这种方法有一个明显的局限性，就是减少原始数据来获得完备的数据集，数据是信息的载体，这样做就造成了数据的极大浪费，也造成了信息的丢失。直接删除记录仅适用于具有缺失属性的记录所占总数据源的比重非常少的情况，绝大多数情况下，直接删除记录会导致大量资源浪费，进而可能引发错误结论。

（3）填充缺失数据

对缺失值进行填充，它的思想来源于以最可能的值来插补缺失值，相比全部删除不完全样本所产生的信息丢失要少。目前，填充方法的理论依据大多基于统计学理论，根据数理统计或分类方法利用同一个数据集中的最接近值来填充缺失值。基于数理统计的填充法有均值法、回归法、多重填补法等。基于分类方法的填充方法有 KNN 算法、贝叶斯分类算法、神经网络算法等。表 3-9 描述了常用的缺失值填充方法及其优缺点。

表 3-9　缺失数据填充方法对比

缺失数据填充方法	概述	优点	缺点
舍弃法	如果任何一个变量含有缺失数据，就把相对应的个案从分析中剔除	简单易行	容易造成大量重要信息丢失，可能导致数据发生偏离，从而得出错误的结论

缺失数据填充方法	概述	优点	缺点
均值法	对于数值型变量，用缺失值以外该变量所有数据的平均值作为估计值，对缺失数据进行插补 对于非数值型变量，根据统计学中的众数填补方法，选取该变量所有数据中出现次数最多的数据作为插补值，但这种方法准确性不高	处理简单，保留了原有信息	容易造成严重的数据偏离
热卡插补	在数据库中找到一个与缺失数据变量最相似的变量，利用这个相似的变量的值对缺失数据进行插补	插补准确性普遍要高于均值法	估计结果的准确度不够稳定，方法较为复杂，计算时间长
冷卡插补	从自身数据库中的历史数据或者从其他渠道信息的记录中找到缺失变量的数据进行插补	一般是一些可以唯一确定的对象用此方法填补	不能保证绝对准确，而且有些缺失数据并不一定能够查到
演绎插补	通过辅助资料的演绎进行插补。一般来说就是通过与目标变量有唯一确定关系的辅助变量对目标变量的缺失值进行计算插补	能够无偏差地估计缺失值	对辅助资料的完备程度依赖性较大
回归法	首先需要选择若干个预测缺失值的自变量，然后建立回归方程估计缺失值，即用缺失数据的条件期望值对缺失值进行替换	比均值法准确性高	要求各属性是线性相关，否则会导致严重偏差
多重填补法	通过一系列的方法对缺失值进行估计，得到一个插补数据集，再利用用标准统计的方法对数据集的不确定程度进行综合分析，将总体参数的估计值作为最后的插补值	生成多套填充值，通过统计分析选择一套，准确性高	计算复杂，统计结果受缺失值的不确定性影响
k 近邻法	给定一个训练数据集，对于新的输入实例，在训练数据集中找到与该实例最邻近的 k 个实例（也就是上面所说的 k 个邻居），这 k 个实例的多数属于哪类，就把该输入实例分到哪类中	利用最近的 k 个对象的同属性值进行填充，准确性高	计算量较大，需要选定合适的参数 k

3.5.2　离群数据清洗

离群数据指的是数据集中不按正常规律分布，偏离数据集中绝大多数对象的少量数据，也被称为异常值数据、孤立点数据。离群值产生最常见的原因是人为输入的错误，如小数点输入错误，把患者体重 72.65kg 输成 726.5kg。有时设备故障也会产生离群数据[29]。离群数据可能是信号中的噪点，也可能包含重要信息。在离群值处理之前需要对异常值进行识别，常用离群数据清洗方法的比较如表 3-10 所示。

表 3-10　离群数据清洗方法比较

异常值识别方法	方法描述	优缺点
数理统计分析	对数据进行描述性统计分析，判断最大值、最小值取值是否超过了合理的范围，如患者的年龄为 260 岁或-26 岁，显然是不合常理的，为异常值	1. 对离群数据有准确的数学定义 2. 仅适合单一变量模型，多变量模型下准确性低
3∂原则	数据需要服从正态分布，异常值如超过 3 倍标准差，那么可以将其视为异常值。如果数据不服从正态分布，也可以用远离平均值的多少倍标准差来描述	识别异常值比较客观，在识别异常值时有一定的优越性
箱型图	四分位距（IQR）就是上四分位与下四分位的差值。以 IQR 的 1.5 倍为标准，规定：超过上四分位+1.5 倍 IQR 距离，或者下四分位-1.5 倍 IQR 距离的点为异常值	1. 简单、直观 2. 数据量大时不好画图，而且慢
基于模型检测	首先建立一个数据模型，异常是那些同模型不能完美拟合的对象；如果模型是簇的集合，则异常是不显著属于任何簇的对象；在使用回归模型时，异常是相对远离预测值的对象	1. 有坚实的统计学理论基础，当有充分的数据和所用检验类型的知识时，这些检验可能非常有效 2. 对于多元数据，可用的选择少一些，并且对于高维数据，这些检测可能性很差
基于距离的发生	通常可以在对象之间定义邻近性度量，异常对象是那些远离其他对象的对象	1. 无须分析数据的分布情况，基于距离的定义更为直观 2. 磁盘 I/O 高，时间效率低
基于密度的算法	当一个点的局部密度显著低于它的大部分近邻时，才将其分类为离群点。适合非均匀分布的数据	1. 量化了数据的离群程度，降低了疏密不均的影响 2. 难以准确定义数据集合的疏密度和数据的离群度

在数据清洗时，离群值是否删除需根据具体情况而定，因为有些异常值可能蕴含有用的信息，直接删除可能造成重要信息的丢失。常用异常值处理方法如表 3-11 所示。

表 3-11　常用异常值处理方法

异常值处理方法	方法描述
不处理	直接在具有异常值的数据集上进行数据分析和建模。如果算法对异常值不敏感则可以不处理
删除异常值	直接将含有异常值的记录删除，明显看出是异常且数量较少的可以直接删除
视为缺失值	将异常值视为缺失值，利用缺失值处理的方法进行处理
平均值替代	可用前后两个值的平均值来修正该异常值，损失信息小，简单高效

在很多情况下，首先要分析异常值出现的可能原因，再判断异常值是否应该舍弃。如果是正确的数据，可以在具有异常值的数据集上进行数据分析建模。

3.5.3　相似重复数据清洗

重复值数据概念包括完全相同数据、相似数据、缩写和全拼数据等情况，在不同的文献中，重复值也被称为"重复数据""相似数据"等[30]。精准医疗大数据由健康数据、诊疗数据、组学数据等多种数据构成，多源数据融合、数据输入错误、不标准的缩写、设备故障等可能导致数据库中包含同一对象的重复记录[31]。对于重复数据的清洗过程一般可分为以下几个步骤。

（1）数据预处理

预处理阶段的主要任务是尽可能发现和纠正原始记录集中存在的各种各样的错误，为下一步数据记录处理做准备。一般情况下，在进行记录匹配之前，首先进行属性选择及数据格式的标准化。对属性进行特征选择时尽量避免选取冗余属性、取值严重缺失的属性、取值固定的属性等不具备记录标识度的属性。在属性较多的情况下，选取过程中应尽可能选取具有代表性的属性参与记录的判重匹配。选取属性后，需要对属性取值进行标准化，将部分取值表现形式各异的数据进行统一数据格式标准化。通过数据预处理使数据格式标准化，并清理比较明显的可以初步识别的错误[32]。

（2）缩小搜索空间

为了缩小搜索空间，通常使用启发式的搜索算法，如近邻分类法和增强型的笛卡儿积算法，这些算法都在计算数量和有效性上得到了大幅度的提高。

（3）重复记录识别

为了从数据集中检测并消除重复记录，首先要解决的问题是如何判断两条记录是否重复[33]。这就需要比较记录的各对应字段，计算其相似度，根据字段的权重，进行加权平均后得到记录的相似度。如果两记录相似度超过了某一阈值，则认为两条记录是匹配的，否则，认为是指向不同实体的记录。重复记录识别通过选用合适的算法检测出标识同一个现实实体的重复记录，常用相似重复记录识别算法如表 3-12 所示。

表 3-12　常用相似重复记录识别算法

相似重复记录识别	方法概述	优缺点
字段匹配算法		
基本的字段匹配算法	从目标串第一个字符和模式串的第一个字符开始比较，如果两个字符相同，则继续比较两者后面的字符，否则，将模式串移动到目标串的第二个字符重新开始比较	算法直观，处理速度较快。但不能处理不是前缀的缩写情况，也不能应用有关子字段排序的信息
递归的字段匹配算法	使用不同优先级别的定界符逐层进行分割，最高优先级的作为上层，以此类推，直至子串不能再进行划分	算法简单直观，对数据结构没有要求，而且字符串的缩写或顺序的颠倒对该算法基本没有影响 时间复杂度较高，处理不了有误的字符串，工作效率相对比较低下
Sminth-Waterman 算法	使用动态规划的方法计算两个字符串的相似度，过程中引进空位（gap）和罚值（penalty）	不依赖领域知识，可以识别字符串缩写、字符串拼写错误的情形 不能处理子串顺序颠倒的情况
编辑距离算法	编辑距离由 Levenshtein 于 1965 年提出，故又称 Levenshtein 距离。它通过计算两个字符串间相互转化所需要的最少的插入、删除和替换的数目来衡量两个字符串的相似性	简单易懂而且算法适应性强，但对于较长的字符串，匹配效果不好
聚类算法	聚类算法是一种无监督学习算法，能够辅助相似度的计算，从而很好地应用于相似重复记录的识别中	识别相似重复记录时，因不能确保可能相似重复的记录一定被排在邻近的位置，使聚类不能取得较好的效果

（4）重复记录清除

对于一组检测出的相似重复记录有两种处理的方法。一是清除，即把其中一条数据记录看成是正确的，而其他记录则是含有错误信息的重复记录，予以清除。二是合并，即把每一条检测出的重复记录看成是数据源的一部分，对这些记录进行合并，产生一条具有更完整信息的新记录。目前的重复记录清除算法大多基于"排序/归并"的思想，即先将数据库中的记录进行排序，然后通过对邻近记录进行比较来检测记录是否重复。相似重复记录检测排序的效果及最终归并的结果受排序关键字的影响较大，尤其是当数据库排序关键字对应的字段缺失或者是有错误数据时，部分重复记录无法被正确地检测到，从而影响数据清洗的质量。常用重复记录清除算法如表 3-13 所示。

表 3-13　常用相似重复记录的清除算法

相似重复记录清除算法	方法概述	优缺点
近邻排序算法（SNM 算法）	基本的 SNM 算法主要包括三步：生成关键字、排序、合并	1. 使用简单，滑动窗口判重过程效率较高，运行速度较快 2. 过于依赖排序关键字的生成方式。滑动窗口的大小 W 值较难选择
多趟近邻排序算法（MPN 算法）	独立地执行多趟 SNM 算法，每趟在关键词池中选择不同的关键字和相对较小的滑动窗口来多趟执行 SNM 算法	1. 解决过度依赖关键字选择问题的同时，能够获得较完整的重复值集合，减少重复值数据的遗漏 2. 闭包传递容易引起误识别
优先队列算法（priority queue strategy，PQS）	由 Monge 等提出的领域无关的技术处理相似重复记录的方法	识别精度高而且能够很好地适应数据集规模，缺点就是数据集越大，可能造成优先队列过大、执行时间过长的概率越高
N-Gram 算法	N-Gram 算法是一种用于大量词汇中重复内容识别的语言模型，它遵循的思想是每一条数据的出现都有一定的概率，通过假设数据中所有词的出现都会影响其之后的词，但对已出现的词并没有任何影响，对语言的上下文相关特性建立数学模型，进行重复内容识别	对存在拼写错误的数据表现较好

（5）重复数据清洗质量评价

采用召回率、准确率和误识别率对数据清洗的有效性进行衡量。召回率，也称命中率，定义为正确检测出的重复记录数占被算法识别为重复记录的总数的比率。准确率，是指正确识别出的重复记录数与所有检测出的重复记录数的比值。误识别率指的是被算法错误地识别为重复记录的数量占被算法识别为重复记录总数的比例。召回率和准确率越高、误识别率越低，表明算法结果越可靠。三者计算公式如下所示。

$$召回率 = \frac{正确检测出的重复记录数}{被算法识别为重复记录的总数} \times 100\%$$

$$准确率 = \frac{正确识别出的重复记录数}{所有检测出的重复记录数} \times 100\%$$

$$误识别率 = \frac{错误地识别为重复记录的数}{被算法识别为重复记录的总数} \times 100\%$$

3.5.4　不一致数据清洗

健康医疗大数据具有时效性，表现为数据产生的速度与更新的频率较快，而患者发病、就诊、治疗和转归等在时间上有一个进度，不同检查时间节点产生的患者数据可能存在不一致性。另外，患者往往多次就医，数据会重复记录，这过程中也可能会出现同一信息记录出错的情况。在进行数据清洗时，首先要识别出此类不一致的信息，然后通过复核、逻辑判断、平均值填充对比等方式，予以校正、处理。

3.6　精准医疗领域的数据清洗

精准医疗涉及的健康医疗数据来源于多个医疗卫生业务系统，精准医疗综合服务平台往往需要建立前置库（stage），以便从各业务系统或临床数据中心备份库中采集诊疗数据，对于历史数据，采取批量采集的方式进行；对于实时增量数据，通过增量机制进行增量采集。由于同一个患者在不同临床科室的就诊情况相互影响，在后续某基于大数据分析的精准医疗服务的数据清洗、整合、疾病建模等过程中，可能需要获取患者在其他科室的就诊信息。同时，精准医疗领域大数据分析时数据库的数据入库规则与患者主索引（患者合并）有关。即以患者为主线，如果患者在不同的科室提供的信息有差异，可能造成在业务系统中被视为两个不同的患者，而在精准医疗数据库中需要合并成一个患者，才能确保患者诊疗信息的完整和准确。因此精准医疗综合服务平台前置库需要汇聚医院各科室的诊疗数据，进行一系列的数据清洗与融合，然后才可以进行多源异构数据的整合分析与精准医疗应用。

3.6.1　多源健康医疗大数据集成

根据健康信息平台、公共卫生系统、临床科室或具体疾病特点，构造专科、专病数据仓库，汇聚健康医疗服务过程中产生的所有诊疗数据，包括体检、筛查、诊断、手术、就诊、检查、检验、病理、用药，以及电子病历中的入院记录、手术记录、护理日志、病程记录、出院小结等。不影响现有健康医疗业务系统的使用，独立存储于医院内网的专用服务器上（精准医疗综合服务平台）。

3.6.2　数据清洗

从数据源中抽取的数据不一定完全满足精准医疗大数据分析目的的要求，如数据格式的不一致、数据输入错误、数据不完整等，因此有必要对抽取出的数据进行数据清洗。数据清洗可以在数据仓库技术抽取、转换、加载（ETL）引擎中进行，也可以在数据抽取过程中利用关系数据库的特性同时进行。数据清洗是数据仓库获取满足精准医疗应用所需数据的关键环节，ETL 是对分散在各健康医疗业务系统中的多源异构数据进行抽取、转换、清洗和加载的过程。ETL 是数据清洗、融合和集成的第一步，也是构建数据仓库最重要的技术之一。首先需要制定清洗规则，包括统一统计指标和统计方法、统一统计指标的含义说明、统一统计指标单位、统一统计指标周期、统一标准的临床术语等，如 ICD-10 诊断、ICD-9、CCMD-3 手术，对数据源的有关诊断及手术数据进行清洗转换，并统一转换标准。数据清洗过程如下。

（1）数据分析和业务逻辑理解

对多个数据源进行关联性验证，分析各个健康医疗业务系统中数据字典表及编码体系，分析各系统间通信交互规则标准。对于健康医疗大数据，并不全是有价值的，有些数据并不是精准医疗应用的内容，而另一些数据则是完全错误的干扰项。因此要通过对数据过滤"去噪"，从而抽取出有效、有用的数据。

（2）ETL 数据整合

统一编码、统一字典、确定数据格式（时间、日期、数值、全角、半角），制定上下文取舍和字段取舍规则。以字段映射的方式进行 ETL 过程。在数据清洗过程中贯穿数据校验和数据稽核操作。确保基础资料的统一，包括确定主系统、数据流向和逻辑关系。以 HIS 中患者登记资料为准，对门诊、住院登记、检查检验申请、手术登记、电子病历等系统的基础资料进行整合，实现对冗余数据的处理。以主系统为主，其他系统作为补充，按照数据流向和逻辑关系进行信息整合，确保数据的一致性和完整性。

3.7　精准医疗领域的数据融合

精准医疗服务的开展离不开多源异构健康医疗大数据的支撑，而数据融合是进行大数据集成分析与应用的必要前提。健康医疗数据来源广泛，涉及电子病历系统（EMR）、医院信息系统（HIS）、实验室信息管理系统（LIS）、放射科信息系统（RIS）、医学影像管理系统（PACS）、病理、心电、体检、公共卫生、慢性病和死因监测、医疗保险等，不同医疗信息系统所遵循的标准与协议各不相同，数据类型各异，结构化、半结构化与非结构化数据并存，造成不同医疗信息系统间程度不一的"数据孤岛"现象，严重影响了大数据分析与精准医疗应用。因此，如何针对多源异构数据进行有效融合成为亟待解决的问题。有必要通过数据融合的概念、原理、类型、层次步骤、关键技术及其应用等方面，对多源异构健康医疗数据的融合技术进行初探讨，以进一步促进大数据分析应用与精准医疗服务。

3.7.1　数据融合的概念

数据融合的概念最早出现在美国，1973 年美国首次将数据融合的理念与技术应用于军事领域的多源数据处理，以基于多传感器信息进行自动决策[34]。美国国防部的实验室理事联合会（Joint Directors of Laboratories，JDL）从军事应用的角度对数据融合做出了定义：数据融合是将来自不同传感器的异构数据进行关联与整合，接着进行位置推断与身份识别的一组技术。利用此类技术可对战场情况、威胁水平、重要程度等做出及时准确的评估[35, 36]。近年来，随着应用场景的更趋广泛，数据融合的定义也得到了丰富。现代数据融合技术是为了能够做到及时完整与精准正确的状态判定、身份识别、态势评估等，针对多源异构数据进行检测、抽取、预处理、关联、估计和整合等一系列操作的一种多层次多角度数据处理手段[34]。

不同的数据融合技术的操作流程各异。对于面向精准医疗应用的健康医疗大数据领域，数据融合就是基于精准医疗具体应用目标，对单一来源不能完整描述研究对象特征的、数据类型与结构各异的多源数据进行一定的预处理与融合，输出一个更为完善、可靠、精准、个体化的描述，为后续大数据集成分析、辅助临床决策与精准医疗服务等提供基础支撑。多源异构数据融合的主要内容及其在大数据集成分析与应用中的位置如图 3-5 所示[34]。

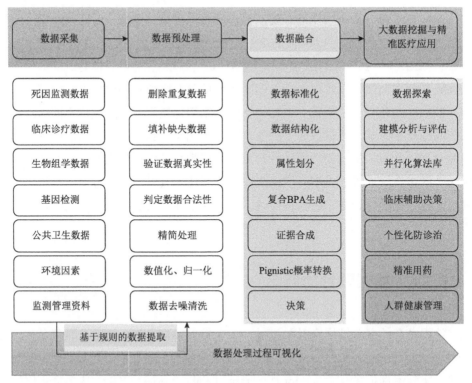

图 3-5　多源异构数据融合的主要内容及其在大数据集成分析与应用中的位置

BPA，basic probability assignment，指基本概率分配，表示证据对命题的信任程度

3.7.2　数据融合的类型

数据融合是针对多源异构信息进行整合，以获得更为丰富、有效的数据特征目标，满足不同用户需求的过程。1986 年，出于军事应用目的，针对数据融合技术，JDL 率先建立了专业术语检索词典和基本系统模型[35]。目前 JDL 数据融合模型已扩展应用到其他领域，成为数据融合方面最常被改进、最被广泛使用的模型。基于数据融合的基本原理，根据对收集数据的抽象和整合输出结果的不同，数据融合按照操作级别及数据抽象的层次，一般分为数据级融合、特征级融合、决策级融合和混合型融合[34, 37]。数据级融合通常比较依赖数据采集器的类型，是对采集的多源异构数据进行最底层的简单融合[38]。特征级融合是将采集的多源异构数据进行特性抽取，然后整合抽取的特征变量，以更好、更准确地反映目标事物的属性，属于较为高级的数据融合[37, 38]。决策级融合是根据实际应用（精准医疗服

务）的具体需求进行最高级的融合与决策。随着多源异构数据的融合愈发复杂和机器学习模型的更趋灵活多样，混合融合的概念被提出。混合型融合是从系统整体的角度出发，兼顾各个数据融合层次之间的互联和反馈，基于深度学习对数据级融合、特征级融合与决策级融合进行综合，以提高数据融合系统的效率与性能[37, 39]。混合融合架构综合考虑了各个层次的信息融合处理结果，可避免单一层次数据融合的信息不确定、信息不完整、信息易丢失等缺陷，有效改善了数据融合系统的鲁棒性和灵活性[34, 37]。

3.7.3　面向精准医疗的数据融合

根据数据融合的概念和处理数据的类型，结合精准医疗领域健康医疗大数据的特点，以下在充分借鉴现有数据融合技术的基础上，从数据融合的原理、层次步骤、关键技术等方面，对面向精准医疗的多源异构数据融合技术进行探讨。

（1）数据融合的原理

面向精准医疗的数据融合本质上是对多源异构健康医疗大数据的协同处理，以减少冗余、综合信息、互补不足等，达到捕捉完整信息、高效协同挖掘数据的目的，最终促进大数据集成分析和精准医疗应用。数据融合技术目前已成为医疗大数据处理、疾病特征识别、健康风险评估和医疗人工智能等领域的研究热点。数据融合的一般思路如下：首先对采集的多源异构目标数据进行检测与配准，抽取特征信息，接着对识别的特征进行选择或转换处理，然后关联或合并目标特征，融合成具有多模态特征的目标[34, 40, 41]。参考凌云[38]的报道，本研究将面向精准医疗的数据融合原理概括如下。

1）收集和检测目标数据：根据精准医疗服务的具体数据需求，针对性采集不同来源的健康医疗数据，并对采集的数据进行初步检测与评估，辅助制定数据融合的相关步骤与内容。

2）特征抽取：选择最能代表和描述采集数据目标特征的变量，进行特征指标数据的抽取。

3）模式识别与处理：通过对特征变量的识别和转换处理，整合成关于目标的说明数据集。

4）关联：将关于目标说明的数据按照同类、同质的要求进行聚类、分组。

5）合成：采用融合算法对具体的目标进行整合，确保目标能够达到解释与描述的一致性，以适应不同精准医疗服务用户的需求。

（2）数据融合的层次步骤

如图 3-6 所示，面向精准医疗的数据融合系统由数据源层、计算层、数据层、分析层等数据处理层次架构而成，这也是数据融合的一般步骤流程[42]。数据源层主要向上层模块提供多源异构的健康医疗原始数据。计算层主要是对多源异构数据进行清洗，采用自然语言处理（natural language processing，NLP），进行字段

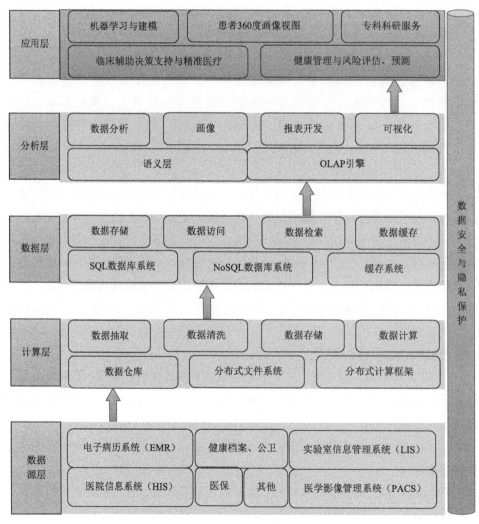

图 3-6　数据融合系统的层次结构与实施步骤

标签分类和映射、数据聚类与标准化处理、多源信息整合与分析等后结构化抽取，并由医学专家对主要医学指标进行标注。数据层涵盖 SQL 数据库系统、NoSQL 数据库系统、缓存系统等，用于实现关系/非关系型数据库的存储、访问与搜索，而缓存系统可以用来进行基于缓存的数据计算[42]。分析层包括在线分析处理（on-line analysis processing，OLAP）引擎和语义层，OLAP 引擎可对健康医疗大数据进行联机分析处理，而语义层可进行报表的开发与可视化，实现数据分析与患者画像的功能[40,42]。应用层基于对健康医疗大数据的融合与分析，支撑精准诊断、精准治疗、个体化用药、精准健康管理与风险评估等精准医疗服务。在整个数据融合处理过程中，数据安全与患者隐私保护贯穿始终。

针对健康医疗大数据的数据融合在各个系统层次均可进行。首先，在计算层通过分布式数据库技术对数据源层的多源异构数据进行最底层的融合与初步筛选；然后，在数据层通过路由协议减少特征数据的传输量，进行特征级的数据融合；最后，在分析层进行决策级融合，减少介质访问控制（medium access control，MAC）链路的负荷，同时保障数据的完整性[34,38,43,44]。健康医疗数据融合的目的是为大数据集成分析与精准医疗应用做准备，宜基于精准医疗服务目标进行数据的针对性抽取、预处理及融合。

（3）数据融合的关键技术

1）数据预处理：健康医疗大数据来源离散而广泛，分布于不同的数据产生环境，数据量浩大，数据成分和类型复杂，包含结构化、半结构化和非结构化数据，并且数据质量参差不齐[42,45]。这些问题可造成后期数据分析处理的成本增高、决策不准等，给数据融合处理带来了不小的挑战，也使数据融合之前的数据预处理成为必然。精准医疗领域大数据融合前的预处理主要包括对数据源层数据的解析、抽取、转换、清洗、规约等操作，目的是利用多源异构数据融合技术对源数据进行相关性分析和归一化处理，完成数据融合之前的必要处理与数据质量保障[46,47]。然后根据精准医疗具体应用目标，将数据按标准化、结构化的格式抽取出来，进行一系列的转化、集成，最后装载入面向精准医疗的专题、专病数据仓库。抽取是将多源异构数据转化为标准、结构化的构型后再进行抽取，以便于后续的快速分析处理[43,47,48]。数据清洗是一种"去噪"的过程，用以过滤无价值的干扰数据内容，聚焦有效、有用的信息。另外，如表 3-14 所示，针对不同数据类型，需要采用不同的处理方式对健康医疗大数据进行融合前的预处理。

表 3-14　不同类型数据的处理

处理方法	数据类型		
	临床数据、心电数据	影像数据	组学数据
Hadoop+ MPP 集群	Hadoop：数据整合、清洗、治理、转结构化 MPP：应用数据集市，交互式数据分析	影像数据保存在 Hbase 集群,海量影像数据集中存储后的快速调阅 深度学习集群抽取出的影像特征和临床数据，在 Hadoop 集群进行整合	1. 基于 Spark 并行计算框架的处理加速 2. 通过工作流整合基因分析全流程（Spark 并行+HPC 胖节点计算），因为不是所有分析步骤都能进行并行处理 3. 将抽取出的基因变异等信息和临床数据整合研究，构建临床与组学数据统一的数据仓库，生成疾病表型-基因数据队列
深度学习集群	半结构化文本数据转结构化	影像数据分析 数据保存在 NAS 集群（或 HBase 集群） 基于深度学习集群进行分析	N/A
HPC 集群	N/A	N/A	初期：HPC 集群为主，HPC 集群安装及开源分析软件部署后即可快速开展工作，组学数据保存在 NAS 中，后续通过工作流整合基因分析全流程（Spark 并行+HPC 胖节点计算）

2）数据融合的方法技术：如表 3-15 所示，数据融合技术包括统计、信号处理与估计理论等传统的方法，以及人工智能、信息论等新兴技术[34]。统计方法应用较多的是贝叶斯推理，它经常被用于多源异构数据的融合，其原理是基于概率论原则对数据采集器信息进行组合,并将相应的不确定性以概率的形式予以呈现，然后估算在多源异构数据前提条件下，某一特定假设为真的后验概率[34, 49]。较为常用的信号处理与估计理论方法是卡尔曼（Kalman）滤波法。Kalman 滤波法首先对数据采集器节点收集的同质化信息进行分批，然后利用一系列加权公式予以处理，使计算出的融合信息更具真实性，还可减少数据融合过程中的信息传输量，从而延长整个数据融合系统的使用周期[38, 50]。但是，传统的多源异构数据融合多是基于机构本身的数据中心进行整合，即先对采集自不同产生环境的源数据进行集中管理，然后提供无差别的数据服务[51]。此类方法聚焦于数据，未能很好地兼顾不同用户的特定需求。随着海量健康医疗数据的快速增长，传统的数据融合方法还面临着存储代价大、融合成本高等局限性，已无法满足基于大数据集成分析的精准医疗各类应用[46, 51]。

表 3-15   数据融合的关键技术方法

传统方法	新兴技术
统计方法	人工智能方法
支持向量机理论	神经网络
贝叶斯推理	逻辑模糊法
传统推理法	遗传算法
信号处理与估计理论方法	信息论方法
加权平均法	支持向量机
最小二乘法	贝叶斯推理
Kalman 滤波法	传统推理法

近年来，随着人工智能在健康医疗领域的快速发展，其在健康医疗大数据融合方面的应用渐趋热门。人工智能数据融合方法主要有神经网络、逻辑模糊理论、遗传算法等。神经网络方法可以模拟复杂的非线性映射，且具有适应性强、运算速度快、联想性能高、自主学习和容错能力好等优点，已经能够有效适应多源异构健康医疗数据的融合处理要求[34, 52]。通过自主学习能力，神经网络技术可以根据源数据之间的相似、相关性进行一定数据处理规则和融合算法的制定，还可获得不确定推理机制[34, 43, 53]。这些均提示神经网络方法在健康医疗大数据融合领域的良好应用前景。

3.7.4   数据融合技术的应用

随着大数据分析的蓬勃发展与广泛应用，作为大数据分析应用"必由之径"的数据融合技术，近年来愈发受到重视。姜建华等[54]在三角模糊数的多源异构数据统一量化表示方法基础上设计了一种数据融合算法，可以支持多用户决策，有效解决多源异构数据的异构性、模糊性等问题，保证了多用户决策结果的可靠程度。针对国内临床诊疗信息与组学数据的各自运维、离散分布、信息"孤岛"严重、缺乏整合协作等问题，高东平等[43]设计了一种支持分布式采集、存储、索引和利用多中心临床诊疗与生物样本信息的协作网络系统，解决了融合多源异构临床诊疗信息、生物组学数据的困难，为大数据集成分析与精准医疗各类应用奠定了基础。结合深度学习模型和影像数据深度融合学习模型，针对多源异构影像数据的融合问题，惠国保[37]构建了一种泛化性强的深度学习模型，将深度特征学习技术运用到多源异构影像数据的抽取、融合和挖掘中。为提高数据的丰富度、准确性、置信度和可靠性，贺雅琪[34]提出了一种基于 D-S 证据理论（Dempster-Shafer theory）的加权模糊调节型的数据融合框架，通过实际应用显示出较现有模型更好的应用效果。但是，目前很少有研究对大数据融合技术在精准医疗领域的应用进行探索，随着多源异构健康医疗大数据在精准医疗中的深入应用，面向精准医疗具体服务的数据融合成为亟须推进的研究命题。

精准医疗已成为辅助临床决策、个性化精准治疗、减少误诊漏诊、节约医疗费用与资源等的重要举措，而健康医疗大数据分析是精准医疗必不可少的支撑要素。大数据集成分析的前提是对多源异构健康医疗数据进行融合。面向精准医疗的数据融合是针对健康医疗数据的一系列数据处理手段，包括统计、信号处理与估计理论等传统的方法，以及人工智能、信息论等新兴技术。通过数据融合，可聚合多方信息源的证据，获得相互协同兼顾、综合互补的推断与决策，有效提高数据的利用效率、可靠性与置信度，减少大数据分析与精准医疗临床辅助决策的不确定性，提升精准医疗服务的质量。

小　　结

本章从数据清洗的内涵和外延着手，介绍了数据质量定义、质量问题分类、数据清洗定义、面向精准医疗的数据清洗研究现状，进一步阐述了数据清洗的原理和数据清洗的相关算法，进而介绍了数据清洗的基本流程和数据清洗内容，其中包括缺失数据清洗、离群数据清洗、相似重复数据清洗等常见清洗算法。本章通过对普适的数据清洗相关知识的系统介绍，为面向精准医疗大数据的数据清洗奠定了理论基础。本章还通过数据融合的原理、步骤、关键技术等方面，对面向精准医疗的多源异构数据融合技术进行了探讨，研究结果对明确大数据融合技术的内涵，提高健康医疗大数据整合、分析、挖掘和应用的效率，提高精准医疗服务的质量等，均具有重要的信息与技术支撑作用。

参 考 文 献

[1] 张芳. 统计数据质量涵义之我见[J]. 统计教育, 2005, (3): 17-18.
[2] 俞荣华. 数据质量和数据清洗关键技术研究[D]. 上海: 复旦大学, 2002.

[3] Rodríguez-Mazahua L, Rodríguez-Enríquez C A, Sánchez-Cervantes J L, et al. A general perspective of big data: applications, tools, challenges and trends[J]. The Journal of Supercomputing, 2016, 72(8): 3073-3113.

[4] 方幼林, 杨冬青, 唐世渭, 等. 数据仓库中数据质量控制研究[J]. 计算机工程与应用, 2003, 39(13): 1-4.

[5] Welch G, von Recklinghausen F, Taenzer A, et al. Data cleaning in the evaluation of a multi-site intervention project[J]. EGEMS, 2017, 5(3): 4.

[6] Mathew C, Güntsch A, Obst M, et al. A semi-automated workflow for biodiversity data retrieval, cleaning, and quality control[J]. Biodivers Data Journal, 2014, 2(2): e4221.

[7] Randall S M, Ferrante A M, Boyd J H, et al. The effect of data cleaning on record linkage quality[J]. BMC Medical Informatics and Decision Making, 2013, 13(1): 64.

[8] 余芳东. 外国统计数据质量的涵义、管理以及对我国的启示[J]. 统计研究, 2002, 8(2): 26-29.

[9] Bitton D, Dewitt D J. Duplicate record elimination in large data files[J]. ACM Transactions on Database Systems, 1983, 8(2): 255-265.

[10] Ou Y E, Zhang J. Survey of Chinese data cleaning[J]. Computer Engineering & Applications, 2012, 48(14): 121-129.

[11] 叶鸥, 张璟, 李军怀. 中文数据清洗研究综述[J]. 计算机工程与应用, 2012, 48(14): 121-129.

[12] 杨梦洁, 杨宇辉, 郭宇航, 等. 大数据时代下精准医疗的发展现状研究[J]. 中国数字医学, 2017, 12(9): 27-29.

[13] 杨秀丽. 大数据背景下的精准医疗[J]. 安徽科技, 2016, 6: 55-56.

[14] 石乐明, 郑媛婷, 苏振强, 等. 大数据与精准医学[M]. 上海: 上海交通大学出版社, 2017.

[15] 范美玉. 基于大数据的精准医疗服务模式研究[D]. 武汉: 华中科技大学, 2016.

[16] 赵一凡, 卞良, 丛昕. 数据清洗方法研究综述[J]. 软件导刊, 2017, 16(12): 222-224.

[17] Tian Y, Hankins R A, Patel J M. Efficient aggregation for graph summarization[C]// Proceedings of the ACM SIGMOD International Conference on Management of Data, SIGMOD 2008, Vancouver, BC, Canada, 2008.

[18] 周爱武, 于亚飞. K-means 聚类算法的研究[J]. 计算机技术与发展, 2011, 21(2): 62-65.

[19] 邹倩颖. 基于 Hadoop 平台的 Canopy 算法研究及应用[J]. 福建电脑, 2016, 32(1): 116-117.

[20] 霍可栋. 基于 Hadoop 平台下的 Canopy-Kmeans 算法实现[J]. 科技展望, 2015, 25(33): 12.

[21] 张宁, 贾自艳, 史忠植. 使用 KNN 算法的文本分类[J]. 计算机工程, 2005, 31(8): 171-172, 185.

[22] 郭文龙. 基于 SNM 算法的大数据量中文地址清洗方法[J]. 计算机工程与应用, 2014, 50(5): 108-111.

[23] 杨源杰, 黄道. 人工神经网络算法研究及应用[J]. 华东理工大学学报(自然科学版), 2002, 28(5): 115-118.

[24] 汤茂斌, 谢渝平, 李就好. 基于神经网络算法的字符识别方法研究[J]. 微电子学与计算机, 2009, 26(8): 91-93, 97.

[25] 邓桂骞, 赵跃龙, 刘霖, 等. 一种优化的贝叶斯分类算法[J]. 计算机测量与控制, 2012, 20(1): 199-201.

[26] Liu P, Zhao H H, Teng J Y, et al. Parallel naive Bayes algorithm for large-scale Chinese text classification based on spark[J]. Journal of Central South University, 2019, 26(1): 1-12.

[27] 胡红晓, 谢佳, 韩冰. 缺失值处理方法比较研究[J]. 商场现代化, 2007, (15): 352-353.

[28] 帅平, 李晓松, 周晓华, 等. 缺失数据统计处理方法的研究进展[J]. 中国卫生统计, 2013, 30(1): 135-139.

[29] 任燕. 基于 MapReduce 与距离的离群数据并行挖掘算法[J]. 计算机系统应用, 2018, 27(2): 151-156.

[30] 王闪, 谭良. Web 大数据环境下的相似重复数据清理[J]. 计算机工程与设计, 2017, 38(3): 646-651.

[31] 叶焕倬, 吴迪. 相似重复记录清理方法研究综述[J]. 现代图书情报技术, 2010, 26(9): 56-66.

[32] 鲁均云. 重复和不完整数据的清理方法研究及应用[D]. 镇江: 江苏大学, 2009.

[33] 陈伟. 数据清理关键技术及其软件平台的研究与应用[D]. 南京: 南京航空航天大学, 2005.

[34] 贺雅琪. 多源异构数据融合关键技术研究及其应用[D]. 成都: 电子科技大学, 2018.

[35] Steinberg A N, Bowman C L, White F E. Revisions to the JDL data fusion model[J]. Proceedings of SPIE - The International Society for Optical Engineering, 1999, 3719: 430-441.

[36] Llinas J, Antony R T. Blackboard concepts for data fusion applications[J]. International Journal of Pattern Recognition & Artificial Intelligence, 1993, 7(2): 285-308.

[37] 惠国保. 一种基于深度学习的多源异构数据融合方法[J]. 现代导航, 2017, 8(3): 218-223.

[38] 凌云. 基于物联网的异构传感数据融合方法研究[J]. 计算机仿真, 2011, 28(11): 138-140.

[39] 许海云, 岳增慧. 科学计量中多源数据融合方法研究述评[J]. 情报学报, 2018, 37(3): 318-328.

[40] 李勇明, 肖洁, 王品, 等. 基于多模态深度迁移学习机制的多源异构数据融合系统: CN108734208A[P]. 2018-11-02.

[41] 陈敏, 刘宁. 医疗健康大数据发展现状研究[J]. 中国医院管理, 2017, 37(2): 46-48.

[42] 彭向晖, 黄文强, 卢春, 等. 多源异构数据融合系统及方法: CN108021670A[P]. 2018-05-11.

[43] 高东平, 王士泉, 戴阿咪. 融合临床与组学数据的重大疾病生命组学协作网络平台建设初探[J]. 中国数字医学, 2017, 12(8): 38-41, 84.

[44] Lu G, Krishnamachari B, Raghavendra C S. An adaptive energy-efficient and low-latency MAC for data gathering in wireless sensor networks[J]. Wireless Communications & Mobile Computing, 2010, 7(7): 863-875.

[45] 陈敏, 刘宁. 健康医疗大数据发展现状研究[J]. 医学信息学杂志, 2017, 38(7): 2-6.

[46] 秦爱民. 基于多源异构数据融合、机器学习及客服机器人的智能运维分析系统: CN109343995A[P]. 2019-02-15.

[47] 程运平. 医院数据分析与挖掘的研究与实现[D]. 西安: 西安电子科技大学, 2015.

[48] Kimball R, Caserta J. The Data Warehouse ETL Toolkit: Practical Techniques for Extracting, Cleaning, Conforming and Delivering Data[M]. Washington DC: WILEY, 2004.

[49] 赵汉青, 王志国. 论中医药多源异构大数据融合方法研究的意义[J]. 中医学, 2018, 7(5): 282-285.

[50] Evensen G. The ensemble Kalman filter: theoretical formulation and practical implementation[J].

Ocean Dynamics, 2003, 53(4): 343-367.

[51] 黄鑫, 张卓, 黄伟, 等. 一种多源异构数据的融合方法及装置: CN107545046A[P]. 2018-01-05.

[52] Benke K, Benke G. Artificial intelligence and big data in public health[J]. International Journal of Environmental Research and Public Health, 2018, 15(12): 2796.

[53] 字云飞, 李业丽, 孙华艳. 基于深度神经网络的个性化推荐系统研究[J]. 电子技术应用, 2019, 45(1): 20-24, 28.

[54] 姜建华, 洪年松, 张广云. 一种多源异构数据融合方法及其应用研究[J]. 电子设计工程, 2016, 24(12): 33-36.

4 面向精准医疗的大数据分析技术

随着信息技术和大数据处理技术的快速发展，基于大数据的科研、产业、医疗保健应用等已广泛成为多数国家进行前沿科技布局与国家战略规划的重中之重。2012年，美国率先提出了"大数据研究与开发计划（Big Data Research and Development Initiative）"，并于2013年宣布投入2亿美元推动大数据及其相关产业的发展，已然将"大数据战略"上升至国家战略层面。2013年，美国国立卫生研究院宣布启动"大数据向知识转化（Big Data to Knowledge，BD2K）计划"，重点研究医疗大数据分析、共享和管理等领域核心技术，构建面向未来医疗大数据处理、应用和服务的整体解决方案[1]。2014年，英国医学研究理事会宣布了"医学生物信息学计划（Medical Bioinformatics Initiative）"，预计投入5000万英镑，通过整合利用健康医疗大数据解决当前医学领域的关键疾病防诊治难题。2015年，我国高技术研究发展计划（863计划）聚焦生物大数据开发与利用关键技术研发，力求在我国生物医学大数据领域形成关键技术的突破，为精准医疗服务奠定技术支撑[2]。2016年，我国科学技术部启动"云计算和大数据重点专项"，围绕云计算和大数据基础设施、基于云模式和数据驱动的新型软件、大数据分析应用与类人智能、云端融合的感知认知与人机交互4个技术方向，部署了31项研究任务，以提升资源汇聚、数据收集、存储管理、分析挖掘、安全保障、按需服务等能力，促进我国云计算和大数据技术的研究与应用达到国际领先水平，加快建成信息强国。

　　我国于 2015 年 3 月成立精准医学战略专家组，负责论证、规划精准医学计划的启动实施方案。2016 年 3 月，科学技术部正式启动"精准医学研究"重点专项，并于 2016～2018 年陆续发布每批次专项申请的项目指南。"精准医学研究"重点专项主要涉及新一代临床用生命组学技术研发，大规模人群队列研究，精准医学大数据的资源整合、存储、利用与共享平台建设，疾病防诊治方案的精准化研究，精准医学集成应用示范体系建设 5 个主要任务。在至今 5 年的立项过程中，精准医学大数据处理和利用的标准化技术体系建设、精准医学大数据管理和共享技术平台建设、重大疾病临床样本生命组学数据库构建、生命组学数据质量控制体系与标准的研发、精准医学大数据的有效挖掘与关键信息技术研发等健康医疗大数据相关处理技术，均占据重要内容。可见，面向精准医疗的大数据分析是进行精准医疗各类服务不可跨越的必由之路，值得对其开展更为深入、广泛的研究。本章主要从精准医疗领域健康医疗大数据分析的必要性、主要内容、处理流程和具体方法技术等层面，对面向精准医疗的大数据分析技术进行研究。

4.1　健康医疗大数据分析的必要性

4.1.1　多源多维健康医疗数据需要整合

　　健康医疗大数据只有进行有效整合，才能更好地挖掘其所蕴含的信息，产生更大的医疗应用价值。健康医疗大数据来源广泛，涉及跨机构、跨区域、跨行业的医疗机构诊疗数据、公共卫生与疾病监测数据、自我健康管理数据、生物信息数据、相关行业数据等，成分复杂，结构各异，结构化、半结构化和非结构化数据并存，信息"孤岛"现象普遍存在，信息标准或数据传输协议各不统一，给数据整合及进一步深入挖掘应用造成不小的困难（图 4-1）[3, 4]。精准医疗涵盖传统的基础、临床和预防等学科内容与信息资源，各类业务的开展需要基于对多源、多维度大数据的整合利用，这是对精准医疗发展的基础支撑。例如，基于对多维度健康医疗信息的深入挖掘，整合患者的就诊、用药、基因组学、生活习惯等个体因素，利用大数据挖掘技术可实现疾病分类分型、异常值监测和相对确切的临床诊断[5]。而通过便携式可穿戴医疗设备收集个人健康数据，与患者的体征、诊疗、行为等数据进行整合分析，预测患者的疾病易感性、药物敏感性、病变靶点等，进而帮助医生针对具体患者情况，及时采取干预措施或提出诊疗建议，实现对个体疾病的早期发现、早期治疗、个体化用药和个性化健康管理等[6, 7]。

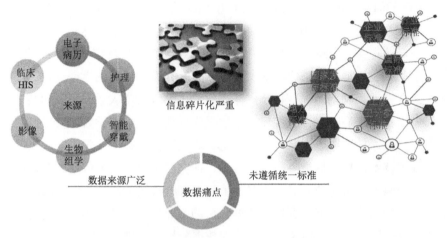

图 4-1　健康医疗大数据的特点与问题

4.1.2　海量信息需要分析与挖掘

随着信息网络技术、生物信息技术和计算机科学的迅猛发展，来自医药卫生、基因组学、卫生管理、医疗保险、监管监测等领域的健康医疗数据日新月异、井喷式积累，人类真正步入大数据时代。2016 年的一项研究报告显示，在过去 3 年产生的数据量比以往数万年的还多，全球 90% 的数据是在过去 2 年内积累的[4]。面对海量的健康医疗大数据，亟须对隐藏于其中的有价值信息进行整合与挖掘，以充分利用大数据中所蕴含的丰富信息提升健康医疗服务，指导临床诊疗、精准医疗的活动开展。例如，通过对临床诊疗、电子病历、医药器材消耗等数据的深入分析与挖掘，并通过多个维度对其进行可视化展示，可实现对医疗卫生机构海量健康医疗信息的知识化转换和智能化应用，构建临床辅助决策支持系统，推动精准诊疗、个体化用药、精准健康管理等，提高医疗机构运营、管理和服务的效率与质量[8]。

4.1.3　精准医疗各类应用需要大数据信息的支撑

我国是健康医疗数据产生大国，积累的数据量仅次于美国。随着精准医疗的兴起发展和深入应用，作为数据驱动的新型个体化医疗模式，精准医疗对大数据分析与挖掘的需求与依赖不言而喻。如图 1-3 所示，对于精准医疗应用链，上游是临床诊疗、基因组学、人群队列、环境因素、医保、公共卫生等多源异构数据，需要统一标准的规范化数据采集、存储和管理技术；而下游是精准诊断、精准治疗、个体化用药、精准健康管理等精准医疗各类应用，需要对上述健康医疗大数据进行清洗、整合与挖掘分析，以定位病变组织靶点、敏感性生物标志物和药物效用靶标，面向临床医护人员提供辅助诊断决策支持、靶向治疗、个体化用药指导、精细化健康管理等支持信息[1, 2, 9]。以 IBM（国际商业机器公司）的沃森机器人医生为例，它拥有顶尖的计算能力、丰富的知识库和高效率的自然语言处理能力，能够每秒处理 500GB 的健康医疗数据，基于对患者的临床、检验、病理和基因检测等信息的挖掘分析，可为临床医生提供最合理的规范化临床诊疗路径、为患者量身定制治疗方案和个体化的用药建议，从而提高临床工作者的诊疗质量及服务效率，同时降低医疗事故、不良反应、药物毒副作用等负面事件发生的概率[10, 11]。

4.2 精准医疗领域健康医疗大数据分析的内容

健康医疗大数据分析工作计算量庞大，需要研发更加高效的数据挖掘算法，同时对数据存储架构、运算服务器等都提出了更高的要求，传统的数据分析手段已越来越无法完成大规模医疗数据的运算与分析[12]。因此，能提高数据的处理速度，并使系统具备高扩展性、时效性和可用性等优势的分布式并行数据处理技术逐渐成为大数据分析的发展趋势。目前，高效分布式并行处理大规模结构化与非结构化健康医疗数据的模式有 3 种：离线批处理计算框架、流式实时处理计算框架和内存计算框架[13]。Google 提出的云计算核心计算模式 MapReduce 是离线批处理模式的典型代表，它采用"先分后合"的方式，将传统的查询、分解及数据分析等进行分布式并行处理，即首先对要处理的海量数据进行自动分割，然后通过映射（Map）函数将分割的数据映射成不同区块，作为待处理的任务分配到不同的处理节点（计算机机群）进行分布式运算处理，最后再通过化简（Reduce）函数汇总各分析结果，达到对海量数据的并行计算处理[3, 12, 14]。其优点是对数据的一致性要求不高，具有高扩展性和高可用性，适用于大规模结构化、半结构化及非结构化数据的混合处理。其他类似的离线批处理工具有 Hive、Pig 等。离线批处理的 MapReduce 模式时延较大，不适合在线流式处理、机器实时迭代学习等计算任务。因此，以 MapReduce 为基础，Yahoo 公司和 Twitter 分别研发出针对流式实时数据处理的架构：S4 系统和 Storm 系统[12]。它们能提供高性能的实时分析、不停顿计算、在线机器学习等多个应用支持。Spark 启用了内存分布数据集，其是一种具有快速和灵活迭代计算能力的分布式内存计算系统，能够满足在小数据集上处理复杂迭代的数据处理场景下的计算需求[15, 16]。

4.2.1　健康医疗大数据的整合

有效的数据整合是大数据分析应用的前提。健康医疗大数据主要涉及各类监测设备和现场调查产生的多模态个体体征和人群健康数据；医疗大数据则包括分散存储在医院信息系统（Hospital Information System，HIS）、电子病历（Electronic Medical Record，EMR）、影像归档和通信系统（Picture Archiving and Communication System，PACS）、实验室（检验科）信息系统（Laboratory Information System，LIS）、放射学信息系统（Radiology Information System，RIS）、护理日志等医疗信息化系统中的诊疗数据，以及其他公共卫生数据，格式上涵盖文本、数据集、图像、视频和声音等[17-19]。可见，健康医疗大数据来源多样、结构复杂、标准不一，"信息孤岛"和"数据壁垒"现象普遍存在[3, 20]。因此，在数据集成过程中，存储在大量关系型、NoSQL 型数据库和文件中的健康医疗数据需进行清洗和转换，以消除相似、重复或不一致的数据，并抽取元数据信息，实现多源异构健康医疗大数据的统一整合。建立统一的综合服务云平台，在数据的实时性和可靠性要求下，通过以分布式架构为基础的高速数据抽取、转换和装载（ETL）技术，对健康医疗大数据进行整合是未来的发展趋势[12, 15, 19]。基于 Hadoop 的 HDFS 具有强大的可扩展性，支持 PB 级数据存储，可实现对大规模数据的统一整合。另外，数据仓库技术将多源异构数据、源文件等抽取到临时中间层，接着进行清洗、转换和集成等处理，并加载到数据仓库或数据集市中，从而为大数据的联机分析和深入挖掘奠定基础[12, 14]。

针对健康医疗大数据的整合，主要通过调用主数据管理系统相关服务及 ETL 工具进行批量一次性处理；针对增量数据的清洗与整合是基于预设的规则，通过定制化的数据治理工具进行自动处理。首先是整合过程的标准化，即统一编码、统一字典、数据格式（时间、日期、数值、全角、半角）确定等；其次，处理数据重复、数据属性值不对、数据不一致等情况，以及规范标准化的制定；然后，处理数据源的冗余性，按照数据流向和逻辑关系进行整合，确保数据的一致性和完整性；最后，整合异构异质的数据源，统一科室、病区、诊疗项目等关键业务的编码，充分考虑数据源格式的多样性，如数据库文件格式、文本文件格式、XML、JSON 格式文件等，标准化、整合结构化数据和非结构化数据[1, 5, 21, 22]。

4.2.2　健康医疗大数据的分析方法

　　数据分析是健康医疗大数据处理流程的核心，用于发现数据的价值所在。通过收集、存储、清洗和整合的多源异构数据，根据不同的精准医疗应用需求，选择部分或全部数据进行集成分析，达到基于大数据分析的精准诊断、精准治疗、个体化用药、精准健康管理等医疗服务。常规的数据分析技术涉及统计分析、数据挖掘、机器学习、自然语言处理、文本分析、图像语音识别，以及用于结果解释与展示的可视化技术等（表 4-1）。

表 4-1　常见的大数据分析方法

数据分析方法	方法描述
统计分析	统计分析是基于数学领域的统计学原理，对数据进行收集、组织、分析和解释的科学。统计方法主要用于对变量间可能出现的定性或定量关系进行分析处理，可细分如下：统计检验、探索性分析（主元分析法、相关分析法）、判别分析（Fisher 判别、贝叶斯判别、非参数判别等）、聚类分析（动态聚类、系统聚类）、时间序列分析、回归分析（多元回归、自回归）等[23]
数据挖掘	数据挖掘是指从大量的、随机的、有噪声的、不完全的、模糊的数据中抽取隐含其中的、过去未知的、有价值的潜在信息的过程，是统计学、数据库管理和人工智能技术的综合运用[12] （1）通过数据挖掘可进行相关关系或依赖模型发现、归纳演绎或聚类分析、分类或预测模型发现、序列模式发现、关联规则发现、异常或潜在趋势发现等[23] （2）主要数据挖掘方法：机器学习、神经网络和数据库方法，具体包括偏差检测、序列分析、回归分析、关联规则学习、聚类或分类分析，以及预测分析等[13, 23] （3）常用的数据挖掘工具有 IBM SPSS、Python、Oracle Darwin、SGI MineSet，以及开源的 Weka 等，主要通过生物信息学的角度，提供从数据分析到可视化的解决方案[12]
机器学习	属于人工智能领域的方法，分为监督学习、无监督学习、半监督学习、强化学习和深度学习等。在大数据分析中主要用于搜索、迭代优化和图计算。常用的技术包括贝叶斯网络、神经网络、决策树、支持向量机、聚类、序列分析、回归拟合、迁移学习、隐马尔可夫模型和概率图模型等[15, 23]
自然语言处理	属于人工智能领域的方法，即基于语言学和计算机科学，利用计算机算法对人类自然语言进行分析。关键技术涉及词法分析、句法分析、语义分析、语音识别、文本生成等，多是基于机器学习的方法。主要应用包括语义分析、情感分析、舆情分析、文本分类、机器翻译、问答系统、信息检索和过滤等[3, 23]

数据分析方法	方法描述
文本分析	又称为文本挖掘，是从无结构的文本中抽取有用信息或知识的过程，建立在文本表达和自然语言处理的基础上，涉及信息检索、数学统计、数据挖掘、机器学习和计算机语言等
图像、语音识别	通过计算机和现代通信技术，实现对图像、语音等特殊形式数据的编解码、匹配，实现不同信息的识别或分类。图像识别主要通过图像识别软件实现，而语音则主要通过音色、音调和频率等因素进行区分、匹配
可视化技术	对数据分析结果进行解释与展示的方法是一种人机交互过程，主要通过视觉和图形化的方式完成对数据分析结果的可视化，追溯、演绎数据分析过程，用形象直接的方式向用户展示结果，比文字更易接受和理解[12, 18, 24]。常见的可视化技术有历史流、标签云、空间信息流等

4.2.3 临床诊疗大数据分析

临床诊疗数据主要来源于临床实践、临床研究和临床试验等过程，涉及 EMR（医嘱、病程记录、护理日志、手术记录等）、PACS、LIS（临床检查、检验结果）、RIS 等信息系统的数据，以及用药、随访、体检等信息，每时每刻产生的电子化数据可达 PB 级，成为真正意义上的临床诊疗大数据。我国自 20 世纪 90 年代初就着力推动以电子健康档案、电子病历、公共服务信息平台等为主要内容的区域卫生信息化建设。目前，全国卫生信息化建设成果显著，使得 HIS 在各医疗机构成熟应用，这为有效整合上述临床诊疗大数据资源，以及使其能够被更多临床医护人员利用并辅助临床决策支持提供了前提基础（图 4-2）。

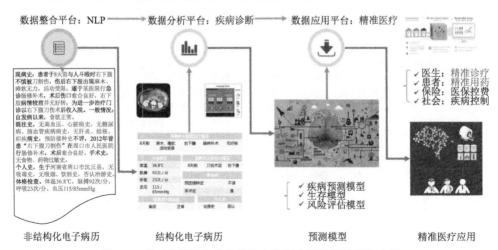

图 4-2　基于自然语言技术的临床电子病例数据处理与应用

通过面向疾病的数据建模方式构建基于健康医疗大数据的科研与应用平台，自动整合庞大繁杂的病例数据并建立专科专病数据仓库，在此基础上构建面向临床科研与实践的高级应用功能，包括科研应用功能、临床数据采集功能、科研数据分析功能三大部分。包括队列人群检索、基础服务功能、Timeline 时间轴功能、相似病例检索功能、数据预处理功能、探索分析功能、监测随访功能、表单设计器功能、特征导出和探索分析等功能。据此，打造"医学信息系统集成即服务"和"临床数据中心即服务"相结合的临床诊疗大数据分析与应用系统，开展智能分析诊疗方案、自动判断治疗用药方案安全、预测疗效、预测病情进展等辅助临床决策，以提高疾病诊断的准确性、治疗方案的合理性、抢救患者的时效性，减少诊疗不良事件和用药不良反应，促进患者早日康复[15, 25]。例如，通过利用自然语言处理(natural language processing, NLP）技术将非结构化电子病历转化为可分析的结构化电子病历，可为临床医疗大数据分析奠定基础，从而推动疾病精准诊断、个体化用药等临床医疗服务的开展（图 4-2）。

4.2.4 组学大数据分析

组学大数据的分析挖掘与应用是开展各类精准医疗应用的核心所在。随着新一代测序技术的发展与应用，基因组学、转录组学、蛋白质组学和代谢组学等组学研究与应用得以广泛开展，产生和积累了数量可观的组学大数据。依托重点医疗机构，开展肿瘤、心脑血管病、呼吸系统疾病、代谢系统疾病等慢性病遗传基因、易感基因和环境诱变基因等靶标基因位点的分析及基因检测业务，建立检测技术标准与实施操作规范，提升精准医疗技术服务和创新转化能力。加强高通量二代测序平台建设，依托医疗机构临床科室，拓展心脑血管、肿瘤、器官移植等患者个体化靶向基因检测业务，完善平台建设，扩宽检测范围，开展分子分型、精准化医疗服务。加强与国内外技术先进的基因中心（公司）的合作，开展基因检测项目的联合攻关。

通过对生物样本制备、数据采集和数据分析等过程的规范化质量控制和标准化流程管理，可有效提高组学大数据的可重复性、可靠性、可用性和标准化，进而拓展以高通量组学分析技术为基础的组学大数据分析与应用[26, 27]。目前，面向组学大数据的分析与挖掘方法主要包括全基因组关联分析、同种/多种组学数据的整合分析与挖掘、组学大数据的生物功能分析及针对个体的动态组学数据挖掘等，随着精准医疗的深入应用，新的和更为有效的组学大数据分析技术层出不穷，成为推动医疗服务领域创新发展的重要力量[1]。

4.2.5　人群队列数据分析

队列研究又称为前瞻性研究、纵向研究、随访研究，是针对特定范围的人群按是否暴露于某些可疑因素或暴露程度分为不同的亚组，追踪观察两组或多组成员健康结局（如疾病）的发生情况，比较各组之间结局发生率的差异，从而判定暴露因素与该结局之间有无因果关联及其关联程度的一种观察性研究方法。队列研究是国际上公认的研究遗传因素、环境因素、生活习惯等与疾病发生结局之间关系的流行病学研究方法，是现代医疗的一个重要研究手段。针对数万乃至数十万人群、持续数年乃至数十年对疾病进行追踪调查和分析的大型人群队列研究，一方面可以收集目标人群个体从健康到发病、从发病到康复等过程的相关环境因素、生活习惯、临床表征等数据；另一方面也可以在随访过程中进行个体的生物样本采集，建成大型的人群队列样本库，为组学研究、精准医疗提供生物标本，从而揭示病因，发现疾病发生、发展、转归和预后的一般规律，为疾病的精细化预防与控制提供支撑[1, 28, 29]。人群队列数据的常用分析方法包括 χ^2 检验、相对危险度分析、Mantel-Haenszel 分层分析、Logistic 回归和 Cox 比例风险模型等。

4.2.6　可视化

可视化是大数据分析的关键技术，也是数据分析结果的直观呈现方式。数据可视化（data visualization）是一种将抽象信息以贴近人类自然感知的图形的形式予以呈现的技术，通过对数据交互的可视化表达发现数据中隐含的信息，揭示数据中蕴含的规律，它是人机交互、统计学、数据挖掘、计算机图形学、信息科学、数字图像处理等有机结合、综合应用的一门交叉学科[1, 30]。通过对健康医疗大数据分析结果的可视化，用直观形象的方式向用户展示数据分析结果，与传统的文字叙述相比，其更能增加用户对结果的认知、理解和接受。大数据可视化技术是对现有数据可视化与信息可视化的进一步拓展，通过健康医疗大数据自动分析挖掘方法，利用能够实现大数据可视化的用户界面和兼容数据分析模块及其过程的人机交互技术，基于对计算机的计算能力和人的认知感知能力的有效整合，充分挖掘和揭示健康医疗大数据所隐含的信息与价值，从而提升精准医疗服务的应用效果。面向数据、信息、科学计算、知识等的常见的可视化技术有标签云、历史流、空间信息流等，涉及基于图像的技术、基于集合的可视化技术、面向像素的可视化技术、分布式可视化技术和基于图标的可视化技术[31, 32]。另外，面向基因组序列和分子结构的可视化方法有基因组浏览器、Circos 基因组可视化软件包、Map Viewer、基因组可视化工具、GBrowse、JBrowse 等。

4.3 健康医疗大数据分析的流程

如图 4-3 所示，面向精准医疗的健康医疗大数据分析主要包括数据预处理（数据整合）、专病数据仓库或数据集市构建、数据分析与挖掘、可视化、精准医疗应用等过程。数据整合是在被清洗过的采集数据基础上，进行进一步的标准化、结构化，并基于平台化技术，通过 ETL 过程，将多源异构数据抽取到临时中间层，接着进行转换、集成、融合等处理，为大数据的联机分析和深入挖掘奠定基础。数据仓库或数据集市构建是根据精准医疗具体应用需求，将整合的数据加载到专题数据库，形成数据集市，以便基于 Hadoop 平台的分布式大数据处理。数据分析与挖掘模块是大数据分析过程的关键，通过数据标签服务、病历文本处理、基因组学分析、影像组学分析、语音图像识别、视频资料处理等应用支撑，进行健康医疗大数据的探索分析、模型拟合、模型训练及评估等分布式并行化运算。可视化是对数据整合过程、数据分析流程与结果等环节进行直观图像化呈现，使数据分析过程更加形象透明、易于理解。基于健康医疗大数据的分析结果，可为疾病的精准诊断、精准治疗、健康管理等提供技术和证据支撑。

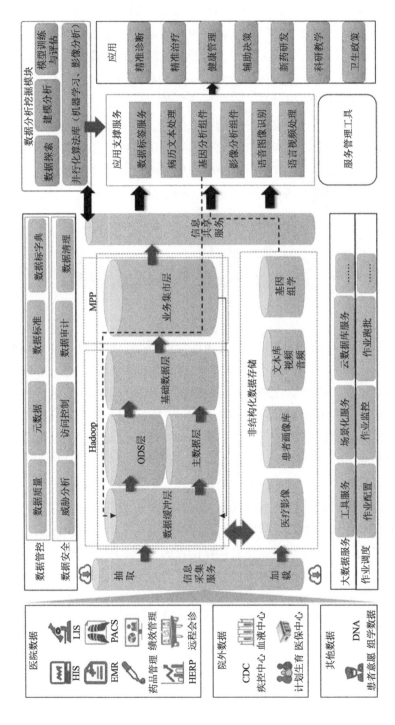

图 4-3 基于 Hadoop 架构的多源健康医疗数据处理和分析流程

4.4 精准医疗领域的大数据分析技术

在对精准医疗领域的数据进行结构化处理、整合之后，即可得到用于分析处理的标准化健康医疗大数据。通过深度学习、自然语言处理等数据分析技术，可以从大数据中挖掘信息，从而协助制订临床决策，实现辅助诊断、治疗方法选择、个体化用药、机器人手术、智能化监管等一系列精准医疗服务。大数据分析技术中所使用的智能算法是精准医疗的核心和灵魂，只有选择合适的智能算法才可以有力地推进和保障精准医疗的实施和落地，真正地提高医疗效率、节省医疗资源、提升医疗精度，更好地服务于医疗事业。

在众多的大数据分析技术中，深度学习以其强大的学习能力正逐步在各个研究领域取得非凡的成就，其在自然语言处理、图像识别及语音识别等领域均达到当前最好的性能水平，而这些方面恰恰是精准医疗的重要应用领域。例如，图像识别领域可以用来处理医学影像数据，语音识别可以实现医疗服务的智能化交互，文档病例的文本处理与信息挖掘可以很好地处理病患的历史信息、临床诊疗数据，实现有效的智能化疾病信息挖掘。因此，深入研究深度学习技术在精准医疗中的应用有助于推动智能医疗的发展，解决现有的医疗资源紧张、医疗效率低下等问题，助力医疗事业的进步与发展。鉴于深度学习在大数据分析技术中所占据的主流地位及其广阔的发展与应用潜力，本节将着重介绍面向精准医疗的深度学习这一大数据分析技术。

4.4.1 面向精准医疗的深度学习数据分析技术

深度学习是人工智能中一类算法的统称，从形式上看，这类学习算法通常是由多层的神经元构成，数据从一部分神经元进入到网络模型，通过深层次的网络学习，将得到的结果再返还给部分神经元[33]。在这一过程中，深度学习通过表示学习，可以有效地学习到数据的更高层次的抽象表示，一般通过反向传播算法使这些表示达到最优解，从而最有效地给出模型的输出。

深度学习技术在精准医疗领域有着广泛的应用，其中一个典型的应用就是智能化诊疗，利用大数据及深度学习技术可以有效地抽取历史医疗数据中所存在的病理原理，进而学习到智能诊疗的数据模型，从而帮助临床医生进行精准诊断和治疗、个体化用药等精准医疗服务，提升效率，节约成本[34]。此外，深度学习技术还可以根据病患的个人健康医疗大数据信息，如历史诊疗记录、临床检查情况、生物样本信息、生活习惯、环境因素等，智能化地选择合适的治疗方案。现有的智能化疗法也对机器人手术进行了探索，使用深度学习技术可以模拟手术机器人的手术，通过模拟可以增加手术的成功率，在手术过程中，以三维立体的方式记录手术视频，通过回放可以帮助培训、推广成功的手术操作与步骤，进一步加强学习。最后，深度学习技术还可以应用于数据的智能化监管，通过深度学习技术，使健康医疗信息更为健全合理地进行部署和管理。

常见的深度学习模型有多层感知机、卷积神经网络及递归神经网络等，它们分别擅长不同的领域，是本章重点探讨的内容。多层感知机作为较早出现的深度网络模型，能够对特征进行很好的建模，它是一种比较基础的深度网络模型，海顿教授使用 RBM 将网络参数逐层训练来进行初始化，带动了多层感知机的发展，并推动了深度学习的发展。此后，各种网络模型层出不穷，而各种类型的深度卷积神经网络和深度递归神经网络亦是在这一时期发展起来的[35]。其中深度卷积神经网络善于抽取二维数据中的结构特征，而深度递归网络善于抽取特征中存在的时序信息，也就是卷积神经网络在精准医疗中可以处理医学影像信息，递归神经网络则可以对一些具有时序信息的内容进行信息抽取，如患者的病历档案、电子病历记录[36]。另外，现在越来越多的研究人员常将卷积神经网络和递归神经网络结合起来，利用二者的优点来进行医疗信息的抽取。

4.4.2 多层感知机

多层感知机是一种前向结构的人工神经网络，映射一组输入向量到一组输出向量，为深度神经网络中最基本的一类网络结构，可以被看作一个有向图，由多个节点层组成，每一层都全连接到下一层。具体来说，多层感知机由若干层神经网络构成，每层神经网络包含一定数目的神经元，除了输入节点，每个节点都是一个带有非线性激活函数的神经元（或称处理单元）[37]。常见的激活函数包括径向基激活函数、Sigmoid 激活函数、Tanh 激活函数及 ReLU 激活函数等。最后的输出是分类结果或者回归结果。其网络结构如图 4-4 所示。

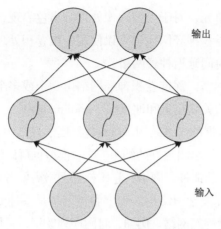

图 4-4　多层感知机网络结构

　　利用多层感知机的输出可以构建网络训练的目标函数，根据目标函数，通过梯度下降反向传播算法即可以得到有效的网络参数，进而可以将其应用于精准医疗的数据分析中。利用多层感知机对患者的历史数据进行归纳分析，可以有效地得到患者的个性化诊断结果，进而确定针对具体患者的个体化诊疗方法。例如，使用深度学习比较和选择帕金森病患者的药物治疗方法[38]，通过结果加权深度学习算法估计慢性疾病的个性化最佳组合疗法[39]等，都是这方面的典型尝试和应用。

　　Weaver 等为了比较接受 6 个月深度脑刺激或最佳药物治疗的帕金森病患者的结果，分别设计了不同的环境和药物条件，并对 255 例帕金森病患者的治疗结果进行了记录和统计，实验结果表明，深度脑刺激比最佳药物疗法在改善时间方面更有效，且不会在 6 个月时出现运动障碍、运动功能和生活质量等问题，但会增加严重不良反应的风险[38]。Liang 等为了对慢性疾病可能出现的组合疗法进行最优化的选择，设计了一种新的结果加权深度学习算法，以估计个性化的最佳组合疗法，还提供了在一定条件下所提出的损失函数的 Fisher 一致性，这些方法允许基于治疗相互作用的自适应变化，从而可以选择出使患者受益最多的组合疗法[39]。

4.4.3　深度卷积神经网络

深度卷积神经网络同样是一种前馈神经网络，它的人工神经元可以响应一部分覆盖范围内的周围单元，对于大型图像处理有出色表现，常常应用于计算机视觉领域。此外，深度卷积神经网络也可以使用一维卷积处理一维数据，此时的卷积神经网络可以称为时间延迟神经网络[40]。

相较经典的神经网络，深度卷积神经网络由一个或多个卷积层和顶端的全连通层组成，同时也包括关联权重和池化层（pooling layer）。这一结构使得卷积神经网络能够利用输入数据的二维结构。与其他深度学习结构相比，卷积神经网络在图像和语音识别方面能够给出更好的结果。这一模型也可以使用反向传播算法进行训练。相比其他深度、前馈神经网络，卷积神经网络需要考量的参数更少，使之成为一种颇具吸引力的深度学习结构。深度卷积网络是一种专门用于处理具有已知的、网格状拓扑数据的神经网络。例如，时间序列数据，它可以被认为是以一定时间间隔采样的一维网格；又如，图像数据，它可以被认为是二维像素网格。

卷积神经网络的设计是受人体视觉机制的启发。Hubel 和 Wiesel 记录了猫脑中各个神经元的电活动，他们使用幻灯机向猫展示特定的模式，并指出特定的模式刺激了大脑特定部位的活动。这种单神经元记录是当时的一项创新，由 Hubel 早期发明的特殊记录电极实现，他们通过这些实验系统地创建了视皮质的地图。在此基础上，LeCun 在 1998 年提出的 LeNet-5 网络（图 4-5）[41]。该网络的输入是大小为 32×32 的图片，卷积核大小为 5×5，得到 28×28 的图片，然后经过池化、卷积和池化，最终得到大小为 5×5 的图片，并通过多层的全连接网络，连接 softmax 层，最终得到网络的输出。

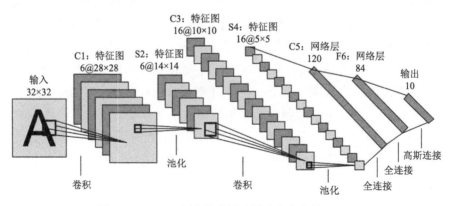

图 4-5　LeNet-5 网络结构图（图片来自文献[41]）

深度卷积神经网络提供了数据的多层表示，每层的参数权重分别学到了图像的某些成分，层越高，成分越具体。一般的深度卷积神经网络随着层数的加深，所学习的图片特征大小越小，数目越多。这可近似看作由较多的局部细节信息可以构成整体信息。此外，由于卷积和池化的特性，卷积神经网络一般具有平移、扭曲、旋转和缩放不变性。

更进一步，随着应用需求和技术的不断发展，卷积神经网络有很多新型的模型结构。首先要介绍的是 AlexNet 网络，其是现代意义上深度卷积神经网络的鼻祖[42]。相比之前的卷积网络，其最显著的特点是层次加深，参数规模变大。AlexNet 网络包含 8 个带权重的层，前 5 层是卷积层，剩下的 3 层是全连接层。5 个卷积层中的一部分后面接着 max-pooling 层进行下采样，然后跟 3 个全连接层进行连接。最后一层全连接层是 softmax 输出层，共有 1000 个节点，对应 ImageNet 图集中 1000 个图像分类。网络中部分卷积层分成 2 个 group 进行独立计算，有利于 GPU 并行化及降低计算量。它具有两个主要的创新点：一是新的激活函数 ReLU，二是 dropout 机制。dropout 机制的做法是在训练时随机选择一部分神经元进行休眠，另外一些神经元参与网络的优化，起到正则化的作用，以减轻过拟合。网络的输入图像为彩色的三通道图像。第 1 个卷积层有 96 组 11×11 大小的卷积核，卷积操作的步长为 4。这里的卷积核不是二维而是三维的，每个通道对应有 3 个卷积核（所以是一组卷积核）。具体实现时是用 3 个二维的卷积核分别作用在 RGB 通道上，然后将三张结果图像相加。接着，使用输入为 3 通道，卷积层参数为 2 组、每组 3 个卷积核，输出结果为 2 通道的动态卷积过程。第 2 个卷积层有 256 组 5×5 大小的卷积核，分为两个 group，即每个 group 通道数为 128 组，每组有 48 个卷积核。第 3 个卷积层有 384 组 3×3 大小的卷积核，每组有 256 个卷积核。第 4 个卷积层亦有 384 组 3×3 大小的卷积核，但分为两个 group，即每个 group 通道数为 192 组，每组有 192 个卷积核。第 5 个卷积层有 256 组 3×3 大小的卷积核，分为两个 group，即每个 group 为 128 组，每组有 192 个卷积核。该网络的出现有力地推动了深度卷积神经网络的发展。

另一个需要探讨的深度卷积神经网络为 VGG 网络。VGG 网络由著名的牛津大学计算机视觉组（Visual Geometry Group）于 2014 年提出，并取得了 ILSVRC 2014 比赛分类任务的第 2 名（GoogleNet 第 1 名）和定位任务的第 1 名[43]。同时，VGG 网络的拓展性很强，迁移到其他图片数据上的泛化性非常好。VGG 网络的结构非常简洁，整个网络都使用了同样大小的卷积核尺寸（3×3）和池化尺寸（2×2）。目前，VGG 网络依然经常被用来抽取图像特征，被广泛应用于视觉领域的各类任务。VGG 网络的主要创新是采用了小尺寸的卷积核。所有卷积层都使用 3×3 卷积核，并且卷积的步长为 1。为了保证卷积后的图像大小不变，对图像进行了填充，四周各填充 1 个像素。所有池化层都采用 2×2 的核，步长为 2。全连接层有 3 层，分别包括 4096 个、4096 个、1000 个节点。除了最后一个全连接层之外，所有层都采用了 ReLU 激活函数。相比 AlexNet 网络，VGG 网络去掉了 LRN 层（局部响应归一化层），作者在实验中发现，深度卷积网络中 LRN 的作用并不明显。另外，VGG 网络采用更小的连续 3×3 卷积核来模拟更大尺寸的卷积核。例如，2 层连续的 3×3 卷积层可以达到一层 5×5 卷积层的感受野，但是所需的参数量会更少，两个 3×3 卷积核有 18 个参数（不考虑偏置项），而一个 5×5 卷积核有 25 个参数。后续的残差网络等都延续了这一特点。

残差网络（residual network）用跨层连接（shortcut connections）拟合残差项（residual representations）的手段来解决深层网络难以训练的问题，Ledig 等通过此方法将网络的层数推广到了前所未有的规模[44]。该研究者在 ImageNet 数据集上使用了一个 152 层的残差网络，深度是 VGG 网络的 8 倍但复杂度却更低，在 ImageNet 测试集上达到 3.57% 的 Top-5 错误率，这个结果赢得了 ILSVRC 2015 分类任务的第 1 名。另外，研究者还在 CIFAR-10 数据集上对 100 层和 1000 层的残差网络进行了分析。之前的经验已经证明，增加网络的层数会提高网络的性能，但增加到一定程度之后，随着层次的增加，神经网络的训练误差和测试误差会增大，这不等同于过拟合，过拟合只是在测试集上的误差大，这个问题称为退化。为了解决这个问题，作者设计了一种称为深度残差网络的结构，这种网络通过跳层连接和拟合残差来解决层次过多带来的问题，这种做法借鉴了高速公路网络（highway networks）的设计思想，与长短期记忆（long short-term memory，LSTM）有异曲同工之妙。这一结构的原理如图 4-6 所示。

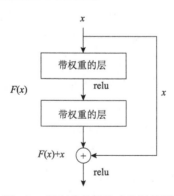

图 4-6 深度残差网络残差结构图

relu, rectified linear unit，线性整流函数，又称修正线性单元，是一种人工神经网络中常用的激活函数（activation function），通常指代以斜坡函数及其变种为代表的非线性函数

深度卷积神经网络的蓬勃发展推动了精准医疗的深入应用，利用深度卷积神经网络大数据分析技术可以有效地抽取医疗影像中所蕴含的病理信息，从而为精准医疗提供防诊治依据。例如，在对肺癌及肺结节的诊断研究中，作者提出并评估了卷积神经网络（CNN），将其用于间质性肺病的模式分类[45]。所提出的网络由 5 个具有 2×2 个内核和 LeakyReLU 激活的卷积层组成，其后是平均汇集，其大小等于最终特征映射和三个密集层。最后一个致密层有 7 个输出，相当于所考虑的类别：健康、磨玻璃不透明度（GGO）、微小结节、固结、网状、蜂窝状和 GGO/网状结合。为了训练和评估 CNN，使用了来自不同扫描仪和医院的 120 次 CT 扫描得到的 14 696 个图像块的数据集。比较分析证明了在具有挑战性的数据集中提出的 CNN 针对先前方法的有效性。分类性能（85.5%）证明了 CNN 在分析肺模式方面的潜力。De Fauw 等的研究提出了一种新颖的深度学习架构，已应用于来自眼科医院患者的临床异构三维光学相关断层扫描组[46]。在仅对 14 884 次扫描进行培训后，其证明了在一系列威胁视力的视网膜疾病中推荐达到或超过专家的推荐建议。此外，其架构产生的组织分割作为一种独立于设备的表示，当使用来自不同类型装置的组织分割时，能够保持转诊准确性。还有研究者提出了一种新的方法，用于异常心音检测，先使用短时傅里叶变换抽取心音信号的频谱图，随后通过来自不同频带中的频谱图的平均幅度差函数来计算心音信号的时间准周期特征，最后使用深度递归神经网络对异常心音进行检测，最终结果表明，此方法在异常心音检测方面能够达到 90%以上的准确率[47]。还有研究者提出了一种新的深度学习框架，对乳腺细胞学图像进行转移学习，以检测和分类乳腺癌的良恶性。在所提出的框架中，使用预先训练的 CNN 架构抽取图像的特征，即 GoogLeNet、视觉几何组网络（VGG 网络）和残差网络（ResNet），它们被馈送到完全连接的层，用于恶性细胞和良性细胞的分类[48]。通过评估，在细胞学图像领域中，其提出的框架对乳腺肿瘤的检测和分类的准确性要优于所有其他深度学习架构。

这些精准医疗案例均充分借助深度卷积神经网络的结构和模型，并针对具体的诊疗疾病进行了网络结构的自适应改进。将深度卷积神经网络大数据分析技术有效地应用到精准医疗中，可为临床医生提供辅助诊断和精准用药的方案，从而有效地帮助患者进行疾病的治疗。

4.4.4 深度递归神经网络

前面介绍的两种基于深度学习的大数据分析技术（多层感知机和深度卷积神

经网络）有一个相同的特点，即假设输入是一个独立的没有上下文联系的单位，如输入的是一张图片，网络识别是有病还是无病。但是对于一些有明显的上下文特征的序列化输入，如预测下个月患者在此疗法下病情加重还是减轻，那么很明显这样的输出必须依赖以前的输入，也就是说网络必须拥有一定的"记忆能力"。为了赋予网络这样的记忆能力，一种特殊结构的神经网络——递归神经网络（recurrent neural network）便应运而生了。

在深度递归神经网络中，一个序列当前的输出与前面的输出也有关[49]。具体的表现形式为网络会对前面的信息进行记忆并应用于当前输出的计算中，即隐藏层之间的节点不再无连接，而是有连接的，并且隐藏层的输入不仅包括输入层的输出，还包括上一时刻隐藏层的输出。理论上，深度递归神经网络能够对任何长度的序列数据进行处理。但是在实践中，为了降低复杂性，往往假设当前的状态只与前面的几个状态相关，图 4-7 便是一个典型的递归神经网络结构。

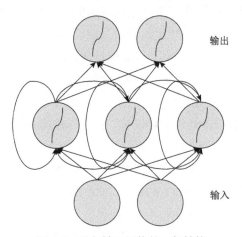

图 4-7　递归神经网络的一般结构

深度递归神经网络中同样包含输入单元、输出单元及隐藏单元。这些隐藏单元完成了最为主要的工作。在图 4-7 中，有一条单向流动的信息流是从输入单元到达隐藏单元的，与此同时，另一条单向流动的信息流从隐藏单元到达输出单元。在某些情况下，深度递归神经网络会打破后者的限制，引导信息从输出单元返回隐藏单元，这些被称为"反向投影（back projection）"，并且隐藏层的输入还包括上一隐藏层的状态，即隐藏层内的节点可以自连也可以互连。图 4-7 将递归神经网络展开成一个全连接神经网络。例如，对一个包含 3 个单词的语句，那么展开的网络便是一个三层的神经网络，每一层代表一个单词。因而对于该网络便可按照多层感知机的前向神经网络的计算方式进行计算。

深度递归神经网络的训练方式和传统多层感知机的训练方式类似，主要使用后向传播算法对参数进行更新，但是由于其特有的递归结构，在使用梯度下降算法过程中，每一步的输出不仅依赖当前步的网络，并且还依赖于前面若干步网络的状态。例如，在计算第四步的输出时，我们还需要向后传递三步，而后面的三步都需要加上各种梯度。这种梯度下降算法，我们称之为通过时间的反向传播算法（back propagation through time）。然后由于这种特殊的网络结构和计算过程，在实际进行参数更新时，往往会导致梯度消失或梯度爆炸的问题。为了解决该问题，研究人员对传统的深度递归神经网络进行了改进。

在这些改进的网络结构中，长短时记忆网络（long short term memory network）[50]是比较典型的一种深度递归神经网络改进结构。相较传统的深度递归神经网络，长短时记忆网络主要由一系列长短时记忆模块构成，每个模块由输入门、输出门、遗忘门和细胞状态等构成。其中，输入门主要控制当前输入信息融入细胞状态的内容。在理解整体输入内容时，当前输入对整体输入的内容理解可能很重要，也可能不重要。输入门的目的就是判断当前输入对全局的重要性。当输入门开关打开时，网络将不考虑当前输入。而输出门的目的是从上一时刻的细胞状态产生隐层单元。但并不是该细胞状态中的全部信息都和隐层单元有关，它也可能包含了很多对隐层无用的信息。因此，输出门的作用就是判断上一时刻细胞状态中哪些部分对输出是有用的，哪些部分是无用的。遗忘门控制上一时刻细胞状态的信息融入新的细胞状态的内容。在理解整体内容时，当前输入可能延续上文的意思继续描述，也可能从当前输入开始描述新的内容，与上文无关。和输入门相反，遗忘门不对当前输入的重要性做判断，而判断的是上一时刻的细胞状态对计算当前细胞状态的重要性。当遗忘门开关打开的时候，网络将不考虑上一时刻的细胞状态。细胞状态综合了当前输入和前一时刻细胞状态的信息。这和 ResNet 中的残差逼近思想十分相似，通过从前一时刻细胞状态到当前时刻细胞状态的"短路连接"，梯度得以有效地反向传播。

长短时记忆网络虽然在一定程度上有效地解决了梯度消失和梯度爆炸的问题，但是由于其网络结构加入门控单元和细胞状态单元等，计算时的复杂度增加。针对该问题，研究人员对长短时记忆网络的网络结构进行了简化，在这些简化的网络结构中，其中比较著名的网络结构是门控循环单元（gated recurrent unit）[51]。门控循环单元有两个门，即一个重置门（reset gate）和一个更新门（update gate）。从直观上来说，重置门决定了如何将新的输入信息与前面的记忆相结合，更新门定义了前面记忆保存到当前时间步的量。如果我们将重置门设置为 1，更新门设置为 0，那么我们将再次获得标准深度递归神经网络模型。使用门控机制学习长期依赖关系的基本思想和长短时记忆网络一致，但仍有一些关键区别。首先，门控循环单元有两个门（重置门与更新门），而长短时记忆网络有三个门（输入门、遗忘门和输出门）。其次，门控循环单元不会控制并保留内部记忆，且没有长短时记忆网络中的输出门。最后，长短时记忆网络中输入门与遗忘门对应于门控循环单元中的更新门，重置门直接作用于前面的隐藏状态，在计算输出时并不应用二阶非线性。通过网络结构的简化，门控循环单元有效地减少了深度循环神经网络的计算复杂度，并且实验结果表明，在大部分的任务中，门控循环单元的实验性能并不比长短时记忆网络的差。因此，门控循环单元在适合于深度递归神经网络的应用中也得到了广泛的应用。

深度递归神经网络的发展同样促进了精准医疗的深入开展。深度递归神经网络这一大数据分析技术也已在精准医疗领域得到广泛应用。其在机器人手术领域结合深度卷积神经网络，已取得了一定的进展。机器人可以智能化地辅助手术或者自行完成手术，但其中离不开大数据分析技术的辅助。在机器人手术领域，越来越多的研究人员和临床医生开始使用深度学习大数据分析技术来进行机器人手术的研发和使用。例如，有的算法应用深度学习技术对机器人在手术场景附近的跟踪和姿势估计的位置展开研究，开发了像素分段的仪器分割来应对挑战[52]。该方法主要解决的挑战是正确地检测仪器在手术场景附近的跟踪和姿势估计的位置，该方法基于深度学习的机器人仪器分割方法，具体来说就是使用几种深度神经网络架构对最先进的结果进行改进，解决了二进制分割问题，其中图像中的每个像素都被标记为来自手术视频馈送的仪器记录，从而实现了像素级的语义分割。

达芬奇手术机器人也是深度学习大数据分析技术领域的一个典型应用，美国食品药品监督管理局已经批准将达芬奇机器人手术系统用于成人和儿童的普通外科、胸外科、泌尿外科、妇产科、头颈外科及心脏外科手术。其应用广泛，并且近年来研究者也在逐步研究将深度学习算法应用到达芬奇机器人手术中，以提高其性能[53]。研究人员将深度强化学习应用到达芬奇机器人中进行腹腔镜手术的学习和自适应变化。具体来说，在腹腔镜手术标准医学训练方案中，模式切割任务要求通过操纵手术剪刀和组织夹持器两个工具来展示熟练度，以准确地切割悬挂在角落处的手术纱布上的圆形图案。切割的准确性取决于挤压纱布上的一点，并且在切割进行时拉动，以引起和保持材料中的张力。自动张紧策略将纱布的当前状态映射到输出拉动方向作为动作最佳张紧策略，来进行夹点和切割轨迹的选择。

还有研究人员探讨了学习以特定切割轨迹为条件的张紧策略问题[53]。手术中允许夹具对纱布的变形做出反应，并沿着允许的一组方向使用平移单元矢量进行切割轨迹的推进。为了进行分析建模和明确观察，利用深度强化学习和直接搜索策略，使用有限元模拟器学习张紧策略，然后将它们转移到物理系统。结果表明，该方法可以提高噪声和外力的性能和稳健性。

小　　结

面向健康医疗信息的大数据分析是进行疾病诊断、精准治疗、个体化用药等精准医疗服务的必要技术支撑。本章通过精准医疗领域健康医疗大数据分析的必要性、大数据分析的内容、大数据分析流程、大数据分析关键技术等方面，对面向精准医疗的大数据分析技术进行了充分探讨。本章内容对明确大数据分析技术在精准医疗各类应用中的重要作用，阐述大数据分析的主要工作内容，探讨大数据分析技术在精准医疗领域的主要"用武之地"，以及进一步提升精准医疗服务的效率与质量，促进精准医疗更为广泛的应用等，具有重要的信息参考与技术支撑作用。

参 考 文 献

[1] 石乐明, 郑媛婷, 苏振强, 等. 大数据与精准医学[M]. 上海: 上海交通大学出版社, 2017.
[2] 詹启敏, 张华, 陈柯羽, 等. 精准医学总论[M]. 上海: 上海交通大学出版社, 2017.
[3] 戴明锋, 孟群. 医疗健康大数据挖掘和分析面临的机遇与挑战[J]. 中国卫生信息管理杂志, 2017, 14(2): 126-130.
[4] 金兴, 王咏红. 健康医疗大数据的应用与发展[J]. 中国卫生信息管理杂志, 2016, 13(2): 187-190.
[5] 贺雅琪. 多源异构数据融合关键技术研究及其应用[D]. 成都: 电子科技大学, 2018.
[6] 李学龙, 龚海刚. 大数据系统综述[J]. 中国科学: 信息科学, 2015, 45(1): 1-44.
[7] 代涛. 健康医疗大数据的现状与挑战[J]. 医院领导决策参考, 2015, (19): 1-3.
[8] 林敏. 健康医疗大数据的应用与发展[J]. 医疗装备, 2017, 30(1): 198-199.
[9] 范美玉. 基于大数据的精准医疗服务模式研究[D]. 武汉: 华中科技大学, 2016.
[10] 孟群, 毕丹, 张一鸣, 等. 健康医疗大数据的发展现状与应用模式研究[J]. 中国卫生信息管理杂志, 2016, 13(6): 547-552.
[11] Zhang X, Pérez-Stable E J, Bourne P E, et al. Big data science: opportunities and challenges to

address minority health and health disparities in the 21st century[J]. Ethnicity & Disease, 2017, 27(2): 95-106.

[12] 吴亚坤, 郭海旭, 王晓明. 大数据技术研究综述[J]. 辽宁大学学报(自然科学版), 2015, 42(3): 236-242.

[13] 王俊艳, 张志鹏, 姚振杰, 等. 健康医疗大数据的分析[J]. 互联网天地, 2015, (9): 4-10.

[14] 苏金树, 李东升. 大数据的技术挑战与机遇[J]. 国防科技, 2013, 34(2): 18-23.

[15] 姚琴. 面向医疗大数据处理的医疗云关键技术研究[D]. 杭州: 浙江大学, 2015.

[16] 张振, 周毅, 杜守洪, 等. 医疗大数据及其面临的机遇与挑战[J]. 医学信息学杂志, 2014, 35(6): 1-8.

[17] 俞国培, 包小源, 黄新霆, 等. 医疗健康大数据的种类、性质及有关问题[J]. 医学信息学杂志, 2014, 35(6): 9-12.

[18] 许培海, 黄匡时. 我国健康医疗大数据的现状、问题及对策[J]. 中国数字医学, 2017, 12(5): 24-26.

[19] Rodríguez-Mazahua L, Rodríguez-Enríquez C A, Sánchez-Cervantes J L, et al. A general perspective of big data: applications, tools, challenges and trends[J]. The Journal of Supercomputing, 2016, 72(8): 3073-3113.

[20] 蔡佳慧, 张涛, 宗文红. 医疗大数据面临的挑战及思考[J]. 中国卫生信息管理杂志, 2013, 10(4): 292-295.

[21] Scott I A. Hope, hype and harms of big data[J]. Internal Medicine Journal, 2019, 49(1): 126-129.

[22] Miller J B. Big data and biomedical informatics: preparing for the modernization of clinical neuropsychology[J]. The Clinical Neuropsychologist, 2018, 33(2):1-18.

[23] 杨刚, 杨凯. 大数据关键处理技术综述[J]. 计算机与数字工程, 2016, 44(4): 694-699.

[24] 冯登国, 张敏, 李昊. 大数据安全与隐私保护[J]. 计算机学报, 2014, 37(1): 246-258.

[25] Lee C H, Yoon H J. Medical big data: promise and challenges[J]. Kidney Research and Clinical Practice, 2017, 36(1): 3-11.

[26] Ioannidis J P. Microarrays and molecular research: noise discovery?[J]. Lancet, 2005, 365(9458): 454-455.

[27] Consortium S I. A comprehensive assessment of RNA-seq accuracy, reproducibility and information content by the Sequencing Quality Control Consortium[J]. Nature Biotechnology, 2014, 32(9): 903-914.

[28] Chen Z, Lee L, Chen J, et al. Cohort profile: the Kadoorie Study of Chronic Disease in China (KSCDC)[J]. International Journal of Epidemiology, 2005, 34(6): 1243-1249.

[29] Li G W, Zhang P, Wang J P, et al. The long-term effect of lifestyle interventions to prevent diabetes in the China Da Qing Diabetes Prevention Study: a 20-year follow-up study[J]. Lancet, 2008, 371(9626): 1783-1789.

[30] Ward M O, Grinstein G G, Keim D A. Interactive Data Visualization- Foundations, Techniques, and Applications[M]. Massachusetts: A. K. Peters, Ltd, 2010.

[31] 孟小峰, 慈祥. 大数据管理: 概念、技术与挑战[J]. 计算机研究与发展, 2013, 50(1): 146-169.

[32] 刘智慧, 张泉灵. 大数据技术研究综述[J]. 浙江大学学报(工学版), 2014, 48(6): 957-972.

[33] Schmidhuber J. Deep learning in neural networks: an overview[J]. Neural Networks, 2015, 61: 85-117.

[34] Ting D S W, Liu Y, Burlina P, et al. AI for medical imaging goes deep[J]. Nature Medicine, 2018, 24(5): 539-540.

[35] Razzak M I, Naz S, Zaib A. Deep Learning for Medical Image Processing: Overview, Challenges and the Future[M]// Dey N, Ashour A S, Borra S. Classification in BioApps: Automation of Decision Making. Cham: Springer International Publishing, 2018: 323-350.

[36] Lundervold A S, Lundervold A. An overview of deep learning in medical imaging focusing on MRI[J]. Zeitschrift Fur Medizinische Physik, 2019, 29(2): 102-127.

[37] Heidari A A, Faris H, Aljarah I, et al. An efficient hybrid multilayer perceptron neural network with grasshopper optimization[J]. Soft Computing, 2019, 23(17): 7941-7958.

[38] Weaver F M, Follett K, Stern M, et al. Bilateral deep brain stimulation vs best medical therapy for patients with advanced Parkinson disease: a randomized controlled trial[J]. Jama, 2009, 301(1): 63-73.

[39] Liang M, Ye T, Fu H. Estimating individualized optimal combination therapies through outcome weighted deep learning algorithms[J]. Statistics in Medicine, 2018, 37(27): 3869-3886.

[40] Gu J, Wang Z, Kuen J, et al. Recent advances in convolutional neural networks[J]. Pattern Recognition, 2018, 77: 354-377.

[41] 张荣, 李伟平, 莫同. 深度学习研究综述[J]. 信息与控制, 2018, 47(4): 5-17, 30.

[42] Iandola F N, Han S, Moskewicz M W, et al. SqueezeNet: AlexNet-level accuracy with 50x fewer parameters and <0. 5MB model size[J]. Computer Science, 2016(2).

[43] Ledig C, Theis L, Huszar F, et al. Photo-realistic single image super-resolution using a generative adversarial network [J]. IEEE Computer Society, 2016(9).

[44] Tai Y , Yang J , Liu X. Image super-resolution via deep recursive residual network[C]// IEEE Conference on Computer Vision & Pattern Recognition. IEEE, 2017.

[45] Anthimopoulos M, Christodoulidis S, Ebner L, et al. Lung pattern classification for interstitial lung diseases using a deep convolutional neural network[J]. IEEE Transactions on Medical Imaging, 2016, 35(5): 1207-1216.

[46] De Fauw J, Ledsam J R, Romera-Paredes B, et al. Clinically applicable deep learning for diagnosis and referral in retinal disease[J]. Nature Medicine, 2018, 24(9): 1342-1350.

[47] Zhang W J, Han J Q, Deng S W. Abnormal heart sound detection using temporal quasi-periodic features and long short-term memory without segmentation[J]. Biomedical Signal Processing and Control, 2019, 53: 101560.

[48] Khan S U, Islam N, Jan Z, et al. A novel deep learning based framework for the detection and classification of breast cancer using transfer learning[J]. Pattern Recognition Letters, 2019, 125: 1-6.

[49] Che Z, Purushotham S, Cho K, et al. Recurrent neural networks for multivariate time series with missing values[J]. Scientific Reports, 2018, 8(1): 6085.

[50] Lee D, Lim M, Park H, et al. Long short-term memory recurrent neural network-based acoustic

model using connectionist temporal classification on a large-scale training corpus[J]. China Communications, 2017, 14(9): 23-31.

[51] Jozefowicz R, Zaremba W, Sutskever I. An empirical exploration of recurrent network architectures[C]// proceedings of the 32nd International Conference on International Conference on Machine Learning, 2015, 7: 2342-2350.

[52] Shvets A , Rakhlin A, Kalinin A A, et al. Automatic instrument segmentation in robot-assisted surgery using deep learning[C]//Orlando: 17th IEEE International Conference on Machine Learning and Applications (ICMLA). 2018. DOI: 10.1101/275867.

[53] Thananjeyan B, Garg A, Krishnan S, et al. Multilateral surgical pattern cutting in 2D orthotropic gauze with deep reinforcement learning policies for tensioning[C]//2017 IEEE International Conference on Robotics and Automation (ICRA). IEEE, 2017.

5

面向精准医疗的大数据平台
构建与运维

　　面向精准医疗的大数据处理包括数据采集、数据清洗、数据融合、数据分析、可视化、质量控制等多个环节，应基于以上数据处理内容对现有数据处理技术进行模块化集成，以实现支撑精准医疗各类应用的综合功能支撑平台。为避免精准医疗服务开展过程中存在信息交互标准不统一、数据共享困难等问题，统一数据标准，建立大数据分析平台，利用平台化技术进行数据的交互共享与统一处理成为进行精准医疗大数据研究的主要途径[1, 2]。本章首先对精准医疗发展过程中遇到的问题进行总结，然后结合远程医疗的特点，提出了建立基于远程医疗系统的精准医疗大数据综合服务平台，并对平台的构建原则、关键技术、技术架构、网络架构、功能实现等内容进行研究与分析[3]。另外，合理有效的运维和管理模式能够使精准医疗大数据分析平台保持创新，维持和促进平台的长期有效运行。针对目前精准医疗大数据平台运维模式相关研究不足的问题，本章将信息技术基础架构库（information technology infrastructure library，ITIL）与精准医疗大数据分析平台的功能模块相融合，构建面向精准医疗大数据分析平台集中运维与分散运维相结合的运维模式，实现精准医疗大数据平台的快速响应和可持续发展，为后续的精准医疗实践探索提供体系支撑与保障[4]。

5.1 精准医疗发展现状

目前，医疗领域存在过度医疗、无效医疗等问题，对医疗服务模式改革提出了新的需求。基因组学技术与测序技术的成熟为精准医疗的具体服务实践提供了技术基础，促使医学由循证医学时代走向个体化的精准医疗时代[5]。相比传统医疗服务模式，精准医疗存在便捷性、精准性、预测性、医疗卫生资源集约性等优点，近年来已在国内外得到了广泛关注，但其在发展过程中遇到了数据共享、多源异构数据处理、推广体系等多方面的问题，严重制约了精准医疗在我国的深入应用[2, 6, 7]。结合我国互联网医疗、远程医疗的发展现状，探索精准医疗发展的新途径，构建能够实现跨院精准医疗数据交互、具备快速示范反馈体系的精准医疗综合服务平台应成为当务之急。

精准医疗的概念是在 2011 年由美国国家科学院研究委员会首次提出，其核心是在基因测序的基础上充分考虑患者的个体差异及疾病的异质性，利用系统生物学的支持在"个体"水平上对每个患者给予针对性的诊断、诊治、预防和用药[6, 8, 9]。目前精准医疗已步入快速发展阶段，世界各国对精准医疗项目均有不同程度、不同范围的战略部署与布局，但是大多集中在肿瘤预测、疾病筛查、早期诊断、治疗、预后和个体化用药等方面，业已形成了多个癌症基因数据库，而易感基因、复发转移、康复预后、风险预测等相关基因检测技术与服务也已在临床得到开展与广泛应用[10-13]。

为更好地推进精准医疗与健康医疗大数据的发展，我国陆续出台了诸多政策，对精准医疗的整体规划、技术方向、服务内容和数据安全等方面进行了引导与规范。2016 年 10 月，国务院印发了《"健康中国 2030"规划纲要》，要求加强精准医学、智慧医疗等关键技术突破[14]。2017 年 6 月，国家卫生和计划生育委员会（卫计委）等六部委联合印发了《"十三五"卫生与健康科技创新专项规划》，规划中要求建立多层次精准医疗知识库体系和国家生物医学大数据共享平台，重点攻克新一代基因测序技术、组学研究和大数据融合分析技术等精准医疗领域的核心关键技术[15, 16]。2018 年 9 月，国家卫生健康委员会制定了《国家健康医疗大数据标准、安全和服务管理办法（试行）》，从标准管理、安全管理和服务管理三方面对健康医疗大数据进行了规范，从而保障健康医疗大数据的高质量、高效率发展，也为精准医疗领域健康医疗大数据的处理提供了指导与规约[17]。

5.2 我国精准医疗大数据处理存在的问题

精准医疗作为新型的医疗服务模式，具有广泛的应用前景，近年来在世界范围内也得到了普遍重视和快速发展。但是，目前精准医疗在推广应用过程中还存在诸多困境，具体遇到的主要问题有以下几个方面。

1）数据采集共享困难：数据是开展精准诊治及个体化用药的基础，开展精准医疗对多源健康医疗数据采集的质量及规模要求较高。但是在现有医疗模式下，各医院独自建立各自的精准医疗数据库和样本库，存在不同程度的"数据孤岛"现象，难以实现数据共享，造成医疗卫生资源的重复投入与巨大浪费[6]。

2）数据处理门槛较高：精准医疗涉及数据种类繁多，组成了生物医学和健康大数据，无论是数据量级还是数据结构，其数据类型与传统数据差别较大，对技术与设备的要求高，导致进行大数据处理的门槛较高。

3）缺乏有效的推广机制：已建成的精准医疗应用缺乏有效的推广与持续反馈机制，目前精准医疗研究与应用仅限于我国发达地区的三甲医院，基层医院尚未涉足或未能被精准医疗服务有效覆盖惠及，亟须有效可行的方案设计，以将精准医疗服务推广到全国基层医疗机构。

4）精准医疗服务缺乏有效的运维支撑体系：任何项目的有效运转都离不开运维管理，若没有合理的运维管理模式，目标对象的发展将不受约束，朝着杂乱无序的方向发展，严重影响目标对象的效率和可用性[18-20]。因此，面向精准医疗大数据平台的运维模式亟待探索建立。

5.3 基于远程医疗系统的精准医疗大数据平台

5.3.1 远程医疗

远程医疗是运用通信、计算机与网络技术，构建网络化信息平台，联通不同地区的医疗机构与患者，进行跨地域的医疗服务、教育培训与同行交流等医疗活动[21, 22]。远程医疗可突破地域、时间的限制，为边远农村或医疗卫生资源未能有效覆盖的地区提供与中心城市无差异的医疗服务，逐渐成为促进和保障人人公平享有基本卫生医疗、医学信息共享的有效手段[23, 24]。与发达国家相比，我国有42.65%的人口生活在农村，且城市和农村的发展差距巨大、区域发展极不平衡，例如，目前我国80%的医疗资源集中在城市，而其中的2/3又集中在大城市[25, 26]。远程医疗能缓解医疗资源分配不均的问题，提高基层和偏远地区诊疗水平，其正逐渐成为解决我国调整医疗资源分布失衡、加快提升基层医疗卫生服务能力和推进城乡医疗卫生服务均等化等问题的战略途径[25, 27, 28]。

远程医疗适应我国"互联网+医疗健康"的发展趋势，可改善边远贫困地区医疗水平，满足不同地区对优质医疗资源的需求，从而提升卫生服务未有效覆盖地区的医疗服务质量和效率[21, 29, 30]。2010年以来，中国政府四次财政拨款近亿元，支持22个中西部省份进行基层远程医疗的系统建设和推广应用，并组织安排12所卫计委直属医院与12个西部省份建立远程会诊系统，共纳入12所部属医院、98所三级医院、3所二级医院和726所县级医院[27, 30, 31]。近年来，我国的远程医疗得到快速发展，国家卫计委报告显示，2013年全国开展远程医疗服务的医疗机构达2057所；2017年，有22个省份建立了省级远程医疗平台，覆盖1.3万家医疗机构、1800多个县，远程医疗服务达6000万余例[30, 32]。远程医疗已成为推进实施健康中国战略，推动中国"基层首诊、双向转诊、急慢分治、上下联动"分级诊疗模式建设，缓解医疗资源分布不平衡，降低医疗成本，以及保障人人享有均等的医疗卫生服务的重要举措。

5.3.2　基于远程医疗系统的精准医疗

远程医疗已在全球卫生行业得到了广泛应用，传统的基于音视频交互的远程医疗服务正在转变为基于跨院数据交换和视频会议共同驱动的服务模式，为不同医疗机构之间的临床数据交换等提供了坚实的技术保障[32, 33]。基于远程医疗网络的跨院、跨地区的多源异构数据传输、交互和综合服务功能，依托远程医疗网络，可进行精准医疗示范点的建设，并建立精准医疗数据采集标准体系及所依托的设备和系统（如基因测序设备、移动医疗设备及APP等）的标准体系，重点突破基因、临床、健康等多源异构数据融合的关键技术[32, 34]。建设面向精准医疗的数据库、知识库，在基于远程医疗网络的多级精准医疗示范点开展典型病种的临床精准防诊治和用药示范，开发并建设统一的包括疾病信息共享、病患随访、教育推广、临床业务管理等应用系统的精准医疗综合服务平台，面向多级示范点特别是基层患者开展精准医疗服务，建立可复制推广的精准医疗临床服务的实施路径和"关键技术及产品-综合服务平台-典型领域示范"的研究体系，形成远程医疗支持下的精准医疗服务创新链、产业链和服务链。如此，可有效缓解我国医疗资源分布不均、基层健康医疗服务覆盖不足、过度医疗及医疗资源浪费等问题。

虽然远程医疗已在多源异构临床数据的集成领域取得突破，但在基因、蛋白、代谢等组学数据的传输、存储、交互等领域还需要进一步探索。精准医疗涉及大量临床、健康和组学数据的综合集成，这对远程医疗系统提出了更高的要求。开展以远程医疗系统为基础的生物、临床、健康等多源异构数据集成研究和应用是支撑疾病精准防诊治和用药方案的生成及优化的基础。基于远程医疗系统的数据采集与综合服务平台、网络体系、应用系统、服务和支撑体系等，对于推动精准医疗的应用示范与推广具有重要的理论和现实意义。结合远程医疗特点，分析当前精准医疗发展过程中遇到的问题，本研究提出建立基于远程医疗系统的精准医疗大数据平台，通过云计算技术、生物信息技术、大数据处理技术等的结合应用，将来源于不同组织机构的数据标准和格式均不尽相同的临床数据、组学数据、健康信息等数据格式标准化，形成规范的数据融合标准体系，进而依托远程医疗网络对精准诊治、精准用药等应用进行示范推广，建立完善的应用反馈机制，探索精准医疗服务的新路径。

5.3.3　大数据平台的构建原则

（1）顶层设计先行

当前我国精准医疗平台的建设工作仍处于初期阶段，有关精准医疗的行业标准与规范尚不完整，相关部门或专业机构应组织各业务参与方、领域专家团队共同完善顶层设计，对医学伦理、建设标准、功能模块、实施流程、业务内容等进行规范。

（2）坚持需求导向

需求分析是平台设计的重要步骤，决定了平台的生命周期。平台建设应当遵循需求导向原则，对平台用户群体进行细分，明确不同类型用户的切实需求，使得建成后的平台能够满足各用户的真实需求。

（3）完善数据资源

数据资源是精准医疗平台开展业务的根本，应对来自不同医疗卫生机构的组学数据、临床数据和健康数据等进行清洗与整理，建设标注数据库、组学数据库、临床知识图谱等精准医疗资源，为精准医疗上层服务提供数据支撑。

（4）推动数据共享

精准医疗大数据平台的建设与应用离不开多个医疗机构间数据的互通共享，应从政策、技术、保障等多个方面对数据共享问题进行推动与支撑，在保证数据安全的情况下，实现满足精准医疗需求的院间数据交互，打破数据共享的壁垒。

（5）加强信息安全

精准医疗包含大量组学数据和临床数据，涉及患者诸多个人隐私，应当从物理安全、网络安全和数据安全等多个角度加强精准医疗大数据平台信息安全体系建设，保障平台平稳运行，提高工作效率。

5.3.4 大数据平台构建的关键技术

针对当前精准医疗发展的痛点问题，对平台构建中涉及的关键技术进行分析，跨院数据交互技术可有效解决当前精准医疗数据采集与共享面临的问题。Hadoop架构和云计算技术可以分别完成数据的集中处理与云化服务，支撑精准医疗业务的远程开展。

（1）数据共享接口

基于大数据服务平台，对外提供数据接口和访问服务，如服务临床、科研、教学、管理服务等，随着精准医疗业务需求的深入和发掘，可定制开发更多的数据访问服务接口，其中也包括对外上报数据接口。可视现场实际及应用需求，采用 Web service、视图、备份库、CDA、HL7 等多种方式实现数据的共享与交换。

（2）跨院数据交互技术

目前跨医院的数据交互通常采用基于 Web service 的接口技术，Web service 是一种能够使应用程序在不同的平台使用不同的编程语言进行通信的技术规范，基于可扩展标记语言（extensible markup language，XML）形式的协议进行通信，可以实现不同医院信息系统之间的数据交互，打破医院信息"孤岛"的障碍。

（3）Hadoop 分布式系统架构

Hadoop 是一个由 Apache 软件基金会开发的分布式系统基础架构，具有可靠、高效、可伸缩的数据处理优势，其两大核心技术——分布式文件系统和 MapReduce 模型——可有效解决精准医疗领域大数据的存储与处理问题[35]。

（4）云计算技术

通过使用云计算技术，可对精准医疗大数据平台的基础设施、硬件设备、软件应用等进行统一管理、权限分配及安全保障。在基础设施即服务，平台即服务和软件即服务这三个通用的云计算服务类型基础上，结合精准医疗需求提供新的服务类型：数据即服务。数据即服务是通过将健康数据、临床数据和组学数据进行清洗、存储与管理，为上层精准医疗应用及大数据分析挖掘提供数据支撑。

5.3.5　大数据平台的整体架构

结合精准医疗服务的本身特点与业务需求，基于上述关键技术，可构建基于远程医疗系统的精准医疗大数据平台。平台包括数据源层、数据接入层、数据平台层、应用层等，其技术架构如图 5-1 所示。

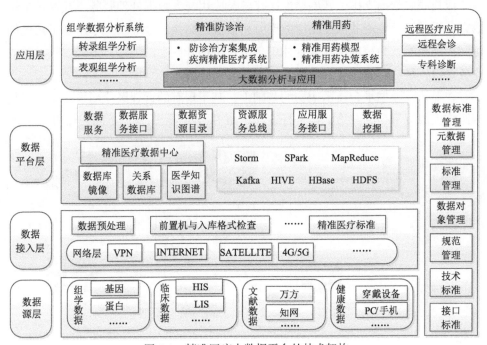

图 5-1　精准医疗大数据平台的技术架构

（1）数据源层

主要完成临床、基因、健康数据的采集。开发疾病注册系统，对 DICOM 标准、WADO 标准等不同类型传输协议与接口标准的融合技术进行研究，实现各类终端、信息系统与精准医疗大数据平台的数据对接，完成精准医疗领域各类数据的采集，为后续应用提供数据支撑。

（2）数据接入层

完成数据的传输与预处理。将数据源层采集到的数据依托远程医疗网络进行传输，建立精准医疗数据的传输和存储标准，将采集到的数据进行清洗、融合和预处理，达到标准化、结构化，并进行入库格式检查，提高数据采集质量。

（3）数据平台层

进行数据整合，为上层应用提供数据服务。通过患者主索引管理将数据进行关联、一一对应，并建立精准数据库镜像、精准医疗关系型数据库和医学知识图谱等，解决不同类型数据的集中存储问题。依托 Spark、MapReduce 等大数据技术，为上层的精准医疗应用和临床科研服务提供服务接口、资源目录等数据服务。

（4）应用层

依托底层数据支撑，开展精准医疗各类应用与大数据处理服务。开发转录组数据分析系统、免疫共沉淀测序数据分析系统等精准医疗应用。采用基于角色的访问控制技术，为精准医疗联合体中各医疗机构开放不同类型、不同权限设置的业务接口，最终实现精准医疗相关系统的推广应用。

在上述大数据平台技术架构的基础上，基于现有的远程医疗网络体系，对精准医疗大数据平台的网络架构进行设计。如图 5-2 所示，依据不同医疗机构的功

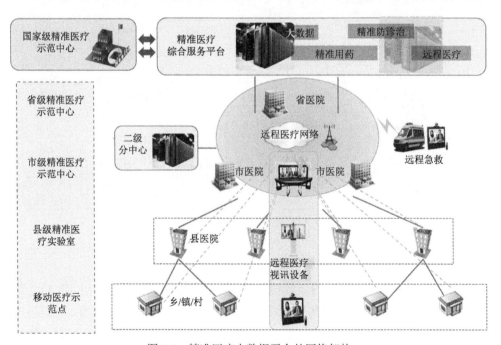

图 5-2　精准医疗大数据平台的网络架构

能定位，配置不同类型的远程医疗视讯设备与精准医疗相关设备，依据精准医疗业务具体情况开展分级业务协同，构建上下联动的精准医疗大数据服务体系。鉴于精准医疗的传输数据量大，数据传输依托远程医疗网络进行传输，而为了融合TB级数据传输、容错和安全等网络传输技术，需对现有远程医疗网络链路进行升级，以构建稳定和安全的可信网络。

5.3.6 大数据平台的应用功能

通过搭建该大数据平台，完成临床数据、组学数据、健康信息等数据的清洗与整理，可面向用户及上层应用提供数据服务，进而实现基于远程医疗网络的精准医疗应用。大数据服务平台可支撑的应用功能主要包括如下几类。

（1）数据集成与预处理

临床数据集成与预处理主要实现患者相关的历史诊疗数据集成与融合处理，实现患者增量数据自动集成与更新。临床数据集成的主要步骤包括数据源分析、数据仓库模型构建、数据接入（历史数据、增量数据）、数据清洗与整合等步骤。其中，历史数据的处理主要通过 ETL 工具进行批量处理，增量数据的处理主要通过数据治理工具的应用实现。

1）数据源分析：根据临床科室特点、疾病特点构造学科数据仓库，精准医疗数据库需要汇聚临床过程中产生的所有诊疗数据、组学数据、健康数据及其他相关数据。数据源分析主要是对精准医疗数据库拟纳入的相关诊疗数据的来源、数据量、数据时间跨度、数据范围、数据质量、存储方式、数据之间的关联关系等相关属性进行分析，以供设计适宜的数据接入方案，并接入数据至精准医疗数据仓库。

数据源主要分为院内电子化数据、院内非电子化数据、其他相关数据三大类。其中，院内业务系统数据主要从基于 HANA 的大数据中心接入，通过对业务系统数据源进行分析，准确地查找和定位所需的源数据表和视图，并分析数据之间的关联关系。对院内电子化数据源进行分析，包括当前正在使用的业务系统、已下线的业务系统、离线单机系统（如呼吸机系统）、Excel 表格记录等。院内非电子化数据主要包括记录有各重点专科精准医疗服务的纸质文档、图片、视频、音频等信息。该类信息根据实际应用需求，后期由院方组织人员抄录成电子化信息，并接入精准医疗大数据平台。其他相关数据主要包括数据库未部署在院内的系统及第三方数据等。

2）数据接入：是指将所需数据从各类来源接入到精准医疗数据仓库中，院内业务系统数据可分历史数据接入、增量数据接入两个步骤进行。历史数据接入可根据医院应用实际，通过备份库、备份文件等多种方式接入，也可通过增量数据接入支持视图、Web service 等多种方式接入。

A. 确定入库规则：指确定精准医疗数据仓库中拟纳入的患者人群范围，即设置一定的筛选与排除条件，定义数据仓库中的人群范围。

B. 历史数据接入：历史数据指精准医疗大数据平台实施之前医疗机构各类信息系统所产生的业务数据，历史数据采用 ETL 工具，一次性进行批量接入。在数据接入的过程中，调用患者主索引（EMPI）系统相关服务，获得入库人群的所有诊疗记录。

C. 增量数据接入：指大数据平台部署实施之后新增加的诊疗数据，增量数据接入采用增量机制，通过定制化的数据治理工具实现自动异步更新。如何捕获变化的数据是增量抽取的关键，根据源数据的设计结构及各主题数据内容的大小、更新频率等特点，可选择适配的捕获变更数据的方法，包括但不限于触发器、时间戳、全表比对、日志对比等。

D. 离线设备数据接入：指单机系统数据的接入，如便携式可穿戴设备、移动健康检查一体机、呼吸机等使用过程中产生数据的接入。离线设备数据的接入原则上采用周期性导入的方法实现。

E. 缺失数据补录：指业务系统中未记录的、需要补充采集的相关数据，缺失数据一般通过系统补录操作界面或数据后台手动实现数据接入。

F. 其他相关的第三方数据接入：根据实际情况进行数据手工录入或导入实现数据接入。

3）数据清洗与整合：针对历史数据的清洗与整合，主要通过调用主数据管理系统相关服务及 ETL 工具进行批量一次性处理。针对增量数据的清洗与整合，基于预设的规则，通过定制化的数据治理工具进行自动处理。

A. 数据清洗：清洗过程要考虑如下的规则情况，统一统计指标、统计方法，统一统计指标的含义，统一统计指标单位，统一统计指标周期，统一标准的临床术语等。

B. 数据整合：根据疾病的演变和诊疗过程，结合专科专病的特点来综合分类，参考 HL7 V3、RIM 模型、CCR 等标准来进行灵活构建模型，对同种业务类型的数据进行归类标准化汇集。①整合过程标准化：制定统一的数据格式标准，对重复数据、错误数据进行删除、校正等处理，对冗余数据按照统一的逻辑关系进行整合，确保数据的一致性和完整性。②多源异构数据源的整合：要充分考虑数据源格式的多样性，如数据库文件格式、文本文件格式、XML 与 JSON 格式文件等，以及结构化数据和非结构化数据的整合、标准化。

（2）跨院数据交互

基于跨院数据交互集市，结合已建成的远程医疗网络体系，实现不同医院间临床信息数据、各类组学数据的跨院交互。建立患者主索引系统，通过唯一的患者标识实现异构医疗信息系统之间的关联，并统一开放平台应用与数据接口，实现信息系统集成、信息传递与共享。

（3）面向精准医疗的大数据分析与应用

构建基于 Hadoop 的精准医疗大数据平台，联网医疗机构将生成的组学、临床等数据文件上传后直接存储在大数据平台存储节点，同时从远程会诊业务系统数据库中导入就诊相关数据（如患者信息、心电、诊疗信息等），进行整合的大数据分析与挖掘，以满足辅助临床诊断、精准防诊治、个体化用药等过程中的数据需求。同时支持临床医生根据自定义各类统计规则，便捷完成临床数据的采集与抽取，高效开展临床科研工作。

（4）精准医疗应用

平台内部署了转录组数据分析系统、免疫共沉淀测序数据分析系统、微生物组扩增子测序数据分析系统、甲基化芯片数据分析系统等组学分析系统，用于精准医疗数据分析。同时，还部署了基于 Hadoop 的大数据处理平台，可为精准医疗疾病诊治、精准用药等功能模块提供大数据技术支撑，并依托远程医疗网络体系，对精准医疗系统进行推广应用。

5.3.7　大数据平台的安全保障体系

精准医疗大数据平台作为医疗领域的综合性服务平台，涉及大量患者隐私数据，为保障平台数据安全，需建立完备的信息安全体系。平台从硬件物理安全、网络链路安全、数据管理安全、应用安全、运营管理安全、主机系统安全六个维度保障信息安全。

（1）硬件物理安全

包括精准医疗大数据平台所有硬件设施的整体安全防护、认证等安全特性。

为确保平台数据安全，所有平台相关的硬件设备均须部署在医院中心机房，统一纳入医院固定资产管理，包括硬件日常巡检、维护等。同时医院应对硬件具有访问、维护等权限。医院将精准医疗大数据平台纳入医院等级保护三级管理中，技术服务商配合医院，以医院等级保护三级为基础，实现平台等级保护要求。

（2）网络链路安全

负责数据采集和传输过程中的保障，包括入侵检测、防火墙和链路冗余等。为了保障医院对技术服务商员工的安全审计可查，防火墙、流量控制器、堡垒机等安全设备的最高管理权限应上交给医院相关负责人[36]。同时，所有安全设备的Syslog 按照医院要求，输出并记录到医院内部日志服务器（图 5-3）。

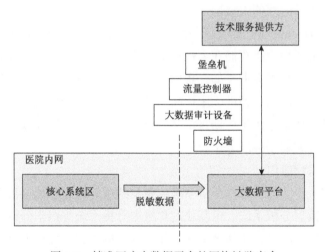

图 5-3　精准医疗大数据平台的网络链路安全

1）防火墙：精准医疗大数据存储的防火墙部署在医院内网，主要负责服务商到医院数据平台之间的安全通信和访问控制。防火墙具备访问控制、入侵防御系统（intrusion prevention system，IPS）、防毒墙（anti-virus wall，AV）等功能，除访问控制功能以外，IPS、AV 等功能根据实际情况开启。

2）大数据审计设备：主要审计服务商通过链路对平台所做的任意操作，包括增加、删减、改动、查询、拷贝、粘贴等，对涉及数据库的操作进行全面的审计。

3）流量控制器：准确记录通道流量的上下行流量，在预设的时间窗口内，上行流量累计超过阈值时，会自动中断技术服务商数据平台的网络链路，防止超额异常流量流出医院。流量控制器的流量控制配置和管理员权限由医院管理。医院可以完全控制服务提供方服务过程中产生的流量总量，并且可以在医院的设置下自动或手动关闭、开通服务商间的网络链路。

4）堡垒机：堡垒机可记录所有账号在服务器的操作行为，核心是记录服务商流入流出的所有流量内容，供医院或服务提供方进行实时的行为监控和事后的留档审计。对应监控配置管理、审计功能等管理员权限，均向医院开放，保证医院可以实时监控和审计技术服务提供方数据平台的所有行为和流量内容，确保大数据平台的信息安全。

（3）数据管理安全

实现数据细粒度管理，包括敏感数据隔离、数据库监控、数据脱敏、数据加密等。

1）数据脱敏：在数据处理前，参考国内相关法律法规或者国际广泛认可的美国 HIPAA 法案。该法案要求对 18 类敏感数据进行脱敏，如姓名、身份证号码、电话号码，以及能够唯一标识某一个患者的信息。在数据库中，通过 MD5 加密或者其他加密算法进行处理，前端展现用"*"来代替。同时，在数据库中通过 DES、AES、RSA、MD5 加密或者其他加密算法对医生姓名信息进行处理，前端展现用"*"来代替，防止有人用数据平台进行医疗数据统计分析。

针对敏感数据，数据库的每一字段都有脱敏规则。脱敏规则的设置和更改由医院具体负责人员操作。要求技术服务提供方人员在处理数据时，通过保密 PC 和虚拟桌面来保障医院数据安全。所有数据加工处理都在保密 PC 和虚拟桌面上完成，以确保数据不会流出到服务商员工的个人笔记本等设备上。所有数据脱敏的操作均在医院内部专用服务器上，由统一的工具完成，以保证整个脱敏过程的安全。

2）数据加密：精准医疗大数据平台应使用加密存储和传输。①存储加密，即大数据平台处理后的数据先加密再存储，防止重要数据被非法窃取或窥探。加密过程选择加密强度较高的加密算法，如高级加密标准（advanced encryption standard，AES）等国际通用算法或 SCB2 等我国规定的国有商密算法。同时采用集中化的数据加密密钥管理与分发机制，实现对数据加密密钥的安全管理。②传输加密，在使用浏览器搜索病历并查看病历全文时，即数据传输过程中，对传输的数据进行加密。用户首先需要获得由医院信息中心保管并分发的私钥。用户查看病历时，使用信息中心提供的私钥才能正确地解密病历，如同银行用户使用网银之前，先向银行索取 UKey 或者下载安全证书。如果医院每名医生都有 UKey，即可采用 Ukey 的管理模式，实名管理每名用户，做到安全控制。

数据存储加密会在一定程度上影响计算及读取速度，技术服务提供方可以对医院进行按需调整。数据加密机制保证数据不会被第三方轻易侦听，在数据应用服务的过程中难以被解读和察觉数据内容，以及部分数据因非预期的不可控因素遗失后，也会因不可解密而不会产生恶劣影响[37]。

（4）应用安全

包括针对精准医疗应用的身份认证、权限管理和日志审查等。大数据平台还对数据的访问权限做全面控制。不同用户、不同业务系统运维人员或系统管理员的权限不同，登录平台看到的业务系统的数据亦不相同。此外，精准医疗大数据平台还需经过安全审计与诸多管理手段，包括但不限于以下内容。

1）所有权限由医院控制和分发。

2）单独用户群组、角色及权限管理。

3）权限细化至每个人、每个字段。

4）用户无法自行注册，必须由医院管理员开通。

5）平台必须先登录再使用。

6）密码强度必须为大小写字母加数字的组合。

7）支持用户证书登录。

8）要求在医院内网使用。同时，平台会记录所有用户的数据访问及操作记录，方便事后审计。

（5）运营管理安全

提供数据管理的各项制度、政策，建立长期有效的管理机制。从数据使用规范、平台运维和支撑保障、精准医疗服务规章，以及其他精准医疗、远程医疗和大数据的政策规章等方面，对精准医疗大数据平台的安全运营加强管理，确保大数据平台及精准医疗应用良好、安全，且有一个高质量、高效率的运营环境。

（6）主机系统安全

除了针对精准医疗大数据平台的特点而制定安全有效的防护策略外，在整个服务层面也需要采用第三方系统安全服务来建立全方位的系统安全机制，以保护整个系统的安全性[38]。服务包括以下内容。

1）实时监控入侵：实时监控服务器和网络上的异常活动和数据流向，发现异常则实时报警。

2）漏洞追踪和修补服务：系统漏洞没有及时修复，也是大部分系统被入侵的主要原因，应尽量全面收集公开和未公开的系统漏洞，和服务系统比对，第一时间升级系统补丁，保证系统无漏洞，不给恶意攻击人员可乘之机。

3）渗透测试服务：在医院平台稳定和安全使用允许的前提下，院内大数据平台应定期模拟第三方进行入侵，检验整个系统的安全措施是否全面到位。

4）系统操作审计：记录 Linux/Windows 系统上的所有操作行为，为安全审计系统信息记录。

5）Web 安全防御系统：通过最新最全的扫描工具，对技术服务商提供的 Web 服务进行扫描，防止黑客通过 Web 的漏洞入侵，有效防范 SQL 注入、XSS 上传漏洞等致命问题。系统会进行实时更新，以阻断最新的攻击行为，还可以有效防止各种攻击的变形攻击。

6）登录安全系统：登录安全防御系统主要用于防止暴力破解和异常登录。可以有效识别和阻止针对 SSH、RDP、VPN、MAIL 系统等多种系统的暴力破解攻击。还可以在用户密码泄露后发现和锁定异常登录行为。

5.4　构建精准医疗大数据平台的价值

构建基于远程医疗系统的精准医疗大数据平台，可依托现有远程医疗网络搭建起精准医疗的数据采集体系，将组学数据与临床数据进行集中处理与关联，建立疾病的精准预防、精准诊治、精准用药等应用系统。然后借助远程医疗网络进行精准医疗的推广反馈，拓展精准医疗应用范围，可有效提升基层医疗机构的服务水平。

5.4.1　打破精准医疗数据共享障碍

精准医疗领域的数据涉及组学数据、临床数据和健康数据等多类数据，目前跨医院临床数据交互困难的问题严重阻碍了精准医疗的发展。通过大数据平台的构建可完成不同类别数据的采集、清洗、整合、存储与关联，实现跨医院的数据资源共享交互，避免各单位重复建设，为精准医疗应用和临床科研人员提供简单易用的大数据服务，满足精准医疗发展需要[39]。

5.4.2　推动我国精准医疗标准化建设

精准医疗作为新型的医疗卫生服务模式，可有效减少无效医疗与过度医疗，避免医疗资源浪费。相比欧美国家，我国精准医疗发展尚处于起步阶段，亟须加强相关标准化工作，保障精准医疗领域的快速健康发展。通过大数据平台的构建与应用，可建立诸多数据交互标准、平台建设标准和业务流程规范，为精准医疗的发展提供可借鉴的经验[40]。

5.4.3　创新精准医疗服务推广模式

基于组学数据传输与整理，实现对基因组学、表观组学、转录组学、代谢组学、蛋白组学等组学数据的分析，并实现智能化辅助临床诊断、精准治疗、个体化用药与康复护理等精准医疗应用。借助远程医疗网络体系，实现联网单位的协同，改变传统模式下各医院独自建设的局面，同时可形成完善的精准医疗服务内容建设、应用和反馈闭环，创新精准医疗服务的推广模式，有效减少医疗资源的重复投入与浪费。

5.5　构建精准医疗大数据平台运维模式的理论基础

有效的运维模式不仅要能保障大数据平台的平稳运行，还需要与信息系统的流程与业务发展相适应。精准医疗大数据平台是一种集成精准医疗数据处理链中各个模块的中间性组织，每个模块承担特定功能，各个模块之间有效协作，最终满足精准医疗大数据平台的需求和整体功能[41]。因此，为使精准医疗大数据平台在竞争市场中处于优势地位，需在与数据处理业务流程紧密结合的基础上构建合理有效的平台运维模式，并保持持续不断的创新，以保障大数据平台的可持续运行。

信息技术基础架构库（information technology infrastructure library，ITIL）能够与业务流程深度融合，并快速响应，能很好地适应信息系统的业务需求。ITIL已经在医疗、电力、交通等IT服务领域取得了广泛实践[42-44]。基于此，本研究借助ITIL管理方法，探索建立新型精准医疗大数据平台运维模式，以实现精准医疗大数据平台的快速响应和可持续发展。

5.5.1　精准医疗大数据平台的运维模式

运维模式，简单来说就是为目标对象的有效运作提供运营和维护管理的方法。

精准医疗大数据平台的运维则是为了保障大数据处理平台的推广、运营、安全、可靠、高效而进行的常规操作、响应支持和优化等，以提升大数据平台对精准医疗的业务支持，实现其价值[45]。精准医疗大数据平台的运维管理包括平台的运行和运营，以及贯穿平台的投入、使用、后期维护和获利，应该围绕平台的各个功能模块进行运维模式构建，致力于维护各大模块的有序运行，使精准医疗大数据平台成为更具效率、更有创新性、更具质量保证、更和谐的系统。

5.5.2　信息技术基础架构库

信息技术基础架构库（ITIL）是在 20 世纪 80 年代末由英国政府部门制定的信息技术基础架构库，适用于 IT 服务管理的时间准则，已在全球 IT 服务管理领域得到了广泛应用及认可[46]。ITIL 经历了从 V1 到 V3 的过程，引入了生命周期的概念，ITIL 的生命周期包含五个阶段和五个流程，五个阶段分别是战略阶段、设计阶段、转换阶段、运营阶段和改进阶段；五个流程分别是事件管理、问题管理、配置管理、变更管理和发布管理，包含了从业务需求到设计、运营，再到运维服务的持续改进，形成了良好的运维服务模式（图 5-4），能够适应业务的不断变化，提高运维服务的有效性和响应性[47]。

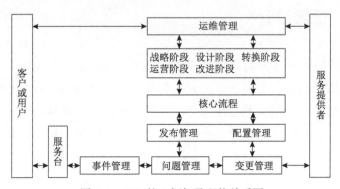

图 5-4　ITIL 核心框架及职能关系图

ITIL 的应用能够带来诸多价值。一方面，ITIL 能够与 IT 服务管理深度融合，通过问题管理及时发现运维管理中存在或出现的问题，做出快速响应和处理，实现企业和信息系统的快速响应，满足不断变化的需求，获得更高的顾客满意度[41]。另一方面，ITIL 能够与平台的业务流程深度融合，确保对业务流程的支持，在保证运行效率的同时降低运维成本，使管理费用更加可控[48]。因此，本研究采用 ITIL 方法构建面向精准医疗大数据平台的运维模式，以确保大数据平台的可持续运行。

5.6 精准医疗大数据平台运维模式的设计

5.6.1 运维战略

战略阶段是 ITIL 的第一个阶段，应明确运维的对象和战略目标，建立与精准医疗大数据平台相适应的运维模式，为运维管理统筹规划提供指导方向，明确目标。首先设定决策层，该层包含高级管理人员，其负责决定精准医疗大数据平台的发展方向及预期目标，审核大数据平台的运维规划及重大事项等。其次建立中心管理层，包含初、中级管理者，负责运维管理的各项事务、行政管理、规章制度和命令的上传下达等。最后建立运维层，负责现场或远程的运维检测和管理，识别问题并解决问题。

5.6.2 运维设计

运维设计即针对运维的具体情况设计运维的流程和任务分配。首先，对精准医疗大数据平台进行分析，熟悉大数据平台的运作流程，分配相应的运维工作人员具体负责相关模块的运维工作。然后，通过各个模块运维人员的相互协作，共同完成精准医疗大数据平台的运维工作，共同推进精准医疗大数据平台的有效运转。

5.6.3 运维转换

运维转换阶段主要是针对运维对象业务的变更所做出的反应。精准医疗大数据平台是经过需求分析构建的对精准医疗相关数据进行处理与分析的平台，根据分析结果辅助临床医护人员的决策。但是在实际运作过程中，随着时代的发展和需求的不断变化，精准医疗大数据平台不是一成不变的，要及时调整自身业务以适应时代的发展和新时期的需求。这就涉及大数据平台业务的变更，随之带来运维流程的变化。此时，需要相关部门提出变更申请，经有关部门审批后，运维部门按照需求对大数据平台进行业务变更。

5.6.4 运营阶段

运维运营即在运维过程中的活动，本书中的研究采用集中运维与分散运维相结合的运维方式，对于具体的业务模块，需要采用实地运维的方式为大数据平台提供运维服务支持，发现问题立即解决，以尽快恢复大数据平台的正常运行。当问题超出运维人员的能力时，应寻求高级运维人员进行协助；当判断该问题不能立即解决时，则上报服务台进行应急预案，以保证业务的连贯性[49]。

5.6.5 持续改进

在完成日常运维管理工作后，还需要对运维管理模式和过程进行效果评价与改进，以持续优化精准医疗大数据平台的运维管理，使其能够与不断变化的需求相适应。通过基于效果评价的运维模式的不断完善，可加强对精准医疗大数据平台的质量控制，提高其业务能力和顾客满意度。

5.7 精准医疗大数据平台运维模式的构建

5.7.1 基于 ITIL 的运维模式构建

根据对精准医疗大数据平台运维模式的设计和功能模块的分析，精准医疗大数据运维管理平台需采用集中运维与分散运维相结合的运维方式，不同的子系统提供不同的运维服务，最后都归属于集中的运维平台来管理，以促进精准医疗大数据平台的整体有效运作。因此，本研究基于 ITIL 理论，构建了面向精准医疗大数据平台的运维模式（图 5-5）。

5.7.2 运维模式分析

精准医疗大数据平台的运维要求首先确定运维战略，确定运维对象和职责，并根据业务需求进行运维人员配置。然后，采用集中运维和分散运维相结合的手段协调管理整个运维活动，在运维管理平台管理部门的统筹协调下，各运维模块相互协作，为精准医疗大数据平台的长期稳定运行提供保障。

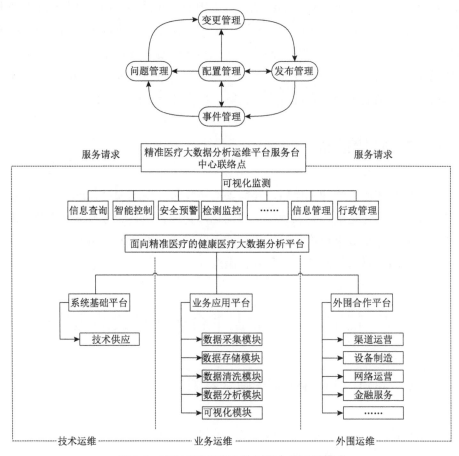

图 5-5　面向精准医疗大数据平台的运维模式

5.7.2.1 集中运维

可视化管理是对精准医疗大数据平台管理对象和管理内容相关数据信息进行呈现的必要要求，可以让运维管理人员清楚地了解管理对象的信息状态，以便快速做出反应[50]。因此，针对精准医疗大数据平台，需构建面向精准医疗的大数据运维管理平台，对大数据平台进行集中运维管理，包括信息查询、智能控制、安全预警、检测监控、信息管理和行政管理等。信息查询能够辅助运维管理人员清楚、简明地查询和掌握设备运营状态、数据分析进程等相关信息。智能控制能够实现对大数据平台的遥感控制，节省人力成本，做到远端控制。安全预警则是做到事前预防，根据实时监测数据预测平台各模块、各设备及网络的运行状态，进行流量控制和健康状况检查；检测监控是事中质控，对大数据平台中的运行情况进行实时监控、定期检测，实行例行检查。信息管理能够可视化地显示各种设备、数据库等的状态信息，从而进行有效管理。行政管理是运维管理平台的管理模块，负责管理账户信息、权限授予和文件、文档的管理等。

5.7.2.2　分散运维

精准医疗大数据平台包含 3 个子系统，即系统基础平台、业务应用平台、外围合作平台。系统基础平台为大数据平台提供基础建设，业务应用平台为大数据平台提供核心业务分析并辅助决策，外围合作平台为大数据平台提供对外联络服务。它们有不同的功能定位，为大数据平台提供不同的支持服务，起到不同的作用。因此，要采用分散管理的运维模式，从而为系统基础平台提供技术运维管理，监管大数据平台的底层基础信息建设，提供运维服务；为业务应用平台提供业务运维管理，对大数据分析的全过程进行质量检测、监管和控制；为外围合作平台提供外围运维管理，维护与外围合作商的良好关系，打造良好的业界口碑。

5.7.2.3　集中运维与分散运维相结合

精准医疗大数据运维管理的具体实施应根据现实需求，侧重于相应的运维模块，将集中运维与分散运维进行有效结合，以发挥更大的效用。在集中运维与分散运维协作过程中起重要作用的是精准医疗大数据运维平台服务台，服务台连接运维管理平台的各个功能模块，统筹协调，促进各模块之间的团结协作，以便中心管理层和决策层的统一管理，从而提高运维决策效率。

技术运维、业务运维和外围运维属于日常活动，是一个持续不断的过程，需要专门的运维团队去负责。可视化运维管理平台则可以通过远程集中管理，根据需求选择不同的功能模块进行定期或不定期的检测，并做出相应的运维管理活动。

各个运维模块均需将重大运维活动反馈和报备给运维平台服务台，由服务台收集运维信息并做出相应的反馈。服务台在接收到可视化监控预警或分散运维的服务请求后，会根据 ITIL 的五大流程进行处理，首先根据事件优先级，在不影响正常业务的情况下尽快地恢复服务，保证运维服务的效率和大数据平台的可持续性。之后提交问题，并对问题发生的原因进行分析，预防潜在故障的发生，提出变更申请，保证正确地配置信息，并对变更进行评估、批准，进而部署和发布新的运维服务，以支持整个精准医疗大数据平台的运维管理。

技术运维、业务运维和外围运维负责处理日常的运维活动，对超出能力范围的运维活动，应上报服务台，寻求更高级运维人员的协助或采取应急预案。可视化的集中运维负责远程监控各项运维活动，对检测的大数据平台运营情况进行监控，若有异常值或偏离预期，应及时报备服务台，必要时反馈给中心管理层或决策层进行质量控制。

5.7.3　精准医疗大数据平台运维的实施路径分析

构建合理有效的精准医疗大数据平台运维模式可以促进大数据平台的可持续发展，为精准医疗的发展提供数据处理与分析的支持。精准医疗大数据平台运维模式的实施路径可以从以下几个方面开展：①构建与运维模式相匹配的高效能组织架构，做好流程管理、信息管理、预案管理等日常管理工作，做到任务明确、措施到位、责任到人、人岗匹配、人事相宜。②建立实时监测、故障处理、安全防护和项目评估等日常工作的管理机制，从制度上规范人员行为和工作规则，形成日常运维工作的常态化管理，打造事前监测、事中处理、事后评估的良性闭环管理，做到故障的实时诊断、及时运维、定期评估，实现精准医疗大数据平台运维管理的快速响应。③形成统一的安全防护管理策略，通过对文件的加密、操作权限设置、进程监控、操作录屏、定期漏洞修复等措施加强运维过程的管理，从而提高运维过程的透明性，降低运维风险[51]。

小　　结

精准医疗的发展仍处于初期阶段，基于我国良好的远程医疗网络体系，通过构建精准医疗大数据综合服务平台，能切实满足精准医疗发展的需求，破解行业发展困境，有效推动我国乃至全球精准医疗的发展，为患者提供更精准、更高效、更专业的健康医疗服务。本章节通过对当前精准医疗应用与推广过程中遇到的问题进行总结，结合远程医疗的网络覆盖与信息传输优势，创新性地提出了构建基于远程医疗网络的精准医疗大数据平台，并对平台的构建原则、关键技术、总体架构、功能实现、安全体系等进行了探讨，对我国精准医疗大数据平台的建设具有良好的实践指导意义。精准医疗大数据平台是大数据时代背景下的产物，其为精准医疗的顺利开展和发展提供了技术支撑，而合理有效的运维模式能够维持和促进大数据平台的长期有效运行。本研究基于 ITIL 理论，通过对精准医疗大数据平台的功能模块进行分析，构建了集中运维与分散运维相结合的精准医疗大数据平台运维模式，这对提升大数据平台的效率和竞争力具有重要意义，也为精准医疗大数据平台运维管理提供了理论基础和指导。后期，随着精准医疗服务的广泛实践，可在此基础上寻找和构建更为完善的精准医疗大数据平台运维模式，以提高精准医疗大数据平台的效率，完善其运作模式，促进精准医疗的快速发展和精准医疗大数据平台的推广应用。

参 考 文 献

[1] Mirnezami R, Nicholson J, Darzi A. Preparing for precision medicine[J]. The New England Journal of Medicine, 2012, 366(6): 489-491.

[2] 詹启敏, 张华, 陈柯羽, 等. 精准医学总论[M]. 上海: 上海交通大学出版社, 2017.

[3] 石金铭, 赵杰, 卢耀恩, 等. 基于远程医疗的精准医疗大数据服务平台构建研究[J]. 中国卫生事业管理, 2020, 37(7): 484-486, 548.

[4] 翟运开, 路薇, 崔芳芳, 等. 基于 ITIL 的精准医疗大数据分析平台运维模式构建[J]. 中国卫生事业管理, 2020, 37(7): 487-488, 536.

[5] Matsumoto T, Shimizu T, Takai A, et al. Exploring the mechanisms of gastrointestinal cancer development using deep sequencing analysis[J]. Cancers, 2015, 7(2): 1037-1051.

[6] 杨咪, 杨小丽, 封欣蔚, 等. 论我国精准医学发展中的困境与出路[J]. 中国卫生事业管理, 2017, 34(4): 249-251.

[7] 詹启敏. 中国精准医学发展的战略需求和重点任务[J]. 中华神经创伤外科电子杂志, 2015, 1(5): 1-3.

[8] National Research Council (US) Committee on A Framework for Developing a New Taxonomy of Disease. Toward precision medicine: building a knowledge network for biomedical research and a new taxonomy of disease[M]. Washington(DC): National Academies Press(US), 2011, PMID: 22536618.

[9] 宋菁, 胡永华. 流行病学展望: 医学大数据与精准医疗[J]. 中华流行病学杂志, 2016, 37(8): 1164-1168.

[10] Consortium U, Walter K, Min J L, et al. The UK10K project identifies rare variants in health and disease[J]. Nature, 2015, 526(7571): 82-90.

[11] Coote J H, Joyner M J. Is precision medicine the route to a healthy world?[J]. Lancet, 2015, 386(9991): 336-337.

[12] Sharon F, Terry. Obama's precision medicine initiative[J]. Genetic Testing and Molecular Biomarkers, 2015, 19(3): 113-114.

[13] 刘旭. 中国将启动精准医疗计划 2030 年前投入 600 亿元[J]. 上海医药, 2015, 36(7): 80.

[14] 中国共产党中央委员会, 中华人民共和国.《 "健康中国 2030" 规划纲要》[J]. 中国预防医学杂志, 2019, 20(8): 770.

[15] 栗征. 六部门联合印发《 "十三五" 卫生与健康科技创新专项规划》[J]. 中医药管理杂志, 2017, 25(11): 189.

[16] 中华人民共和国科学技术部, 中华人民共和国国家卫生和计划生育委员会, 国家体育总局. "十三五" 卫生与健康科技创新专项规划[J]. 血管与腔内血管外科杂志, 2017, 3(4): 919-930.

[17] 中华人民共和国国家卫生健康委员会.国家卫健委印发国家健康医疗大数据标准、安全和服务管理办法(试行)[J]. 中国医药生物技术, 2018, 13(5): 431.

[18] 党建伟, 张耀东, 朱晓翠, 等. 学校信息化设备运维制度与管理机制研究[J]. 现代教育技术, 2019, 29(6): 96-101.

[19] 孔昭煜, 齐钒宇, 贾丽琼, 等. 数字地质资料馆平台智慧运维体系探索[J]. 中国矿业, 2018, 27(10): 78-80, 84.

[20] 周兆银, 谢春宁, 廖小烽, 等. 基于 BIM 技术的智慧小区运维平台构建[J]. 建筑经济, 2018, 39(6): 88-91.

[21] World Health Organization. Telemedicine: opportunities and developments in member states. report on the second global survey on ehealth [J]. Geneva: World Health Organization, 2010.

[22] Clark P A, Capuzzi K, Harrison J. Telemedicine: medical, legal and ethical perspectives[J]. Medical Science Monitor International Medical Journal of Experimental & Clinical Research, 2010, 16(12): RA261.

[23] Lopez A M, Avery D, Krupinski E, et al. Increasing access to care via tele-health: the Arizona experience[J]. The Journal of Ambulatory Care Management, 2005, 28(1): 16-23.

[24] Stanberry B. Telemedicine: barriers and opportunities in the 21st century[J]. Journal of Internal Medicine, 2010, 249(S741): 109-120.

[25] Li X, Bai Z, Yao Q, et al. Status quo of telemedicine in China [J]. Chinese Journal of Evidence-Based Medicine, 2013, 13(10): 1194-1199.

[26] Hua Y, Hua T. First exploration on the standards and academic organization of developed countries on telemedicine [J]. China Digital Medicine, 2014, 9(1): 23-27.

[27] Gong X, Su T, Yang K, et al. Study on telemedicine development in China [J]. Chinese Journal of Health Informatics and Management, 2015, 12(2): 160-164.

[28] Hu Y, Zhang Z. Skilled doctors in tertiary hospitals are already overworked in China[J]. The

Lancet Global Health , 2015, 3（12）: e737.

[29]　Kim J A. Telehealth in the developing world[J]. Healthcare Informatics Research, 2010, 16（2）: 140-141.

[30]　国家卫生和计划生育委员会. 国家卫生计生委就改善医疗服务 提升群众获得感举行发布会[C]. 国家卫生和计划生育委员会, 2018. [2018-8-15] http://www.china.com.cn/zhibo/content_50427074. htm.

[31]　医政医管局.《国家卫生计生委关于推进医疗机构远程医疗服务的意见》的解读[J]. 中国卫生监督杂志, 2014, 21（05）: 403-404.

[32]　Zhai Y, Gao J, Chen B, et al. Design and application of a telemedicine system jointly driven by videoconferencing and data exchange: practical experience from Henan province, China[J]. Telemedicine Journal and E-health: the official journal of the American Telemedicine Association, 2020, 26（1）: 89-100.

[33]　赵杰, 蔡艳岭, 孙东旭, 等. 远程医疗的发展现状与未来趋势[J]. 中国卫生事业管理, 2014, 31（10）: 739-740.

[34]　廖生武, 刘天峰, 赵云, 等. 欧美发达国家远程医疗服务模式对我国的启示[J]. 中国卫生事业管理, 2015, 32（10）: 730-732.

[35]　Shvachko K, Kuang H, Radia S, et al. The hadoop distributed file system mass storage systems and technologies（MSST）2010 [C]// Proceedings of the 2010 IEEE 26th Symposium on Mass Storage Systems and Technologies（MSST）. IEEE Computer Society, 2010: 1-10.

[36]　张静, 张洪亮. 基于密码技术的健康医疗大数据安全保障体系研究[J]. 信息安全研究, 2017, 3（7）: 652-656.

[37]　杨鑫. 基于云平台的大数据信息安全机制研究[J]. 情报科学, 2017, 35（1）: 112-116.

[38]　赵蓉, 何萍. 医疗大数据应用中的个人隐私保护体系研究[J]. 中国卫生信息管理杂志, 2016, 13（2）: 191-196.

[39]　Chaussabel D, Pulendran B. A vision and a prescription for big data-enabled medicine[J]. Nature Immunology, 2015, 16（5）: 435-439.

[40]　Hsu W, Markey M K, Wang M D. Biomedical imaging informatics in the era of precision medicine: progress, challenges, and opportunities[J]. Journal of the American Medical Informatics Association, 2013, 20（6）: 1010-1013.

[41]　徐锐. 数字出版共享平台构建与运营模式[J]. 中国出版, 2018,（1）: 40-44.

[42]　王聪. 基于 ITIL 的医院信息系统运维管理研究[J]. 现代电子技术, 2018, 41（22）: 14-16, 20.

[43]　戚伟强, 沈潇军, 洪建光, 等. 基于 ITIL 的电力信息自动化运维体系研究[J]. 现代电子技术, 2017, 40（3）: 153-156.

[44]　张孜, 林晓丽. 基于 ITIL 理念的交通信息设施运维管理系统设计与实践[J]. 交通运输系统工程与信息, 2011, 11（4）: 41-45.

[45]　尹隽, 葛世伦, 王念新, 等. 信息系统动态复杂性分析及运维策略设计[J]. 系统工程理论与实践, 2016, 36（2）: 484-493.

[46]　Blumberg M, Cater-Steel A, Rajaeian M, et al. Effective organisational change to achieve successful ITIL implementation: lessons learned from a multiple case study of large Australian firms[J]. Journal of Enterprise Information Management, 2019, 32（2）: 496-516.

[47] 张亚军, 张金隆, 陈江涛. IT 服务管理研究述评及未来展望[J]. 情报杂志, 2013, 32(6): 95-99.

[48] 王楠, 刘尔康, 汪俊华. 基于 IT 服务管理的运维体系[J]. 企业管理, 2016, 10: 110-112.

[49] 丁嘉鹏, 潘登, 魏勤. 基于信息技术基础架构库理念的 HIS 运行维护管理[J]. 中国医院管理, 2017, 37(10): 71-72.

[50] 于长虹. 智慧校园智慧服务和运维平台构建研究[J]. 中国电化教育, 2015, (8): 16-20, 28.

[51] 邢颖, 郎燕生, 李强, 等. 多级智能电网调控系统集中运维模式的探讨[J]. 电力系统保护与控制, 2018, 46(15): 142-148.

6

精准医疗领域大数据处理
过程的质量控制

精准医疗研究涉及临床、健康和生物组学等多种类型的数据，海量数据迅速积累，数据产生的速度远远高于现有数据分析效率的提升。精准医疗领域的大数据处理涉及数据采集、清洗、融合、集成整合和分析挖掘等过程，任何环节出现纰漏或错误均可对大数据的分析结果及精准医疗的应用效果等造成不可忽视的负面影响。因此，对精准医疗领域的大数据处理过程进行有效、合理的质量控制显得尤为必要。然而，目前如何利用大数据分析技术抽取原始数据蕴含的关键信息，如何实现数据内涵的可视化展示，如何保证数据质量及分析的可重现性，成为精准医疗领域大数据处理及其质量保证面临的挑战[1]。本章将从数据质量控制的必要性、质量控制内涵与标准、数据质量评价、数据质量控制体系构建、数据质量控制实施路径等方面，对精准医疗领域大数据处理过程的质量控制进行探讨。面向精准医疗服务建立规范的数据处理过程质量控制体系可有效保证数据质量，促进数据分析效率，提升数据价值，实现健康医疗大数据对精准医疗服务的有效支撑。

6.1 大数据质量控制的必要性

精准医疗的概念广博，现有研究对精准医疗的定义不完全相同，但公认的是精准医疗与大数据分析密不可分，有效的数据挖掘是精准医疗发挥个体化诊疗作用的前提[2-5]。有学者指出，建立完善的数据知识体系是精准医疗研究与实践的长远目标，精准医疗研究的大数据基础包括两个方面：一是数据来源，即获取组学数据；二是数据分析，通过对精准医疗大数据的深度挖掘进行医学信息和生物信息解读，建立基因型与表型之间的关联[6, 7]。测序技术的快速发展产生了大量的组学数据，为精准医疗研究与临床诊疗实践提供了充足的数据来源。数据分析的方法和工具也在不断发展，如深度学习、神经网络等分析方法。充足的数据源和高效的数据分析方法使得面向精准医疗的数据分析成为可能。然而，精准医疗数据来源丰富，数据结构不一，环境数据来源于环境监测，健康数据来源于疾病监测、健康体检等，临床诊疗数据来源于不同医疗机构的患者诊疗信息，组学数据主要来源于基因检测等。多源异构的数据类型使得数据分析面临诸多困难，若不进行有效的数据质量管理，将无法保证数据分析结果的可靠性、准确性。

数据质量控制是指在数据采集、存储、清洗、分析利用的过程中，通过采取一定措施使数据质量得到保证，以满足数据分析要求。精准医疗数据质量对数据使用、医疗决策有重要影响。在微观层面，精准医疗数据分析的目的主要包括探索疾病的发生发展、研究制订疾病治疗的新方案、辅助和促进新药研发、为疾病治疗提供依据等，即精准医疗的数据分析与生命科学研究息息相关，只有保障数据的高质量，才能保证为疾病研究与治疗提供准确的信息。在宏观层面，精准医疗服务是一种新型医疗服务模式，精准医疗研究成果决定了是否会带来新的医学模式变革，而数据分析是精准医疗研究的基础，数据质量决定了分析结果的质量，从而决定了精准医疗及医学未来的发展模式[3, 7]。综上所述，可以发现数据质量对精准医疗研究至关重要，因此建立面向精准医疗的数据质量控制体系十分重要。

6.2 精准医疗领域大数据质量的内涵与标准

6.2.1 数据质量内涵

精准医疗涉及健康数据、临床诊疗数据、组学数据，数据类型多样，既包括结构化数据、半结构化数据和非结构化数据，又包括系统运行生成的数据、仪器检测的数据、诊疗过程记录的数据等，从数据格式看，包括数值数据、文本数据、图片数据、影音资料等不同数据类型。精准医疗数据具有大数据的"5V"特征，其中数据量大和数据类型繁多是大数据的表现形式，而产生、积累速度快和价值密度低是大数据处理过程和结果的体现[8, 9]。

基于精准医疗数据特征，对数据质量进行分析，可以发现不同视角下对数据质量的理解是不同的。从数据使用者角度出发，数据质量是指数据适用于处理、分析等环节并满足用户需求的程度。数据质量的高低代表了该数据满足数据使用者期望的程度，这种程度基于使用者对数据的使用预期[10, 11]。但不同用户使用数据的目的不同、使用场景各异，对数据质量的要求也不尽相同，所以基于数据利用者视角的数据质量具有相对性、主观性，难以进行量化评价[12]。从数据生产者的角度出发，数据质量主要指一个信息系统在多大程度上实现了模式和数据实例的一致性，以及模式和数据实例在多大程度上实现了正确性、一致性、完整性和最小误差性[13]。基于该视角，能够对数据质量给予明确的评价标准，便于量化评价。但是在大数据环境下，数据的生产和使用往往是分离的，分别对应不同的主体。因此，基于数据生产者视角的数据质量内涵及其评价标准有其应用的局限性。从大数据的角度出发，有学者认为大数据质量不同于传统的数据质量，其目的主要是为了应用，所以大数据质量即为数据满足大数据分析应用要求的程度。与该观点类似，有学者认为数据质量取决于数据使用情景和数据用户的具体需求。总体看来，大数据环境下倾向以结果为导向、从大数据应用的角度对大数据质量的内涵进行界定。

6.2.2　数据质量标准

根据数据质量内涵对精准医疗数据质量标准进行分析，总体来说，精准医疗数据质量控制的目的是保障数据分析结果的可靠性，为精准诊疗服务提供可靠信息，因此精准医疗大数据应具备以下质量标准[14-16]。

1）完整性：主要指数据采集的完成性，要求数据准确、数据类型丰富、数据无缺失、可用性强。不完整的数据，其挖掘价值会大大下降，因此完整性是数据质量最为基本的一项质量标准。数据质量的完整性通常通过数据记录值和现有值进行评价。例如，在一项调查记录中，调查包含了我国 34 个省、自治区和直辖市，如得到的数据结果包含的地区记录小于 34，则表明存在数据缺失。

2）真实性：真实是数据的核心价值，要求所采集的数据与客观事实相符合，未经过不合要求的修改或删减，无数据造假。精准医疗涉及数据的来源较多，可通过规范数据产生的环境与过程来加强数据审核，从而确保数据的真实可靠。

3）规范性：所有数据按照统一的格式进行存储，保障数据存储格式规范、代码规范、管理规范、使用规范。一项数据的存储存在特定的格式，如手机号码必定是 13 位数字，区域类的编码规范格式为"北京"而不是"北京市"等，精准医疗涉及的各类数据在存储时也会制定相应的数据格式和标准，应自始至终按照规范的格式进行数据存储。

4）一致性：不同数据内容包含的信息是一致的，在数据操作过程中需要始终保持其一致性，如从不同来源获取的同一个人的性别、年龄等信息应是一致的。

5）准确性：各类数据所代表的信息准确可靠，与患者真实信息一致，包括原始数据的准确性，以及数据处理与分析结果的准确性。

6）唯一性：整体数据库中不包含重复数据，如以患者 ID 为识别信息的患者的病历数据，整个数据库中每一位患者的数据应是唯一的，不应重复出现。

7）时序性：患者临床诊疗信息是随着其病情发展而变化的动态信息，具有明显的时间相关性和顺序性[17]。

8）安全性：数据传输与存储安全，可防止外界未经授权者对数据进行访问、获取、泄露、修改或破坏。

9）可用性：处理后的数据内容完整、格式规范，满足数据分析需求，同时数据存储合理，可快速访问与调用。

10）价值性：主要指数据的精准诊疗价值，数据分析结果可用于辅助临床决策、指导个体化用药、节省医疗费用等。

数据质量标准决定了数据分析价值，只有具备以上数据质量要求，才能确保数据分析结果的可靠、可用。

6.2.3 数据质量的影响因素

数据质量问题贯穿于整个精准医疗大数据处理流程，数据处理的每一个环节都会对数据质量产生影响[18]。在数据采集环节，产生数据的各种设备、操作规范等均会影响数据源的完整性、真实性、准确性、一致性[14]。检测样本的纯净度、测序仪器的精准性、生物标记物的精确性、基因检测流程的规范性等会影响生物数据质量；病例信息录入的准确性、数据监测与核查、医院信息系统设计合理性、数据标准等会影响临床诊疗数据质量；健康信息的采集方式、采集人群、采集设备等会影响健康数据质量。此外，数据采集技术和存储管理也会影响数据质量。在数据预处理方面，数据清洗、数据融合、数据集成、数据归约与转换等操作是影响数据规范性、一致性、准确性、唯一性的重要因素[19]。精准医疗涉及的数据类型多样，如何实现多源异构数据的高效集成并建立标准规范的数据集是提升数据质量的关键。

在数据存储方面，选择合适的数据存储技术和存储介质可有效提高数据存取量和数据处理效率，提升数据的时效性、安全性、可用性和准确性等[20]。在数据分析阶段，分析工具与分析方法是影响精准医疗大数据分析结果可用性、价值性和准确性的重要因素。在数据呈现与应用方面，可视化技术选择将影响精准医疗数据的可用性、易于理解性和接受度，而对数据分析结果的解读将影响数据的利用价值。综上所述，发现数据采集、数据预处理、数据存储、数据分析、数据呈现与应用均会不同程度地影响数据质量，由此可建立精准医疗领域大数据质量的影响因素模型（图 6-1）。由模型可知，数据处理流程与数据质量密切相关，需建立贯穿数据处理全流程的质量控制体系，以保障数据质量。

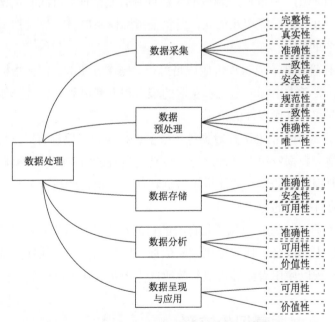

图 6-1 精准医疗领域大数据质量的影响因素模型

6.3　数据质量评价

数据质量的好坏、优劣需要以数据质量标准作为参照，采用相关指标和模型进行数据质量评价。数据质量评价是进行数据质量控制的必要前提，只有在进行数据质量充分评价的基础上，才有可能进行针对性的数据质量提升与控制。

6.3.1　数据质量评价原则

数据质量评价应注重以下原则。

1）科学性原则：质量评价的结果能正确反映数据资源的质量状况，应采用科学合理的评价指标和方法，依据科学的理论工具进行评价。

2）客观性原则：数据质量评价应符合实际、客观可信，评价指标的选择应考虑精准医疗领域多源异构数据的实际情况，能够反映精准医疗学科的数据情况。

3）系统性原则：精准医疗领域的大数据具有复杂性，可同时选择多个指标评价数据质量，每个指标应相互独立，但整个指标体系应具有层次性、系统性，避免各指标间的冲突。

4）可操作性原则：质量评价应该是可行、操作方便的，评价指标和方法应避免过于烦琐，要考虑指标的量化及获取的难易程度和可靠性，选择能反映数据质量的综合指标和具有代表性的指标。

5）针对性原则：精准医疗数据种类较多，数据的积累具有连续性，除了与其他健康医疗领域数据资源有共性之外，也有其自身的特殊性。数据质量评价应充分考虑各类数据资源的特征并能揭示数据特征，在指标的权重上予以区分，使得质量评价具有针对性的导向作用。

6）引导性原则：进行数据质量评价的目的在于了解数据资源的质量情况，为数据使用过程中的取舍、优化提供判断依据，以帮助使用者快速选择有针对性的信息，因此必须以使用者能够快捷有效地选择和获取有价值的数据信息为导向。

6.3.2　数据质量评价流程

数据质量评价的过程是将数据质量评价程序应用于目标数据或数据集并获取

精准医疗数据质量状态的一系列步骤，主要包括以下内容。

（1）数据质量需求分析

需求是数据使用过程中为解决遇到的问题而产生的数据不足感和求足感。在精准医疗数据分析过程中，其数据应用可能是出于发病风险预测、疾病诊断等不同目的，因此对数据的需求不尽相同。

（2）确定数据质量评价对象及范围

即确定评价的数据项或数据集根据精准医疗数据分析的情况，评价数据可能是组学数据、健康数据、临床诊疗数据中的一类或多类。

（3）选取数据质量维度及评价指标

质量维度是质量活动中客体的具体质量反映，在精准医疗领域，可根据数据质量标准及所要进行的数据分析实践活动，从数据完整性、准确性、可靠性等方面构建数据质量评级维度，并根据影响不同维度质量的因素，如人员、设备、操作等，确定各维度具体的评价指标。另外需要注意的是，要选用可测、可用、易理解、易接受与可被推广的质量维度作为评价指标准则项，在不同的数据类型、不同的数据产生阶段和不同数据处理环节，同一质量维度应有不同的含义和内容，应根据实际需求构建各质量维度的具体评价指标。一般数据质量评价由多个维度构成，每个维度由多个指标组成，单个指标的测量不能充分反映数据质量情况，也难以提供全面的数据质量信息，因此，精准医疗领域数据质量控制的实践中多采用多个维度和指标相结合的评价体系，对数据质量进行综合评价。

（4）确定质量测度及其评价方法

数据质量评价在确定评价的数据类型后，应根据数据特点确定具体的测度和实现方法。对于不同类型的数据，评价测度和实现方法一般是不同的，常用定性和定量相结合的方法对数据质量进行评定。

（5）评价实施

根据以上四步确定的评价数据对象、数据范围、评价维度和指标、评价方法等对数据质量进行客观的评价。在评价实施过程中应尽可能避免增加质量评价的干扰因素，最大程度地借助计算机及网络技术实现自动化处理，力求全面客观地反映数据质量的真实情况。特别是对于定量的质量维度，要科学确定测量的指标和方法，真实测量指标大小。

（6）评价结果分析与报告

评价实施后，应对比评价结果和目标，确定数据质量是否达标，并对数据质量进行等级评定。首先，数据质量等级评定建立在相应的质量分级方案基础上，该方案应根据相应的质量规范或使用者需求确定，也是判定数据质量成熟度的重要依据。其次，应事先对数据质量评价方案的有效性进行分析，确定方案是否科学合理。最后，根据数据质量评价等级和方案评价情况形成数据质量评价报告，记录数据评价过程、评价内容及评价结果，为后续数据质量的提升或有质量问题数据的处理等提供支撑。

6.3.3 数据质量评价方法

数据质量评价方法主要包括定量评价、定性评价、定量评价和定性评价相结合的方式[21]。下面将对这些方法进行逐一探讨。

（1）定量评价

定量评价是通过选定评价指标、数学模型等，结合具体的测量方法，对数据总体质量进行判断和评估。定量评价能够较好地保证数据质量评估结果的科学性和客观性，多用于结构化数据质量的评价。

1）定量评价指标：数据质量的定量评价指标总体可分为六类[22]。

A. 规范性：描述数据中符合规范性要求的比例。计算公式：数据集中符合规范的数据量/数据集中总数据量×100%。

B. 正确性：用来描述数据与真实数据的符合程度。计算公式：数据集中正确的数据量/数据集中总数据量×100%。

C. 一致性：描述数据结构与数据间相互关系符合逻辑规则的程度。计算公式：数据集中所有满足具体规则条件的数据量/数据集中总数据量×100%。

D. 可达性：用于描述数据量的大小对数据使用目标的满足程度。计算公式：能够获取的数据量/满足要求应获取的数据总量×100%。

E. 时效性：描述数据的时间特性对应用的满足程度。计算公式：数据集中未失效的数据量/数据集中总数据量×100%。

F. 完整性：描述信息的完整程度，主要包括三方面的内容，即实体完整性、域完整性和引用完整性。实体完整性要求数据表中的每一行须是唯一的，域完整性要求数据表每一列的取值须在该列的规约取值范围内，引用完整性具体定义一个关系数据库中不同数据表相关列之间的关联与引用关系。计算公式：数据集中所有满足条件的数据量/数据集中总数据量×100%。

在精准医疗领域的大数据分析中，常用的具体数据质量分析指标有缺失值、异常值、不一致的值、重复数据等。数据缺失主要包括整条数据记录的缺失和记录中某个字段信息的缺失，两者都会影响数据整体质量，造成数据分析结果的不准确。数据缺失产生的原因主要为信息无法获取、信息被遗漏、信息不存在等。异常值也称为离群点，数据异常值分析也称为离群点分析，检验数据是否有录入错误及是否含有不合常理的数据。在数据分析中若忽略异常值，可能导致数据结果出现重大偏倚。数据不一致是指数据的矛盾性、不相容性。在数据挖掘过程中，不一致数据的产生主要发生在数据集成的过程中，可能是由被挖掘数据来自不同的数据源、对于重复存放的数据未能进行一致性更新整理造成的。对不一致的数据进行分析可能会产生与实际情况相违背的挖掘结果。重复数据通常是数据在不同数据集中进行重复记录的情况。

2）定量评价方法：数据质量定量评价方法总体可分为三类：简单比率法、最小/最大值法、加权平均法[23, 24]。简单比率法指期望的结果（E）占总值（T）的比率，即 E/T，反映数据质量某些方面的好坏程度。当 E/T 值接近 1 时，表示数据质量较好，当其接近 0 时，表示数据质量较差[25]。最小/最大值法适用于衡量数据质量中需要对多种指标进行加和的维度，评价的关键是要找出各类指标中的最小值或最大值。最小值法是保守的评估方法，它赋予维度一个不超过它最差数据质量指标的值。最大值法是相对不保守的评估方法，一般适用于比较复杂的度量体系。加权平均法常用于多指标的综合评价，通过对不同指标进行权重赋值得出综合评价结果。

在采用具体指标进行分析时可采用不同的分析方法。缺失值分析通常对缺失值进行计数，分析每个变量的未缺失数、缺失数与缺失率等。异常值分析可通过频率分布表、频率分布直方图、茎叶图等描述数据分布，查找最大值和最小值，判断变量取值是否超出了合理范围。

（2）定性评价

数据质量定性评价一般是基于一定的评价准则与要求，根据评价的目的和数据使用者的需求，从定性的角度对精准医疗数据资源进行描述与评价。定性评价的实施主体需要对精准医疗具体应用领域有较深的了解，评价分析一般应由学科专家或专业人员完成。定性评价一般根据评价的目的和需求，依据一定的准则和要求，确定相关评价指标或评价体系，建立评价标准和赋值标准，由相关领域专家团队根据经验或专业知识对各指标进行打分或评定，最后统计出数据质量的综合评价结果。

（3）定性评价和定量评价结合

定性评价和定量评价结合是在定性评价的基础上引入量化指标，将定性评价结果量值化，以降低定性评价的主观性。例如，将专家定性评价的结果划分为等级数值，实现评价结果的数值化。常见的定性评价和定量评价相结合的方法有模糊综合评价法、层次分析法、德尔菲法。模糊综合评价法根据模糊数学的隶属度理论把定性评价转化为定量评价，即用模糊数学对受到多种因素制约的事物或对象做出一个总体的评价。层次分析法是将一个复杂的多目标决策问题作为一个系统，将目标分解为多个目标或准则，进而分解为多指标（或准则、约束）的若干层次，并采用定性指标模糊量化方法赋予各层次指标权重值，实现各指标的量化。德尔菲法是一种反馈匿名函询法，根据所要预测的问题向专家征询意见，并对专家的定性意见进行整理、归纳、统计，根据统计结果对预测事物的各指标赋予权重，从而实现指标量化。以上方法通过不同的方式将定性评价结果量化，是定性评价和定量评价相结合的分析方法。

6.4 面向精准医疗的大数据质量控制体系构建

面向精准医疗的大数据质量控制贯穿于数据采集、数据清洗、数据存储、数据分析与挖掘、可视化等数据处理的各个环节。因此，应依据数据处理流程建立全程的质量控制体系，确保精准医疗领域大数据的质量及其分析结果的可靠性[26]。

6.4.1 数据处理流程

面向精准医疗的大数据处理流程主要划分为以下几个步骤：数据采集、数据预处理、数据存储与管理、数据分析与挖掘、数据呈现与应用（图 6-2）。通过数据采集获取原始数据，接着对不同来源的异构数据进行处理与集成，生成可供分析的数据，在此基础上进行数据分析与挖掘，从而获取数据分析结果，并对结果进行可视化展示和解释，最后将数据分析结果应用于辅助临床决策。

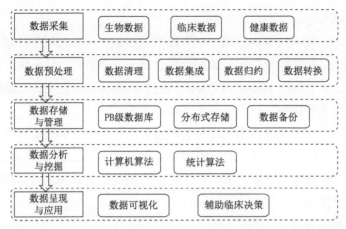

图 6-2   面向精准医疗的大数据处理流程

（1）数据采集

数据采集是针对精准医疗服务所需数据，从不同数据源实时或及时地收集各类数据，并传输至存储系统，采集的数据类型包括生物样本数据、临床诊疗数据、健康监测数据等。各类数据分散存储在不同的信息系统中，且数据类型复杂，因此应针对性地制定不同的数据采集方式，确保各类数据的有效采集与传输。现有研究中采用的数据采集方式有网络爬虫技术、使用特定系统接口、使用 Chukwa 与 Flume 等数据采集工具等[27-29]。

面向精准医疗的数据采集的渠道多种多样，针对不同类型的数据，有不同的数据采集方法。对于精准医疗领域这类保密性要求较高的数据，可以通过与相关厂商合作，使用特定系统接口等方式采集数据，该方法可以用于采集不同卫生医疗机构信息系统内的各类数据，包含电子病历、体检、死因监测及各类影像数据等，是目前精准医疗领域内主要的数据采集方法。而对于网络数据的采集，可以通过网络爬虫或者网站公开 API 等方式从网络上获取数据信息，将非结构化数据从网页中抽取出来，支持图片、音频、视频等文件的采集。对于精准医疗领域而言，该方法可用于采集医疗文献类数据。

目前主流的数据采集工具有以下几种。

1）Flume：流数据采集工具，Apache Flume 可以收集 Web 应用服务器、网络服务器、操作系统等流数据资源，将这些庞大的数据从各项数据资源中直接装载到目标数据库中。Flume 是一个高可用性、可靠和分布式的海量日志采集、聚合和传输系统，其设计原理是基于数据流（如日志数据）从各种网站服务器上汇集数据并存储到本地的集中存储器中。

2）Sqoop：Apache Sqoop 是一个开源数据传输工具，它用于将数据从结构化存储器（包括结构化的数据库、数据仓库、基于文档的系统等）抽取到大数据系统中，它整合了 Hive、Hbase 和 Oozie，通过 MapReduce 任务来传输数据，从而提升并发特性和容错性。

3）Kafka：在实际的数据采集与处理过程中，存在数据采集速度与处理速度不同步的情况，这时需要使用消息中间件来作为缓冲，Kafka 可以解决这个问题。Kafka 是一种开源的、分布式的、基于发布/订阅的消息系统，因其分布式及高吞吐率而被广泛使用。

（2）数据预处理

数据预处理主要是对不同来源的数据进行数据清洗、数据融合、数据集成、数据归约与数据转换等。数据清洗主要是对数据的不一致进行检测、识别噪声数据、进行数据过滤与修正等。数据融合与集成是将多个数据源的数据集成到一个大型分布式数据库或分布式存储集群中，形成集中、统一的数据库、数据立方体等。数据归约是在不损害分析结果准确性、可靠性的前提下降低数据集规模，使之简单化、归一化，包括维归约、数据归约、数据抽样等技术。数据转换的目的是实现数据统一，常用技术包括基于规则或元数据的转换、基于模型与学习的转换等，通过数据转换可改善数据的一致性和可用性[30]。

（3）数据存储与管理

数据存储是指建立数据仓库，对预处理后的数据进行统一、分类、标准化存储，实现数据的快速索引查询、加载调用等，以备下一步的数据分析利用。精准医疗领域大数据呈爆发式增长，应建立精准医疗研究专用的 PB 级数据库，并保证数据库的高扩展性。同时可采用分布式存储架构，保障数据的读写能力，并在不同节点上建立数据备份，保障数据安全。

（4）数据分析与挖掘

数据分析与挖掘是通过人工智能、机器学习、模式学习、生物统计等手段，从集成的海量数据中挖掘有效的知识或模式以辅助临床决策。该过程以数据为基础，以算法为手段，以获取知识为目标。目前常用的算法可分为六类：分布探索、关系探索、特征选择、异常探索、推测探索、趋势探索[31]。具体的分析方法包括聚类分析、关联分析、权重因子分析、回归分析、关联规则分析、神经网络方法、Web 数据挖掘等[32-35]。针对数据分析目的，可选择一种或多种分析方法探索数据蕴含的信息。

（5）数据呈现与应用

数据分析结果的呈现可采用可视化技术，利用计算机图形学及图像处理技术，将数据转换为图形或图像形式显示到屏幕上，有利于研究者从整体的角度把握数据的隐藏信息。大数据可视化分析技术一般分为两类：传统的科学可视化和信息可视化[36]。根据数据类型及结果呈现需求，选择合适的可视化方法，提高数据结果的可读性，以更好地辅助临床决策。数据应用是数据处理的最终目标，也是将数据分析应用于临床决策的关键。结合临床实践与精准医疗知识库等，对分析结果所代表的诊疗意义进行探究与分析，形成诊断或治疗建议报告，并将其应用于精准诊断、个性化治疗和精准用药等。

6.4.2　基于数据处理流程的数据质量控制体系

（1）精准医疗领域大数据质量控制体系的构建目标

数据质量控制是指对数据在计划、获取、存储、共享、维护、应用、消亡等生命周期的每个阶段里可能引发的各类数据质量问题进行识别、度量、监控、预警、处置等一系列管理活动，并通过改善和提高管理水平使数据质量获得进一步提高[37]。基于精准医疗研究需求，面向精准医疗构建的大数据质量控制体系需实现以下目标：①建立模式化的数据操作流程和数据错误预警、改善措施；②生成精确可靠的数据，满足数据分析利用的需求；③保障数据分析结果的可靠性，避免因数据质量问题而造成疾病精准诊疗的风险[3, 38]。

（2）基于精准医疗大数据处理流程的质量控制体系构建

精准医疗研究的数据质量控制贯穿于整个数据处理流程。本研究探讨的三阶段质量控制是面向全过程的质量控制体系构建模式，从事前质控、事中质控、事后质控三个阶段形成了质量控制的系统过程，其已被广泛应用于建筑工程、项目管理等领域[39, 40]。本书中的研究基于面向精准医疗的大数据处理流程，结合数据质量要求，采用三阶段控制原理，从"事前质控、事中质控和事后质控"三个方面制定面向精准医疗的大数据质量控制体系（图6-3）。

1）事前质控：是针对数据处理前的质量控制，主要包括规范数据来源、制定数据采集标准和数据处理流程标准等。首先，在数据产生阶段，数据源会影响数据的真实性、完整性、准确性、一致性，应建立数据采集的设备标准和操作规范，要求测序仪、健康数据测量终端、临床检查设备等仪器符合国家卫生医疗标准要

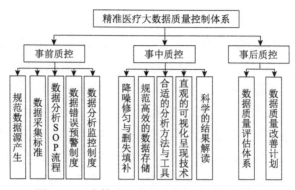

图 6-3　面向精准医疗的大数据质量控制体系

求，并对工作人员进行操作培训，确保操作的规范性，从数据产生的源头保障数据质量。其次，在数据采集阶段，制定数据格式标准，选择合理的方法实现数据的标准化采集，因精准医疗大数据来自不同的机构，需建立数据传输专用网络，保障数据传输的效率与质量[41]。再次，数据处理的每一个处理环节都会对数据质量产生影响，因此，面向精准医疗的大数据质量控制应树立全程质控思想，从数据采集到数据解读，制定数据处理全链条式的数据分析标准操作规程（standard operation procedure，SOP）流程，明确数据分析各环节的标准与要求，加强人员培训，规范工作人员的数据分析行为。最后，还应建立数据分析监控制度、错误预警与修改制度，开发面向精准医疗的数据分析监控平台，对数据分析全流程进行监控与错误预警，审核分析流程操作的规范性、方法的合理性，为改善数据处理流程提供依据。

2）事中质控：是对数据处理过程的质量控制，包括数据预处理、数据存储、数据分析与挖掘、数据呈现与应用等环节的质量控制。在数据预处理阶段，通过对数据进行降噪、修匀处理，过滤无效、混杂、重复数据，保留真实准确的数据。通过对缺失数据进行删除、填补，保障数据的完整性。通过制定数据集成规则实现数据的有效整合，从而提高数据可用性。在数据存储与管理阶段，制定数据存储格式标准，选择适用于不同结构数据的存储方式，保证数据的完整性、规范性、一致性、唯一性，实现数据的标准存储、高效查询与调用，提高数据的处理性能。在数据分析与挖掘阶段，根据数据应用情境与决策需求选择合适的数据分析技术与分析工具，提高大数据分析结果的可用性、价值性和准确性。在数据呈现与应用阶段，基于数据分析目的与应用情境调研，选择适用性强的可视化技术将重点数据分析结果进行全面直观的展示，提高数据解读效率。在数据结果应用时，参照现有的理论知识，结合临床诊疗经验，准确分析数据结果所包含的临床决策信息，保障数据结果解读的可靠性、准确性，实现健康医疗大数据在精准医疗辅助决策中的科学应用。

3）事后质控：是在数据分析结束后，通过建立数据质量评估体系对数据分析进行事后评价，并制定数据分析流程改善计划，以降低或避免因数据质量问题给精准医疗服务造成的不利影响，提升精准医疗领域大数据辅助临床决策的准确性和可靠性。数据质量评估体系以数据质量标准和数据结果的合理性为评价标准，制定评估流程，对数据处理的全流程进行评估，包括数据质量、分析方法、分析工具、分析结果、可视化效果等的评估。通过评估及时发现数据分析中的错误或不当操作，避免产生错误的数据信息。

数据质量改善计划主要包括明确数据质量改进目标、制定数据分析流程改善计划、实施数据分析改进、评估改善效果等多个环节。数据质量改善计划具体实施流程如下：①基于上述数据质量评估结果，结合数据应用需求，确定数据质量的改进要求与需达到的质量标准。②以数据质量改进目标为导向，制定数据分析流程的改善计划，包括改进数据预处理方法、优化数据存储模式、选择合适的分析方法与分析工具、完善数据处理流程等。③实施数据分析改善计划，同时进行数据分析过程的监督与审核。④对改善后的数据分析流程与分析结果进行效果评价，制定最终的全流程数据处理方法[19, 42, 43]。

6.5　精准医疗领域大数据质量控制的实施路径

6.5.1　数据质量控制面临的问题

数据质量是数据挖掘和分析的前提，精准医疗的主要目的是服务人群健康、达到疾病的个体化防诊治，因此面向精准医疗的数据质量控制对做出正确的疾病诊疗决策至关重要。然而，精准医疗领域数据的复杂性、多样性使得数据质量控制面临诸多问题。

（1）缺乏统一数据标准，数据融合困难

数据融合是利用计算机技术，将来自不同系统、不同传感器的信息以一定的规则进行整合、分析，并以此为基础完成决策、判断等。随着信息化与健康医疗的深度融合及医疗设备的发展，健康医疗信息产生的速度不断加快，临床、健康和组学等精准医疗相关数据总量不断扩大，但大量数据分散在不同的城市、医院、系统、设备，缺少收集、存储、分析、共享这些多源异构大数据的平台和应用系统。现有研究缺乏统一的数据标准和有效的数据融合技术，使得健康数据、临床诊疗数据、组学数据三类异构数据的交互融合面临重大挑战。

（2）数据量庞大，计算难度高

精准医疗所涉及的数据包含健康数据、临床诊疗数据、组学数据，每一类数据都拥有庞大的数据量，尤其是组学数据，一个人的基因组学数据约为3G，在实际基因测序中，一个人的数据量可达300G，因此精准医疗领域数据量之大可想而知。对于如此庞大的数据量，常规的运算设备和数据计算方法已无法满足数据处理的需求。

（3）缺乏知识支撑，数据挖掘困难

精准医疗是以人类基因信息为基础的个体化医疗，组学和大数据是精准医疗发展的基础。伴随着测序技术的快速发展，人们获取基因数据已较为容易，然而整个人类基因组中只有约3%的编码蛋白质，还有97%的遗传密码（非编码RNA），且非编码RNA与疾病和发育密切相关。当前，人们对遗传物质的解读非常有限，非编码RNA可能有着与蛋白质类似的功能与调控网络，但这些信息尚未明确。因此，在精准医疗研究中，人类基因信息的解读和知识支撑并不充分，且缺乏具有中国人特色的精准医疗知识库，许多基因与疾病的表型关联关系尚不明确，导致健康、临床、组学三类数据的融合挖掘较为困难。

（4）数据类型多样，容易出现错误

健康数据、临床数据、组学数据等三类数据的来源不同，分别产生于不同的设备、系统，因此在精准医疗研究中，三类数据需传输到同一个服务器进行共同存储与融合。然而，三类数据的复杂性在数据传输、清洗、融合、存储等过程中容易出现错误，可能出现数据错误混合，难以发挥其有效价值。三类数据不是独立的，数据间存在一定的关联，一旦发生混乱，将影响数据的准确性和有效性。

6.5.2　数据质量控制策略

精准医疗的大数据质量控制面临各种问题，因此在数据质量控制中应建立科学合理的控制策略，以数据质量标准为目标，对数据进行质量评价，并依据数据质量控制体系，对精准医疗涉及的大数据进行质量优化和提升[26]。

（1）建立数据标准，明确数据定义

通常，数据分析所涉及的数据集会有一个比较模糊的、有时也会是比较清晰的数据标准和数据定义。为了保证数据分析的正常运行，数据使用者必须在数据的标准和数据的定义上达成一致。为保证数据标准的科学性、全面性、通用性，需从精准医疗服务需求和医疗实践的角度出发，建立健康、临床、组学三类数据统一的数据标准和数据定义，并在全国医疗健康领域达成共识，以确保不同地区、机构的数据能够互通、融合与共享。在实际工作中，确定精准医疗的数据标准并不困难，然而我国医疗机构、研究机构众多，不同医疗机构、科研机构采用的数据标准很难统一。为确保在全国范围内建立统一的数据标准，需由相关政府机构联合医疗机构、精准医疗领域专家，设立数据管理委员会，联合制定数据标准，并在全国范围内进行推广应用。在制定数据标准和数据定义时，需仔细权衡数据定义和标准的科学性、实用性，确保标准符合数据属性，能够为精准医疗各类服务与应用提供高效的数据支撑。数据标准的建立有助于实现不同系统间多源异构数据的共享与互联互通，解决数据分散存储、数据"孤岛"的现象。

（2）构建数据质量评价体系

依据精准医疗领域的数据质量标准，建立科学合理的数据质量评估体系，采用量化的指标在数据分析前进行数据质量评估，当发现数据出现异常或错误时，能够及时发出警报，并快速、准确地进行定位，及时处理异常数据，避免对其他数据质量造成影响。数据质量评估有助于对数据进行明确、规范的管理。

（3）监控数据处理，建立可重复的数据收集、修改和维护流程

在进行数据质量控制时，数据的采集、分析、监控、维护必不可少，可依据数据质量评价体系，在数据接入后、格式转换后、清洗前、清洗后及抽取后等多个环节设置采集点，制定数据采集规则，并进行数据质量评价。数据的质量高低可以根据数据使用者的需求满足程度来评价，也可以通过与同类数据源的比较来评价，还可以通过与前一阶段的数据质量进行比较来评价。因此，在各个环节进行数据质量评价后，除了了解各个环节的数据质量，还可以在每次数据获取或发生转换后与前一时期数据质量进行比较，判断数据处理前后的质量提升情况。

此外，在精准医疗数据质量管理中面临的两个主要挑战是数据本身的复杂性和数据的快速积累。这两个客观因素的存在意味着精准医疗的数据质量控制永远没有终点，数据收集、数据修改与维护需不间断地进行。因此，在制订数据质量

的保证措施和数据质量指标时，必须保证这些措施和指标能够不断重复、持续发挥作用。

（4）进行数据稽核、数据校验、数据清洗，提升数据质量

数据稽核是指实现数据的完整性和一致性检查，提升数据质量。数据稽核是一个包含数据采集、预处理、比对、分析、预警、通知、问题修复的完整数据质量管控链条。通过数据稽核，可以发现数据中存在的质量问题，并及时进行处理。

数据校验是为保证数据的完整性而进行的一种验证操作，通常用一种指定的算法对原始数据计算出一个校验值，接收方用同样的算法计算一次校验值，如果两次计算得到的校验值相同，则说明数据是完整的。常用的数据校验规则如下：关联性检查不同数据表的 key 值关联是否存在；行级别，不同数据表的数据量是否一致；列级别，不同数据表的表结构是否一致，如字段数量、字段类型和宽度等是否一致；内容级别，不同数据表的内容是否一致；每个数据表的内容是否缺失。数据校验流程如下：配置校验规则，如字段映射等；配置调度规则，如调度频率等；配置报表模板，如稽核结果等。

数据清洗是指发现并纠正数据文件中可识别的错误，是处理数据错误的最后一道程序，包括检查数据一致性、处理无效值和缺失值等。清洗规则主要包括[38, 44-46]以下几点。

1）缺失值处理：具体处理方式包括根据同一字段的数据进行缺失值填充，如均值、中位数、众数等；根据其他字段的数据填充，如通过身份证件号码抽取出生日期等；设定一个全局变量进行缺失填补，如缺失值用"unknown"填充；直接剔除，避免缺失值过多影响结果；利用回归、贝叶斯等建模方法，对缺失值进行推断填补。

2）重复值处理：根据主键去重，利用工具去除重复记录；根据组合去重，编写一系列的规则，对重复情况复杂的数据进行去重。例如，对于不同渠道来的患者信息，可以通过相同的关键信息（如身份证号码）进行匹配，合并去重。

3）异常值处理：去除异常值，并根据同一字段的均值、中位数、众数等进行填充；直接剔除，避免异常值过多影响结果；设为缺失值，可以按照处理缺失值的方法进行处理。

4）不一致值处理：从根源入手，建立统一的数据体系，如指标（度量）、口径（维度）；从结果入手，设立中心标准，对不同来源的数据进行值域对照。

5）丢失关联值处理：重新建立数据关联，并进行丢失值填补。

（5）建立数据质控知识库

数据质控知识库是对数据质量管理经验的积累，通过在数据质量控制系统中加入知识库，构建数据清洗的规则库和数据质量管理的方案库。一方面，可以将数据质量控制过程中遇到的问题、解决方案等进行整理归类，包括数据质量问题的诱发原因、形成机制、出现问题的关键环节、解决对策等，将其归纳到知识库中可实现数据质控的经验积累，当再次发生同类型质量问题时能够借鉴先前经验及时处理[47]。另一方面，通过建立完善的精准医疗领域大数据质量控制知识库，优化数据管理流程，可有效提高数据管理能力，实现知识共享，提高临床医生、实验人员等收集和整理数据的综合能力，提升数据质量。

（6）发展大数据技术，提高海量数据处理能力

在大数据时代，数据类型越来越丰富，数据量随着研究积累也在快速增长，传统的数据存储和分析技术已无法满足大数据管理的需求，需创新大数据技术，提高海量数据处理能力[48]。首先，可通过开发新型数据库技术优化数据存储结构，提高数据传输效率和海量数据处理效率。其次，根据精准医疗领域大数据特点，研究更为有效的数据清洗方法、清洗软件和数据质量检测方法。最后，在数据处理方面，通过发展机器学习等大数据处理技术，开发数据分析软件，提高数据处理能力，探索深层次的数据信息。

（7）不断改善和优化数据质量控制流程

数据的质量改进是一个持续的过程，一时的质量改进无法保证永久的高数据质量。因此，可通过一个不断改进的流程，持续不断地排除错误，对数据进行整合和标准化，最后达到改进流程的自动化，从而提高数据质量、改进效率。需要注意的是，排除错误、数据整合和数据标准化并不容易，负责数据质量的研究者应不断研究适用于精准医疗数据质量改进的新方法，优化数据质量控制流程。

（8）把数据质量控制责任落实到人

精准医疗领域的数据产生涉及临床医护人员、实验技术人员、公共卫生工作人员等，这些数据产生相关人员是数据质量的基础保障。精准医疗数据质量优化工作繁重，若能在数据产生源头保证数据质量，将大大降低数据质量控制的难度。因此，在数据产生阶段，应制定统一的数据标准，并对相关人员进行培训，确保产生的数据准确、规范。此外，对于负责数据清理和维护的工作人员，应制定明确的数据质量管理目标与工作流程，规范数据操作，定岗定责到人，确保数据质量达到预期目标。

小　　结

精准医疗的发展以大数据为支撑，如何科学、智能地分析、解读相关大数据成为精准医疗发展的关键环节。精准医疗领域数据的复杂多样决定了精准医疗大数据质量控制的必要性。面向精准医疗，从数据获取到数据解读，制定覆盖数据整个生命周期的大数据质量控制体系对大数据的分析与应用至关重要，可有效提升数据的质量，保障数据分析结果的可靠性，确保对精准医疗临床决策提供可靠准确的数据信息，实现面向精准医疗的大数据分析价值。本章内容通过探讨制定面向精准医疗的大数据质量控制体系，为规范精准医疗领域大数据处理、保障从海量数据中获取准确可靠的医疗信息提供重要的支撑。

参 考 文 献

[1] Gligorijević V, Malod-Dognin N, Pržulj N. Integrative methods for analyzing big data in precision medicine[J]. Proteomics, 2016, 16(5): 741-758.

[2] Hulsen T, Jamuar S, Moody A, et al. From big data to precision medicine[J]. Frontiers in Medicine, 2019, 6: 1-14.

[3] Leff D R, Yang G Z. Big data for precision medicine[J]. Engineering, 2015, 1(3): 277-279.

[4] 黄小龙, 罗旭, 汪鹏, 等. 基于健康医疗大数据的精准诊疗实施路径探讨[J]. 中华医院管理杂志, 2017, 33(5): 369-372.

[5] 杨咪, 杨小丽, 封欣蔚, 等. 论我国精准医学发展中的困境与出路[J]. 中国卫生事业管理, 2017, 34(4): 249-251.

[6] Collins F S, Harold V. A new initiative on precision medicine[J]. The New England Journal of Medicine, 2015, 372(9): 793-795.

[7] Hopp W J, Li J, Wang G. Big data and the precision medicine revolution[J]. Production and Operations Management, 2018, 9: 1647-1664.

[8] Zhang X, Pérez-Stable E J, Bourne P E, et al. Big data science: opportunities and challenges to address minority health and health disparities in the 21st century[J]. Ethnicity & Disease, 2017, 27(2): 95-106.

[9] 张云宏, 郑萍. 健康医疗大数据研究现状与展望[J]. 西北国防医学杂志, 2016, 37(9): 610-614.

[10] Kahn B K, Strong D M. Product and service performance model for information quality: an update[C]// Third Conference on Information Quality (IQ 1998). DBLP, 1998.

[11] Francalanci C, Pernici B. Data quality assessment from the user's perspective[C]// IQIS 2004,

International Workshop on Information Quality in Information Systems, 18 June 2004, Paris, France（SIGMOD 2004 Workshop）. ACM, 2004.

[12] 莫祖英. 国内外信息质量研究述评[J]. 情报资料工作, 2015, 36（2）: 29-36.

[13] Ferreira J D, Inácio B, Salek R M, et al. Assessing public metabolomics metadata, towards improving quality[J]. J Integr Bioinform, 2017, 13; 14（4）: 20170054.

[14] 莫祖英. 大数据处理流程中的数据质量影响分析[J]. 现代情报, 2017, 37（3）: 69-72, 115.

[15] Sidi F, Panahy P H S, Affendey L S, et al. Data quality: a survey of data quality dimensions[C]// International Conference on Information Retrieval & Knowledge Management. IEEE, 2012.

[16] Batini C, Scannapieco M. Data Quality Dimensions[M]//Batini C, Scannapieco M. Data and Information Quality: Dimensions, Principles and Techniques. Cham: Springer International Publishing, 2016: 21-51.

[17] 金兴, 王咏红. 健康医疗大数据的应用与发展[J]. 中国卫生信息管理杂志, 2016, 13（2）: 187-190.

[18] 胡雄伟, 张宝林, 李抵飞. 大数据研究与应用综述（中）[J]. 标准科学, 2013, （10）: 18-21.

[19] 陈永红. 健康大数据预处理方法研究与实现[D]. 成都: 电子科技大学, 2018.

[20] 张淑芳, 彭康, 宋香明, 等. DNA 数据存储技术研究进展[J]. 计算机科学, 2019, 46（6）: 21-28.

[21] 孙俐丽, 袁勤俭. 数据质量研究述评: 比较视角[J]. 农业图书情报, 2019, 31（7）: 4-13.

[22] 张胜. 数据质量评价指标和评价方法浅析[J]. 科技信息, 2014, （2）: 259.

[23] Feder S L. Data quality in electronic health records research: quality domains and assessment methods[J]. Western Journal of Nursing Research, 2018, 40（5）: 753-766.

[24] Pipino L L, Lee Y W, Wang R Y. Data quality assessment[J]. Commun ACM, 2003, 45（4）: 211-218.

[25] 刘金晶, 王梅. 大数据下的数据质量评价指标构建实践[J]. 计算机技术与发展, 2019, 29（10）: 46-50.

[26] 崔芳芳, 翟运开, 高景宏, 等. 面向精准医疗的大数据质量控制研究[J]. 中国卫生事业管理, 2020, 37（6）: 408-410, 413.

[27] 卜伟玮, 王永超, 崔立真, 等. 基于网络爬虫技术的健康医疗大数据采集整理系统[J]. 山东大学学报（医学版）, 2017, 55（6）: 47-55.

[28] 李维, 计虹. 基于 Hadoop 的医院数据利用探索与实践[J]. 中国卫生信息管理杂志, 2016, 13（1）: 70-74.

[29] 张川, 邓珍荣, 邓星, 等. 基于 Chukwa 的大规模日志智能监测收集方法[J]. 计算机工程与设计, 2014, 35（9）: 3263-3269.

[30] Marwah V S, Scala G, Kinaret P a S, et al. eUTOPIA: solution for omics data preprocessing and analysis[J]. Source Code for Biology and Medicine, 2019, 14（1）: 1.

[31] 罗堃, 代屈. 数据挖掘技术在医疗大数据中的应用研究[J]. 信息与电脑（理论版）, 2016, 6: 45-47.

[32] 张天宇. 基于关系数据库关联规则的疾病发展变化趋势研究[D]. 兰州: 兰州大学, 2017.

[33] Sugam Sharma, Udoyara S Tim, Johnny Wong, et al. A brief review on leading big data models[J]. Data Science Journal, 2014, 13: 138-157.

[34] 李晓雪, 郑静晨, 李明, 等. 基于医疗数据的属性约简聚类分析算法[J]. 医学信息学杂志, 2016, 37(4): 59-62.

[35] Kim J, Kim J, Kwak M J, et al. Genetic prediction of type 2 diabetes using deep neural network[J]. Clinical Genetics, 2018, 93(4): 822-829.

[36] Scarle S, Walkinshaw N. Visualising software as a particle system[C]// IEEE Working Conference on Software Visualization (VISSOFT 2015). IEEE, 2015.

[37] Liao W, Wang D, Wang G, et al. Quality control and evaluation of the observed daily data in the North American soil moisture database[J]. Journal of Meteorological Research, 2019, 33(3): 501-518.

[38] 石乐明, 郑媛婷, 苏振强, 等. 大数据与精准医学[M]. 上海: 上海交通大学出版社, 2017.

[39] 王辉. 房屋建筑工程监理单位项目质量管理实践[D]. 上海: 上海交通大学, 2013.

[40] 张剑. 论工程项目质量控制原理与应用[J]. 中国城市经济, 2011, 29: 290.

[41] 杨柔坚. 浅谈如何做好大数据审计中的数据采集工作[N]. 中国审计报, 2019-05-15(006).

[42] Mirnezami R, Nicholson J, Darzi A. Preparing for precision medicine[J]. The New England Journal of Medicine, 2012, 366(6): 489-491.

[43] 陈军成, 丁治明, 高需. 大数据热点技术综述[J]. 北京工业大学学报, 2017, 43(3): 358-367.

[44] 赵一凡, 卞良, 丛昕. 数据清洗方法研究综述[J]. 软件导刊, 2017, 16(12): 222-224.

[45] 杨尚林. 基于机器学习的多源异构大数据清洗技术研究[D]. 南宁: 广西大学, 2017.

[46] 陈黎静, 谢桦, 曹剑峰, 等. 医疗大数据网格化清洗策略[J]. 医学信息学杂志, 2017, 38(2): 38-42.

[47] 韦虎. 大数据背景下数据质量管理优化对策[J]. 信息与电脑(理论版), 2019(1): 223-225.

[48] Scott I A. Hope, hype and harms of big data[J]. Internal Medicine Journal, 2019, 49(1): 126-129.

7

面向精准医疗的大数据治理

    大数据的发展带来了数据安全更难防护、系统更易被入侵、安全策略更难实行、安全认证系统更显不完善等数据安全问题。相较传统数据，大数据时代的数据获取方式、传输媒介、存储规模、访问特点、分析方法、平台支撑和技术架构均有了很大不同。与此同时，在健康医疗领域，医疗卫生机构在面对大数据时的组织架构和业务流程也相应发生了转变，这些新特征对数据安全也提出了全新挑战。在大数据环境下，一方面需要解决大数据平台自身的安全，另一方面则需要对平台上的数据开展全生命周期的安全防护。随着数字经济的快速发展，传统的数据安全技术已无法满足大数据环境下的信息安全保障诉求，值此之际，整合技术、政策和机制的大数据治理逐渐受到广泛关注与探索应用，成为大数据领域的新兴热点命题[1, 2]。

    如何将海量的健康医疗数据应用于临床决策、疾病治疗和个体化用药？如何利用大数据平台优化疾病防诊治方案、医疗服务流程和患者的康复护理？如何利用大数据更科学地制定疾病预防与控制政策、实现疾病的早期预防、早期发现、早期诊断、早期治疗？这一切都离不开大数据治理。精准医疗对数据有着高质量要求，有效的大数据治理可以成为精准决策的支持，但目前尚未有学者对精准医疗领域的大数据治理进行研究。面对精准医疗领域的大数据，对其进行有效的大数据治理可充分实现数据价值，确立精准医疗的大数据治理框架对大数据治理提供了指导性意义。本书中的研究基于大数据治理的概念和内容，以及对精准医疗领域健康医疗大数据特点的分析，参考 IBM 数据模型，构建了面向精准医疗的健康医疗大数据治理框架，并对其实施路径进行了探讨。研究结果对提升精准医疗领域的大数据治理能力、促进精准医疗基于大数据的服务创新和价值创造、实现精准医疗大数据的健康医疗服务价值等，具有重要意义。

7.1　大数据治理的概念

7.1.1　数据治理

由于应用目标、切入视角和侧重领域不同，目前有关数据治理的定义多达几十种，尚未形成有关数据治理的统一标准定义。对此，国际数据管理协会 DAMA 数据管理知识体系指南（DAMA Data Management Body of Knowledge，DAMA-DMBOK）、数据治理研究所（The Data Governance Institute，DGI）、信息及相关技术控制目标（Control Objectives for Information and related Technology，COBIT）和 IBM 数据治理委员会等权威机构分别提出了各自较有代表性的定义，也是目前较为普遍接受和认可的定义[3]。DMBOK 认为数据治理（data governance）是对数据资产管理行使权力和控制的活动集合，涵盖计划、监督和执行等环节。DGI 将数据治理定义为对信息相关过程的决策权和职责体系，这些过程遵循"在什么时间和条件下、用什么方式、通过谁、对哪些数据、采取怎样的行动"的方法来执行[4]。COBIT 5 将数据治理的概念等同于信息治理，主要包含三个层面的内容，即确保信息利益相关方的需求、条件和选择得到评估，以达成平衡一致的企业目标；确保通过优先排序和决策机制为信息管理职能设定方向；以及确保基于达成一致的方向和目标对信息资源的绩效和合规性进行监督[3, 5]。而 IBM 认为，数据治理是针对数据管理的质量控制规范集合，它将严密性和纪律性贯穿于企业的数据管理、利用、优化和保护过程中[6]。

从上述有关数据治理的概念可以看出，数据治理的目标是在整个数据资产的管理过程中确保数据管理、利用、利益划分、职责分配等决策环节始终是正确的、及时的且有前瞻性的，确保数据管理活动均处于安全、有序、规范和可控的状态，最终实现数据资源价值的最大化；数据治理的职能是"决定如何做决定（decide how to decide）"，数据治理必须回答为什么、什么时间、有何条件、在哪些领域、由谁决策、做哪些决策等数据管理和决策过程中所遇到的问题，同时评估数据利益相关方的具体需求、条件和选择，以达成目标一致的数据资源获取和管理；数据治理的核心是数据资源管理的决策权分配及职责分工，专注于通过什么机制才能确保做出有关数据资源处置的正确决策；最后，数据治理必须遵循正式、书面、可重复、可循环、标准、获得广泛认可的过程与规范[3, 5, 7]。

数据治理是诸多数据问题的全面解决之道。根据国际数据管理协会（DAMA）的定义，数据治理是指对数据资产的管理活动行使权力和控制的活动集合（规划、监控和执行）。作为 DAMA 数据管理职能框架的 10 项职能之一（图 7-1），数据治理处于核心位置，起着指导其他数据管理职能如何执行的作用，它通过制定正确的政策、操作规程，确保以正确的方式对数据和信息进行管理。

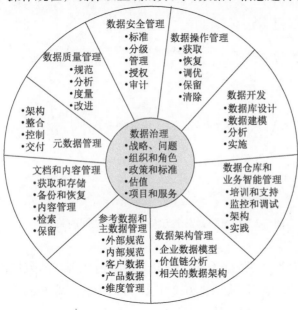

图 7-1　DAMA 数据管理职能的总体架构

7.1.2　大数据治理

从微观层面，大数据治理主要是从策略和程序的角度定义，即描述数据怎样在它的生命周期内有用，同时兼顾数据管理的组织策略和程序。从中观层面，大数据治理是企业数据可获得性、可用性、完整性和安全性的部署和全面管理。从宏观层面，大数据治理是通过制订与大数据有关的数据优化、隐私保护和数据变现等策略，实现大数据的安全可控、价值提升，并提供不断创新的大数据服务，同时对大数据管理进行评估，指导和监督大数据治理的体系框架。总之，大数据治理包含大数据全生命周期内使用的技术、管理规范与政策制度，技术层面上涵盖大数据管理、存储、质量、开放共享、安全与隐私保护等多个方面。在这里，数据安全是大数据治理的主要环节，包括用以搭建大数据平台所需的安全产品和服务，以及围绕信息安全展开的大数据全生命周期的安全防护。相关技术手段包含大数据系统安全、大数据管理运营、敏感数据梳理和大数据审计等。信息治理、大数据治理和数据安全的关系如图 7-2 所示。

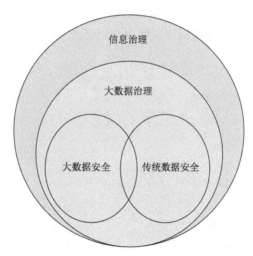

图 7-2　传统数据安全与大数据治理之间的关系

　　目前比较权威的"大数据治理"的定义是由国际著名的数据治理领域专家 Sunil Soares（桑尼尔·索雷斯）在 2012 年 10 月出版的专著 *Big Data Governance: An Emerging Imperative* 中提出的。在此书中，桑尼尔·索雷斯将大数据治理定义如下：大数据治理是广义信息治理计划的一部分，即制定与大数据有关的数据优化、隐私保护和数据变现的政策[8, 9]。在此定义中，作者主要论述了大数据治理过程中如下几方面的要义[3, 9]。

　　1）大数据是广义信息治理计划的一部分，应该纳入现有的信息治理框架。扩展信息治理规范的外延，拓宽信息治理委员会成员的范围，将大数据与元数据、隐私、数据质量和主数据等信息治理准则相结合。

　　2）大数据治理涉及政策制定，大数据治理的工作就是制定策略。

　　3）大数据必须被优化。进行数据质量管理，定期净化大数据；进行信息全生命周期管理，对大数据进行存档、备份、删除等处理。

4）大数据的隐私保护至关重要。建立防止大数据误用的适当政策。

5）大数据必须能够变现，即能够被货币化，创造商业价值。

6）大数据治理必须协调好跨职能部门的潜在目标和利益。

综上，大数据治理可以认为是广义信息/数据治理计划的一部分或最新发展阶段，制定与大数据优化、隐私、安全和货币化等相关的政策需要协调多个不同利益相关方的目标和利益诉求，并对整个大数据管理和利用的过程进行评价、指导和监督，通过制定方针政策、建立组织架构体系、明确职责分工等，最终实现大数据的安全规范、风险可控、效率提升和价值创造，面向不同用户和业务需求提供持续创新的大数据服务[3, 10, 11]。

虽然大数据治理本质上是数据治理的最新发展阶段且数据治理的方法论大多同样适用于大数据治理，但是相较传统数据治理，服务创新是大数据治理与之最显著的区别，隐私保护在大数据治理中也变得更为重要，大数据治理过程的质量控制更趋严格，大数据治理还需要制定特定的规则，以对大数据的全生命周期进行规范、管理、监督，从而降低安全风险和运维成本[3, 12, 13]。大数据为传统数据治理工作带来很多方面的扩展，主要包括[10, 14-16]：①在政策/流程方面，大数据治理覆盖大数据的获取、处理、分析、应用、存储、安全等环节，需要为大数据设置职责明确的数据管理专员制度，还需考虑大数据与主数据管理能力的集成，对大数据进行定义和规范，以统一主数据标准；②在数据生命周期管理各阶段，如数据存储、保留、归档、处置时，要考虑大数据保存时间与存储空间的平衡，大数据数量巨大，应识别对业务有关键影响的数据元素，检查和保证数据的质量；③在隐私方面，大数据治理考虑社交数据的隐私保护需求，制定相应政策，且将大数据治理与企业内外部风险管控的需求建立联系。

7.2 大数据治理的现状

根据国际数据公司（International Data Corporation，IDC）的报告，2014 年全球大数据市场规模是 285 亿美元，2015 年达到 384 亿美元，同比增长 34.7%，而 2017 年市场规模达到 721 亿。有研究预测，2021 年全球大数据规模将达到 2347 亿[17, 18]。在国家总量层面，2015 年，我国大数据市场规模达到 115.9 亿元，2016 年达到 168 亿元，同比增长 45%，预计到 2022 年将达到 735 亿元[19, 20]。在健康医疗领域更为突出，报告显示，2015 年有 5000 万人拥有个人基因图谱，每个基因组序列文件大小约为 750MB；而临床医疗过程中，一张普通 CT 图像便含有约 150MB 的数据，一个标准的病理图则接近 5GB 大小，将这些数据量乘以人口数量和平均寿命，估计仅一个社区医院积累的数据量就可达到 TB 级甚至 PB 级[19, 21]。

随着大数据井喷式增长与积累，数据安全和隐私保护问题接踵而来且层出不穷。例如，近年来，美国运动品牌安德玛 1.5 亿用户信息遭泄露、瑞士数据管理公司 Veeam 暴露 4.45 亿条数据、Facebook 的 8700 万用户数据遭泄露、万豪酒店 5 亿用户入住信息遭泄露、圆通 10 亿条快递信息遭泄露、华住集团旗下酒店 5 亿条用户数据遭泄露等。数据安全已成为大数据及其治理领域面临的严峻挑战。据统计，2016~2018 年我国传统数据安全产品市场规模持续高速增长，2018 年的产品市场总规模达到了 30.9 亿元。2018 年的数据泄露防护市场规模达到 8.7 亿元，同比增长 11.5%，而数据库安全审计与防护市场规模达到 12.5 亿元，同比增长 19%。有效解决信息安全问题是大数据治理的主要工作内容之一，也是推动大数据治理工作落实的重要因素。因此，近年来，国内外争相布局大数据治理领域，使数据治理技术得到了快速发展。

7.2.1 国外数据治理

（1）数据治理理论

在数据治理的理论研究领域，DAMA、国际信息系统审计和控制协会（The Information Systems Audit and Control Association，ISACA）、DGI、IBM 数据治理委员会、Gartner 公司等均做出了许多开创性的贡献。这些组织机构的主要工作是对数据治理要素诸如原则、范围、流程、促成因素等进行解构、分析、总结、集成和提炼，并以此为基础进行自成体系的数据治理框架的构建。

1）DAMA 的理论成果：如图 7-1 所示，DAMA 对数据管理的十大功能进行了总结，即数据治理、元数据管理、数据质量管理、数据安全管理、数据操作管理、文档和内容管理、参考数据和主数据管理、数据架构管理、数据开发、数据仓库和业务智能管理等，其中数据治理居于核心位置。DAMA 认为数据治理包含目标与原则、技术、组织与文化、活动、实践与方法、角色与职责、主要交付物等七大环境要素，数据治理是对数据资产管理行使规划、监控、执法等权力和控制，其重点是建立十大功能与七大要素之间的对应关系，解决好两者之间的匹配问题[3]。

2）ISACA 的理论成果：COBIT 是 ISACA 面向过程制定的信息系统审计与评价标准，目前已更新至 5.0 版，其已成为国际公认的信息技术管理与控制框架。COBIT 5 是一种自上而下的、基于原则的框架，规约了数据治理的端到端覆盖企业、启用一种综合的方法、满足利益相关方需求、采用单一集成框架、严格区分数据治理与管理等五项基本原则[14, 22, 23]。

3）DGI 的理论成果：DGI 通过组织、规则、过程三个层面，总结了数据治理的十大关键因素，并基于此构建了自己的数据治理框架。DGI 数据治理框架的组件按职能的不同可划分为三组，即规则与协同工作规范、人员与组织结构，以及过程。规则与协同工作规范是建立、规范和协调数据治理过程涉及的包括需求、标准、政策、责任、控制等规则，同时指导不同部门共同制定和落实规则的工作规范；人员与组织结构是制定和执行数据治理规则与规范的组织结构；过程是数据治理所应遵循的工作步骤与流程，此过程须是正式的、书面的、可循环的与可重复的[3, 5, 24]。

4）IBM 数据治理委员会：IBM 数据治理委员会认为业务目标或成果是数据治理最为关键的要素，其实现受组织结构与认知度、政策、数据相关责任方等促成因素的影响。除此之外，信息生命周期管理、信息安全与隐私、数据质量管理、元数据、数据架构、审计、报告和日志等数据治理的核心与支撑要素在数据治理过程中也需要重点关注[8, 25]。

5）Gartner 公司的理论成果：Gartner 公司认为数据治理与信息管理是其构建的数据管理整体架构的组成部分。Gartner 还建立包含规范、计划、建设与运行等四部分要素的数据治理和信息管理模型，用以描述数据治理的支撑要素[14, 23, 26]。

（2）数据治理的实施方法

如表 7-1 所示，针对数据治理的实施方法，ISACA、DGI、IBM 数据治理委员会和 Gartner 公司等从事数据治理实践的组织机构均提出了各自自成体系而又行之有效的方法。这些实施方法总结起来主要有两个特点：①数据治理的实施必须注重项目管理，进而指导治理工作的顺利落实，各组织机构所提出的数据治理实施方法虽各有差异，但是基本都遵循了项目管理的生命周期；②大致形成了统一的数据治理逻辑，数据治理是以目标、准则为导向，依次考虑重要的促成因素和关键域、影响促成因素和关键域的流程与活动，最后形成一套从活动与流程到促成因素和关键域，再到目标战略的自下而上的业务逻辑[3, 5, 27]。

表 7-1　各组织机构提出的数据治理实施方法

组织机构	数据治理的实施方法
ISACA	数据治理实施的七个阶段：评估有效性、发起项目、定义问题和机会、定义路线图、规划方案、落实计划、实施收益
DGI	实施生命周期的七个阶段：确定数据治理的价值与目标、设计路线图、制订计划、设计方案、执行方案、治理数据、监控与评估
IBM	数据治理实施的统一流程有 14 个主要步骤，其中 10 个步骤为必要的，4 个步骤为可选的
Gartner	数据治理实施分四个阶段：规范、计划、建设、运行

（3）数据治理的经验

1）法律先行：强有力的法律支撑是大数据治理的基础。近年来，包括联合国、非政府机构和一些其他区域组织在内的多边体系均通过制定国家条款、国家公约或其他法律的形式来强调信息权利，目前有 93 个成员国在本国法律中以专门立法的方式突出数据治理的重要性[28]。欧美发达国家的数据治理基础较好，以 G8 国家为例，在数据治理过程中这些国家都比较注重国家战略和法律法规的保障与引导作用，相关法律更多聚焦于保护公民隐私和确保信息公开[22]。多数国家是从本国的信息战略角度出发，寄希望于通过数据治理，更好地发挥大数据在国家治理、公共服务、健康医疗、社会管理中的积极作用，以提升公众的参与度和政府的透明度，提高本国在全球数据治理中的话语权。另外，G8 所有国家都设有专职的协调机构，负责本国数据治理相关工作的整体组织、沟通、指导、管理、监督与考核。

2）开放共享：以发展历程为尺度，国外数据开放共享领域的演变可分为三个阶段：①被动开放共享阶段（1960～2009 年）；②主动开放共享阶段（2009～2011 年）；③挖掘数据价值阶段（2011 年至今）[28, 29]。欧美发达国家的信息化建设起步早、发展快、体系全，政府和社会对大数据所蕴含的巨大潜在价值已广泛认知、充分认可。美国将数据视作一项价值不可估量的国家资本，要求应将数据面向公众开放，而不是将其封存、局限于政府体制内部[30]。英国将数据比作 21 世纪的新型原材料，认为大数据是一个无价的资源宝库，是未来有待深入挖掘与开发的新服务、新产品、新经济引擎[31]。欧盟更是视数据为一座能够带来可观社会利益和经济利益的金矿。

3）质量管理：信息的效用、质量与获取的便捷性取决于数据的传输和呈现形式。质量管理贯穿于数据治理、数据处理的整个过程，如数据架构管理、数据仓库和数据集市管理、数据开发管理、主数据管理、元数据管理、文档和内容管理、数据分析与结果可视化管理、数据安全管理等，指导着数据治理职能的执行[32]。世界各国、各地区往往通过门户网站来提高数据的可用程度、易传输性，世界各国在数据开放方面的普遍做法是提供多种数据格式，以便于信息互通，提高数据管理效率与质量。2009 年 5 月，美国 Data.gov 网站正式上线，标志着美国政府的数据开放实践正式拉开了帷幕[28]。

7.2.2　我国数据治理

（1）数据治理理论

相较欧美发达国家，我国的数据治理研究与实践工作起步较晚，但是近年来利用后发优势，在集成新一代信息技术、数据治理理念、大数据管理等基础上，对数据治理领域也做了许多富有开拓性的探索。首先，在信息技术服务治理的研究和国家标准制定方面，提出了一系列面向信息技术的治理原则、治理域和治理方法；其次，在数据治理理论体系方面，指出了理论体系的三个组成因素，即数据治理的原则、范围和实施方法，同时确立了原则驱动、关注范围、按方法论实施的核心思想；最后，在数据治理的实施方面，明确了数据治理实施的三个核心领域，即数据治理实施的生命周期、成熟度评估与审计[3]。综上，基于国际数据治理及其实践的现有成果，我国提出了一套较为科学、成体系的数据治理理论框架，为数据治理的深入开展奠定了较好的基础。

（2）数据治理实践

我国的数据治理实践同样起步较晚，一般认为开始于 2003～2004 年，并于 2008 年之后进入快速发展期，尤其是在银行、通信、能源和互联网等行业。中国数据治理实践的特点可以从机制、管理对象、技术平台等方面进行概括。①机制层面，在按业务线条、按系统层次的机构组织体系中，数据治理在纵向推动与执行方面效果较好；②管理对象层面，我国企事业单位比较强调指标管理和数据标准的建设，进行了广泛的行业数据标准的制定、推广；③技术平台层面，我国数据治理在实践过程中往往将主数据、元数据、数据质量、数据标准等功能模块统一纳入数据资源综合管理服务平台，并进行面向不同用户的定制化开发，实现一站式数据管理，有效提升了用户体验[3, 5, 7]。但是研究者同时也提出了我国数据治理实践中存在的一些问题，如在方法论方面，跨部门、跨系统、跨业务的横向协同机制不健全，导致相应的数据治理效果不理想；在技术平台方面，国外主流的数据管理与数据质量管理平台对中文数据的兼容性不佳，造成相关平台在数据治理中的应用效果较差[3]。另外，目前健康医疗领域还未开始真正意义上的数据治理实践。究其原因，一是因为医疗卫生机构尚未意识到数据治理的重要性，未将其提升到战略高度，二是没有将数据治理单独视作研究命题，没有形成系统的实施方法论[32]。

（3）我国大数据治理的瓶颈

1）法治困境：良好的法治环境与完善的法律支撑是开展大数据治理的基础前提。我国政府在信息公开、数据共享、数据互通等方面的法律法规长期处于滞后状态。虽然我国在 2005 年和 2008 年先后颁布了《中华人民共和国电子签名法》与《中华人民共和国政府信息公开条例》，对推动政府部门的数据共享和业务协同起到了一定的推动作用，但是在跨部门、跨层级、跨区域数据互认互信互通方面仍缺乏相关法律条文的支撑，进而影响了数据治理相关业务的开展。主要有以下表现：①大数据的一致性和权威性得不到有效保证，影响数据的可用性；②数据归属权和权益分配不明确，即数据归属属性不清、尚无健全的个人信息保护法律体系；③立法不完善，现有法律法规对跨部门、跨业务的信息公开范畴规约不清，信息公开条例的例外边界划分不明[28, 33]。

2）管理困境：传统的管理模式和组织架构已很难适应和支撑新时期跨区域、跨部门、跨层级、跨系统、跨业务的数据共享，成为目前大数据治理遇到的最大挑战。目前，80%的数据资源掌握在政府部门，对于数据资源的归属、采集、集成、挖掘、利用等权、责、利方面，我国尚未有相应的制度化规约。信息资源部门壁垒化、部门资源封闭利益化的现象普遍存在，对数据资源的共享、互通、开放与协同开发利用等造成了难以逾越的鸿沟，也加剧了信息资源的分割、"孤岛"和垄断，阻碍了大数据资源的有效整合与综合应用[28, 34]。

3）思维困境：数据治理的前提是树立正确的大数据观。大数据思维就是以数据为中心和出发点，从海量信息中发现问题、剖析问题、理解问题、解决问题，用数据来管理社会活动和经济活动，用数据来进行科学决策（如健康医疗领域的辅助临床防诊治决策）的一种思维模式。正如美国谚语"除了上帝，任何人都必须用数据来说话"所言，大数据作为一门新兴学科，其是科学的度量，是战略信息资源，是继实验科学、理论科学和计算科学之后的第四种科学研究模式，其遵循"要全体不要抽样、要效率不要绝对精确、要相关不要因果"三大原则[11, 28, 35-37]。

但是，受传统数据处理思想观念、管理行为、行为模式的影响，人们对大数据的思维认知仍存在诸多误区，亟须开展进一步的专题研究与宣教予以一一厘清。

7.3　大数据治理的影响因素

7.3.1　大数据治理的要素

（1）明确数据治理责任，建立数据治理组织

数据出了问题，到底是谁的责任？要切实解决数据问题，开展数据治理工作，就必须先明确一点，即数据治理是业务部门和 IT 部门共同的职责。

（2）管理出成效，制度是保障

大数据治理需要管理政策、规章制度层面的强力支撑，数据治理实施主体可以根据本单位的具体情况，制订相应的数据治理相关的管理办法、管理流程、人员角色定位、岗位职责及认责追责体系，制订适应单位本身现状与需求的数据治理规章制度[38]。

（3）确保数据规范

确定对机构核心数据进行有关存在性、完整性、质量及归档的测量标准，为手动录入、设计数据加载程序、更新信息、开发应用软件、评估企业数据质量等提供约束性规则。数据规范一般涉及主数据、元数据、参考数据、数据标准、数据模型和业务规则等几个方面[34]。

（4）数据治理要理论结合实践

数据治理是为了实现数据资源价值的获取、控制、保护、交付与提升，对数据规范所做的计划、执行和监督等一系列活动。在此过程中要确保数据治理实践与相关治理理论体系的契合。

（5）数据治理软件

目前业界比较常用的数据治理软件即数据治理产品或数据资产管理产品，主要涉及的功能组件包括主数据、元数据、数据标准、数据模型、数据质量、数据安全等。利用数据治理软件主要是为了解决在整合多源异构大数据过程中遇到的问题，专业的数据治理软件能够为数据治理主体提供统一的元数据集成、数据资产目录、数据模型设计、数据分析服务、数据质量稽核、数据标准管理等服务[39]。

7.3.2 大数据治理的瓶颈

大数据治理贯穿数据的整个生命周期，涉及众多利益相关方，容易受到各种各样因素的影响。目前，制约大数据治理的主要因素如下[16, 40-42]：①制度与规范缺失，通过数据治理来确保、提升数据质量，需要政策与制度层面的支撑保障，但是据《财经》杂志报道，80%的数据泄露来自企业内部，说明数据治理过程中企业在组织架构和制度规范方面可能存在漏洞；②数据防护意识薄弱，大数据关注的是整体及关联分析的结果，而不是单个样本，而且在大数据领域，单个样本的价值密度相对较低，因此容易忽视对单个样本的安全保护；③成本效益比较低，在大数据领域，数据全生命周期的安全防护投入成本较高，而成本效益比往往偏低；④技术不成熟，数据资源可被复制，几经复制后便难以追溯，但与此相关的密文存储和计算、数据加密与溯源等技术尚不成熟。

7.3.3 面向大数据平台的数据治理

目前有关大数据平台存在的问题主要包括以下几个方面：①数据不可知，用户虽然意识到了大数据的重要性，但是大数据平台包含哪些数据？这些数据与自身业务有无关联？平台有无能够解决自己业务问题的关键数据？在哪里检索、获取这些数据？对于这些问题很多用户均不清楚；②数据不可控，数据标准混乱导致数据难以融合、集成和统一，质量控制缺位导致海量数据因质量过低而难以被挖掘利用，管理流程不明确造成大数据平台的运营与管理效率低下；③数据不可取，用户即使清楚自己业务所需要数据的具体类型，亦很难便捷自主地获取数据，需求响应时间过长而影响数据使用效率；④数据不可联，不同组织机构所积累的海量数据很难关联互通，数据与知识之间难以做到快速转换，导致数据的深层价值无法完全体现[3, 9, 42, 43]。相较传统数据平台，在大数据平台阶段，用户对数据的需求呈几何级数增长，用户范围也从单一数据部门扩展到整个组织机构，数据治理已不能局限于数据部门，而是需要成为面向全单位用户的工作环境，以全单位用户为中心，从给用户提供服务的角度出发，在管理好数据的同时为用户提供自主获取大数据的能力，帮助单位本身完成数字化转型，实现大数据所蕴含的价值。

7.3.4 大数据治理的技术机遇

数据治理涉及大数据处理的各个环节，数据治理日渐受到重视与数据治理工作的开展必将给数据治理相关技术带来机遇，主要包括以下几个方面[6, 40, 44]：①安全多方计算，解决互不信任的各参与方之间保护隐私的协同计算问题；②数据防泄漏，防止用户指定的数据以违反安全策略与规约的形式被有意或无意泄露；③大数据平台安全，大数据技术架构的安全防护技术体系；④零信任安全，能够进行实时管控的身份管理系统；⑤"蜜罐"——欺骗式防御，"蜜罐"是诱使攻击者盗取有价值数据或进一步探测目标网络的单个主机，是为了探清攻击者所用的攻击过程和策略；⑥威胁情报，即时更新关于恶意攻击、篡改记录、安全漏洞等威胁的信息，为大数据治理过程中的安全防护提供信息支撑。

7.4 大数据治理的一般架构与内容

7.4.1 大数据治理框架

大数据治理框架是从全局视角对数据治理的主要内容进行描述，主要包含大数据治理原则、范围、实施与评估三个维度（表 7-2）。首先，大数据治理的原则规定了数据治理过程中所须遵循的、基本的、首要的指导性法则，即有效性、统一性、开放性、价值化、安全性等原则，分别从各个角度、各个层次指出了大数据治理所应遵守原则的重要性与必要性；其次，大数据治理的范围指出了数据治理的关键域，即大数据治理决策层所应关注的领域，共包括大数据生命周期、框架、质量、服务与创新、安全与隐私 5 个关键领域，描述了大数据治理主要应用领域与方向；最后，大数据治理的实施与评估规定了数据治理实施与评价过程中需要关注的关键内容，共包括大数据治理的实施、体系框架、成熟度评估与结果审计 4 个部分，为大数据治理的具体实施提供了指导性方案[12, 43, 45]。

表 7-2　大数据治理框架的内容

内容	细则	说明
原则	有效性、统一性、开放性、安全性、价值化	大数据治理过程中所遵循的、首要的、基本的指导性法则
范围	大数据生命周期、大数据安全与隐私、大数据框架、数据质量、大数据服务创新	大数据治理的关键所在,规定了大数据治理的主要应用领域和方向
实施与评估	具体实施、体系框架、成熟度评估、结果审计	完善大数据治理所需要的机制、工具、流程、管理和评价准则

面向用户的大数据治理技术框架共包含五部分功能模块：数据资产管理、数据准备平台、数据服务总线、消息和流数据管理、数据监控管理（图 7-3）。其中，数据资产管理是对机构的数据信息进行统一管理，是整个平台的基础，而数据准备平台是资产服务化的加工厂，它不但能将原始数据通过服务形式以用户能看懂的方式提供，也可以通过在线数据模型设计实现最终数据产品的发布，起承上启下的作用。数据服务总线、消息和流数据管理具有一致的价值层次，只是从数据时效性方面对数据进行区分，以适应用户不同的管理和应用诉求，两者主要有两个核心内容，即数据通道与安全管理。不同于大数据中的数据节点管理，数据监控管理是从数据管理的视角切入，对数据的结构变化、关系变化等进行管理和控制，它是数据持续发挥价值的监管方。

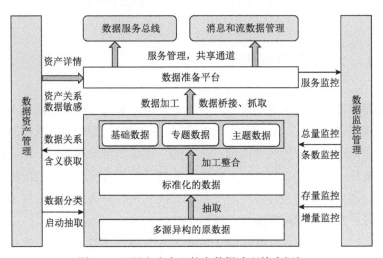

图 7-3　以用户为中心的大数据治理技术框架

7.4.2　大数据治理的关键技术

（1）人工智能的知识图谱构建

通过三个步骤实现智能化的知识图谱构建[10, 12]：①基于组织机构的元数据信息，利用自然语言处理、机器学习、模式识别等算法模型，以及业务规则对其进行过滤，实现知识抽取；②以本体形式表示和存储知识，自动构建知识图谱；③通过知识图谱关系，利用智能搜索、关联查询手段，为用户提供更加精确的数据。

（2）细粒度的敏感信息控制

数据内容安全管理包括对信息系统和数据进行敏感度等级划分的定义、浏览、检验，辅助安全规则在业务、技术领域的应用。在功能上主要包括数据和系统敏感性分级、数据安全策略定义管理、安全策略输出、安全管理报告、数据安全检核、敏感数据角色管理、敏感数据权限管理及相关电子审批流程。

（3）大数据服务生产线

自助化的大数据服务生产线主要涉及自助查询所需数据、自动生成数据服务、及时稳定的数据通道、数据安全保证 4 个关键点。通过自助化的数据生产线，可减少数据使用方对开发人员的依赖，通过自行整合开发即可获取数据，满足 80% 以上的数据需求。

（4）多维度实时的数据资产信息展示

数据治理平台需要提供实时、连续、全面的数据监控，不仅能从作业、任务、模型、物理资源等方面进行 24 小时不间断的 360 度数据资产监测，还能对数据的及时性、安全性、问题数据量等数据健康环境进行全面的预警。

（5）以业务元模型为核心的数据微服务

数据需要以服务的形式提供给用户，在服务的提供上传统方式已不适合，需要采用微服务的方式提供，即每个单独数据微服务自行对所提供数据做缓存，在其中利用元数据能力，将知识（业务模型）与技术（数据模型）相结合，从而向数据用户提供多种数据能力，使用户能够以多种方式使用数据。

7.4.3 大数据治理的四个阶段

（1）全面梳理目标机构信息，自动化构建机构的数据资产库

在面向用户的大数据治理第一阶段，需要对目标机构的大数据进行梳理，全面掌握机构大数据的情况，主要包括[15, 26, 45]①梳理机构的数据框架，对机构的数据模型、数据关系、数据存储、数据处理等有明晰的认知；②对所有数据资产形成统一的自动化管理，形成机构的元数据库；③对机构的数据资产形成多种视图，通过不同视角向不同用户进行展示。

（2）建立管理流程，落实数据标准，提升数据质量

建立大数据的管控能力和数据管理的工作环境，包括针对关键问题建立数据管理流程，形成核心数据标准并落到实处予以执行，以及从业务的角度梳理机构

的数据质量问题并形成质量控制能力。

（3）直接为用户创造价值，向用户提供数据微服务

通过前两个阶段的工作，机构已建立基本的数据治理能力，在此基础上，以用户为中心，向用户提供能够直接获取数据的服务。这个阶段的目标是为用户提供自助化的数据服务，使用户能够自主地获取和使用数据，并且在用户的使用过程中再反过来进一步落实标准、控制质量。

（4）智能化机构知识图谱，为全机构提供数据价值

将数据沉淀成知识，形成机构的知识图谱，既可通过业务术语（知识）进行用户所需数据的搜索与结果呈现，也可以显示数据之间的关联。知识图谱是目标主题的概念、属性与关系之间的各种关联，可以手工建立，也可通过自然语言处理、机器学习、判别分类等方法，对政策、法规、需求、数据库等多源异构信息进行分析，自动化建立机构本身的知识图谱[3, 45]。构建知识图谱可以使数据治理成为整个机构的数据工作环境，强化机构数据与知识体系之间的关联，加快机构员工数据与知识之间的转换效率，让数据的深层价值得以体现。

7.5 精准医疗领域的大数据治理

大数据时代，随着数据科学的发展，数据资产的价值优势日益明显。治理负责对管理活动进行评估、指导和监督，而管理根据治理所做的决策来具体规划、建设和运营[10]。数据治理领域的专家索雷斯提出，大数据治理是通过协调多个职能部门不同的目标来制定大数据优化、货币化和隐私化等相关的策略[9]。张绍华等从不同角度分析了大数据治理的定义后提出大数据治理是对数据管理活动的指导、监督和评估体系，以实现大数据的潜在价值挖掘与创造[3]。郑大庆则认为大数据治理更注重组织内外部的数据融合，关注的问题是所有权的分配，具体是指占有权、使用权、收益权及处置权在不同利益相关方之间的分配[7]。也有学者对医疗领域的数据治理进行研究，高汉松提出的医疗大数据生命周期模型论述了医疗大数据治理的目标与措施[46]。常朝娣基于大数据方法论建立了健康医疗大数据治理体系，并对治理效果进行了评估[47]。大数据治理能够提升数据管理与服务水平、提高数据质量、增强组织决策分析能力与数据治理能力[39]。通过大数据治理可解决因数据决策权归属引发的具体问题，如做出

什么决策、谁是决策人、如何决策、如何监控决策，从而达到大数据治理的目的，即实现数据的更多价值，在获取数据效益的同时管控风险，达到价值与风险二者之间的平衡[3, 9]。

7.5.1　精准医疗领域大数据的类型与特点

（1）类型

精准医疗数据主要来源于临床诊疗活动、公共卫生统计、专科领域监测等，还有些数据来源于临床检测设备、实验室检验、电子病历系统、移动终端、可穿戴设备等。数据类型涉及文本、数字、图片、影像等结构化、半结构化和非结构化数据。

（2）特点

精准医疗数据的特点与医疗数据的特点基本一致，数据量大、来源广泛、数据结构差异大。精准医疗以大数据为基础，组学、临床和健康等多模态数据需要进行数据融合才能开展大数据分析工作，但精准医疗各大数据资源库相对独立，目前较难做到不同数据资源库的数据采集、互联、共享等[48]。另外，精准医疗涉及的数据敏感性较高，关乎患者隐私，需要保持其高度的数据安全性。

7.5.2　精准医疗领域大数据治理的必要性

精准医疗的发展与应用需要临床诊疗、组学（基因组学、代谢组学、蛋白组学、微生物组学、影像组学）数据的支撑，这些数据不仅需要利用大数据处理技术予以分析挖掘，还需要通过大数据治理来明确数据使用规范、权责划分，从而提高健康医疗大数据的价值，确保精准医疗各类应用的高质量、高效率运行。精准医疗大数据治理就是精准医疗中的大数据利益相关方以"精准治疗"为服务理念、以数据科学为指导思想，对大数据采集、融合、分析与处理、应用与服务等数据管理流程行使指导、监督和评估的权力活动。因此本研究认为，实现精准医疗体系中的大数据治理有利于科学选择适宜的诊疗方式，达到医疗资源耗费最小化、治病效益最大化，有利于解决精准医疗所涉及的大数据相关决策权的归属、数据所有权的分配等问题，从而实现精准决策与权责匹配。

7.5.3 精准医疗领域大数据治理的主要挑战

精准医疗大数据治理尚面临着诸多挑战。一是数据质量的问题，各种类型数据源直接地比较、整合、衔接是一项艰巨的任务，需要高质量的数据质量评价标准来确保数据分析的准确性。二是数据存储的问题，确保数据合理性、安全性，对数据库技术、存储技术提出了较高的要求，数据存储的结构应使得数据分析和处理更为便捷。三是风险管控的问题，大数据治理过程中存在隐私泄露、数据丢失、信息失真等风险，需要加强数据的风险管理。具体措施可以是监控大数据治理的流程，并及时预警。四是权利分配的问题，利益相关方对结构迥异的数据进行融合、利用时，相关所有权的分配问题目前尚没有明确的标准。故本研究认为需要先从指导、监督和评估的角度构建面向精准医疗的大数据治理框架，以明确其战略与目标、相关标准与规范、监督模式等，并在实施过程中确定决策权的分配、定位与职责分工等[3, 9, 12, 36, 43]。

精准医疗对数据质量的要求较高，而有效的大数据治理可以为精准医疗服务提供支持。虽然近年来有关大数据治理的研究与实践得到广泛开展，但是，目前尚未有学者对精准医疗领域的大数据治理进行研究。本章节通过分析精准医疗数据的构成及特点，结合精准医疗现状，在参考大数据治理框架[3]与包冬梅等[49]提出的 CALib 数据治理框架基础上，探索构建了面向精准医疗的大数据治理框架，意在促进精准医疗基于数据的服务创新和价值创造，为精准医疗领域的大数据治理提供指导与参考。

7.6 面向精准医疗的大数据治理框架

数据治理框架是指为了实现数据治理的战略与目标，利用数据治理概念间的关系组织起来的一种逻辑结构[3, 9]。IBM 认为数据治理框架应由保障机制和核心领域两部分组成，保障机制由政策、组织、流程和工具组成，核心领域包括数据模型、数据生命周期等[8, 46]。2015 年，中国信息技术服务标准（ITSS）综合 DAMA、DGI、IBM 等数据治理模型，结合实际案例构建了包含三个框架的数据治理模型，三个框架分别是原则框架、范围框架、实施和评估框架[3, 14, 45]。因各行业数据治理的相关主客体、目标和环境不同，所以不同组织提出的模型大多不同。本研究根据精准医疗数据的类型和特点及其治理所面临的问题，以 IBM 数据治理模型为基础，参考其他模型与要素，构建了面向精准医疗的大数据治理框架[50]。该框架由战略与目标、治理保障、治理域、实施和评估四个功能模块组成，有机结合并相互支撑。四个功能模块按其重要性排序为先上后下、先左后右（图 7-4）。

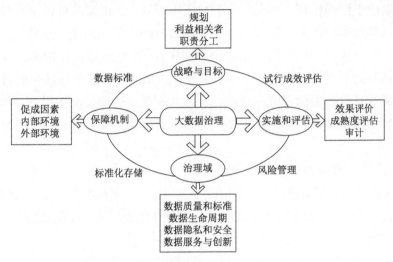

图 7-4　面向精准医疗的大数据治理框架

7.6.1　战略与目标

战略与目标的重要性是第一位，其含义是须在机构领导者的战略支持下对数据治理相关的活动进行规划指导，包括数据治理发展规划、利益相关方的决策参与、职责分工等。精准医疗在数据驱动的医疗环境中的目标是提供高质量数据服务，挖掘大数据价值，达到对疾病的精准防诊治，使得医疗资源最优化、诊疗风险与副作用最小化、治病效益最大化。建立机构的数据治理框架，明确岗位分工、职责与权限，通过加强机构的协同一致性促进战略目标的达成。

7.6.2　治理域

精准医疗的治理域是治理过程中的重点，即主要决策领域，包括数据质量评价和标准、数据采集信息的标准化存储、数据隐私和安全、数据生命周期、数据服务与创新、大数据架构等。

（1）数据质量评价和标准

精准医疗的实施完全依赖于大数据提供的精准信息与报告，因此对数据质量的有效治理十分重要。数据质量评价和标准体系的建立，一方面要求从数据的来源进行规范和控制，保障采集的数据均符合精准医疗大数据平台对数据的要求，以便于数据比较、整合、分析与应用；另一方面要求对存储、管理、使用和传输等过程中的数据进行数据质量绩效监控，采用事中、事后监控结合，在计算执行过程中即可调用数据治理监控作业[51]。数据质量评价和标准有利于对结构迥异的数据进行传输、存储和共享，数据质量评价和标准化的目标是实现精准医疗基础数据的规范一致性、开放共享性，进而提高数据治理的水平。完善的数据质量评价和标准体系是建立基因数据库的基础，也是提高数据质量的基础。

（2）数据采集信息的标准化存储

精准医疗大数据治理过程中应建立一套完整的数据标准化处理、标准化存储、入库格式化检查等严格的存储标准体系，以便于数据调取、使用及融合，增加数据利用价值。

（3）数据隐私和安全

大数据时代，精准医疗的有效开展离不开各数据库的数据开放和共享，患者的个人基因信息、健康档案和电子病历等敏感信息需要完善的管理规范和安全策略予以保障。数据治理主体要建立一套完整的安全管控体系，完善安全策略[36]。从事前设置风险防线，事中通过数据隐私保护等工具进行监控，到事后存储作业痕迹，针对全流程采取相应措施，以便能够通过审计来强化整个过程的风险管控。

（4）数据生命周期

数据的生命周期是指数据由采集到消亡的过程。对医疗数据生命周期的管理应注重全程管理，基于云计算技术，在成本可控的情况下对大数据进行有效的管理，可有效提升数据价值。在使用数据的同时，对生命周期的每个流程不断进行优化，从而进一步加强机构的数据治理能力[52]。

（5）数据服务与创新

精准医疗的实施过程对数据质量的要求较高，精准医疗大数据治理的目标就是推动面向精准医疗的数据服务应用与创新。

（6）大数据架构

大数据架构是指精准医疗的数据层依托大数据分析技术所采用的大数据基础

设施和相关组件，如存储和分析、应用和分层。为面向精准医疗的业务需求分析、功能架构设计、服务创新模式、数据价值实现等提供指导。

7.6.3 治理保障

治理保障由促成因素和内外部环境构成，促成因素是指在精准医疗数据治理过程中起关键性作用的因素，如流程与制度、技术与工具、组织文化等。内外部环境是数据治理所处的内部环境和外部环境，如市场竞争力、行业法规和政策规范等[53]。机构在适应技术环境、战略环境和大数据环境后，形成自身的数据治理文化氛围，通过实践运用不同技术工具，支撑数据治理的工作开展，可提高大数据治理的能力和效率。机构通过制度规范化和流程优化进行有效的风险管控，从而保障健康医疗大数据的价值创造、服务创新。

7.6.4 实施与评估

实施与评估主要是对精准医疗大数据治理所需的实施环境、实施步骤和实施效果进行评价。通过评估现状，根据基本原则制定或调整战略规划，对管理数据、决策数据等相关业务的各个阶段进行分析，拟定规划方案。具体的评估方法为成熟度评估、审计等，均可度量大数据治理的能力与效果，为精准医疗大数据治理及其进一步完善提供决策依据。

7.7 精准医疗领域大数据治理的实施路径

在精准医疗大数据治理框架的基础上实现精准医疗的大数据治理活动，可以从组织架构设计、合规管理与控制、实施流程等三个方面出发，制定大数据治理体系，实现精准医疗的大数据治理实施方案与路径。

7.7.1 组织架构设计

面向精准医疗的大数据治理体系涉及组织、行业、国家三个层面。涉及的法律法规是国家层面的，制度规则是行业层面的，标准规范与技术是组织层面的。同时，大数据安全与隐私保护始终贯穿于这三个层次。

（1）国家层面

需要在法律法规层面明确数据资产的地位，确立全面的标准体系支撑。在管理机制方面，需要建设良好的管控协调机制，完善多层级的管理体制和高效的管理机制，促进数据产业的健康发展。数据共享与开放已成为健康医疗大数据在精准医疗领域成功应用的关键，应建设政府主导的不同层级的数据共享平台与开放环境，并出台数据安全与隐私保护的法律法规，保障国家、组织和个人的数据安全。

（2）行业层面

行业带有自组织的属性，健康医疗行业大数据治理应建设完善的大数据治理规则，建立相关的组织机构，制定医疗卫生行业数据管理制度及数据开放共享的规则，构建面向精准医疗的大数据共享交换平台，提供专业的健康医疗大数据服务。

（3）组织层面

需要医疗卫生机构通过规定将数据定性为核心资产，并完善数据价值实现、质量保障等方面的组织结构和过程规范，提升机构数据治理的能力。为实现面向精准医疗的大数据治理，医疗机构还需构建涵盖大数据管理、存储、质量控制、共享与开放、安全与隐私保护等的技术支撑。

另外，组织战略通过授权、决策权和控制影响组织结构，其中控制是通过组织架构设计来督促员工完成组织战略与目标，而授权和决策权直接影响组织架构的形式[54]。组织应建立明确精准医疗大数据治理的组织架构，明确相关职责，以落实大数据战略，大数据治理组织主要包括以下治理活动。

1）根据精准医疗的业务情况建立大数据组织的职责分配模型，即谁负责、谁批准、咨询谁和通知谁，明确职责与分工[55]。

2）扩展传统数据治理的范围与传统治理委员会的角色及职责，纳入相关利益方和大数据专家。

7.7.2　合规管理与控制

在精准医疗大数据治理过程中，为了提高治理效率，数据使用机构应建立大数据治理的合规管理与控制体系，形成多重控制、相互作用、共同管控的治理机制。主要包含以下两种方式。

1）流程化控制：除了数据标准控制之外，应加入数据技术、数据逻辑上的控制，形成流程化管控。

2）工具化控制：通过成熟先进的软件工具进行大数据控制，能够严格执行既定的控制要求，高效、规范地实施大数据治理。

7.7.3 实施流程

实施精准医疗大数据治理的目标是获取价值、服务创新和管控风险，要想成功地实施大数据治理，一是需要明确解决的关键问题，二是解决每个问题的阶段和步骤，三是确定每个阶段需要关注的重点[56]。具体的大数据治理项目实施可分为七个阶段，具体如下：识别大数据治理机遇、评估大数据治理现状、制定大数据治理目标、制定大数据治理方案、实施大数据治理、运行与测量、监控与评估。每个阶段需要解决的具体问题及关注重点如表 7-3 所示。

表 7-3 精准医疗大数据治理的实施阶段

序号	实施流程	主要关注点	解决的主要问题
1	机遇识别	团队建设、组织文化、分析实施的价值与风险、选择组织架构范围	驱动因素是什么
2	现状评估	分析现状、预期目标、评估成熟度	处于什么位置
3	制定阶段目标	战略规划、现状与目标差异、建立标准和规范	希望达到什么目标
4	制定规划方案	开发和执行计划、规划组织架构和岗位职责	需要做什么
5	执行实施方案	团队的实施、实施后成果的转化	如何达到
6	运行与测量	运营与测量指标归纳、项目质量管理	是否实现
7	监控与评估	根据标准和规范开展实施后评估	如何持续

在不同阶段，实施的侧重点不同，在启动阶段，应关注组织文化和团队建设，在中期阶段，应关注项目进度、质量和成本的管理；在项目末期，则应关注项目的评估与控制。总之，面向精准医疗的大数据治理可以总结为成立数据治理领导小组、数据资产梳理、构建机构内部大数据治理体系、技术工具选择、大数据治

理评估与审计五个步骤（图 7-5）。

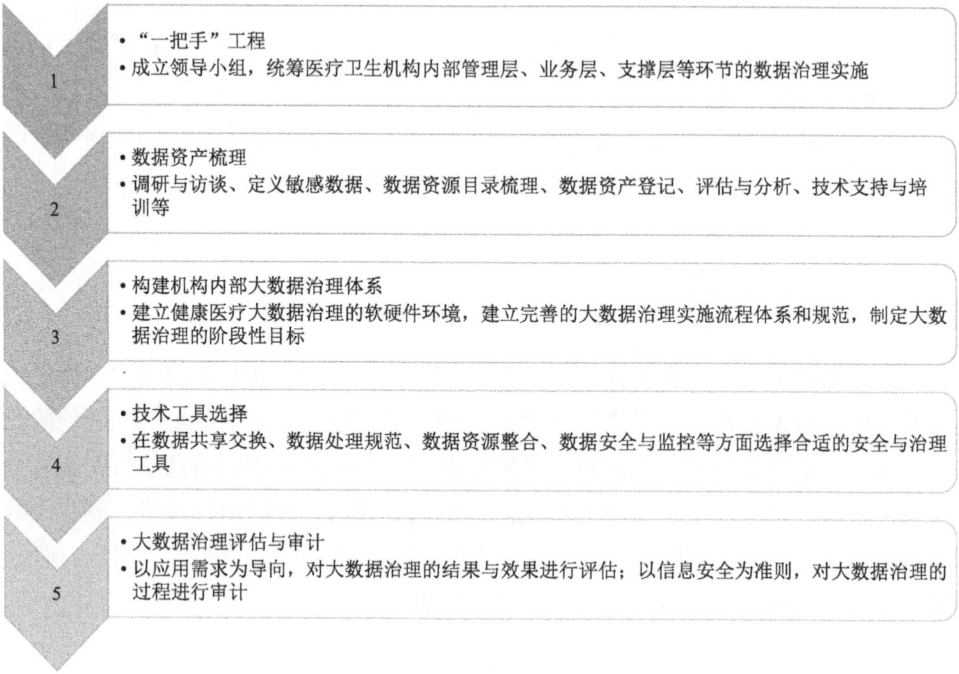

1
- "一把手"工程
- 成立领导小组，统筹医疗卫生机构内部管理层、业务层、支撑层等环节的数据治理实施

2
- 数据资产梳理
- 调研与访谈、定义敏感数据、数据资源目录梳理、数据资产登记、评估与分析、技术支持与培训等

3
- 构建机构内部大数据治理体系
- 建立健康医疗大数据治理的软硬件环境，建立完善的大数据治理实施流程体系和规范，制定大数据治理的阶段性目标

4
- 技术工具选择
- 在数据共享交换、数据处理规范、数据资源整合、数据安全与监控等方面选择合适的安全与治理工具

5
- 大数据治理评估与审计
- 以应用需求为导向，对大数据治理的结果与效果进行评估；以信息安全为准则，对大数据治理的过程进行审计

图 7-5　大数据治理"五步走"

小　　结

　　本章在对大数据治理的概念、内涵、现状、影响因素、架构与内容等进行探讨的基础上，提出了精准医疗大数据治理的参考框架，以及具体的实施流程与路径。面向精准医疗的大数据治理及其实施应注意以下几个方面：①建立起统一的指导性框架，把大数据治理过程中的抽象问题落实为具体可执行的行动；②组织架构服从于组织战略，考虑决策权、控制和授权的配置；③确立大数据治理实施的阶段目标、流程体系和规范、软硬件环境等，从而确保精准医疗大数据治理目标的实现；④促进精准医疗与大数据治理领域的交叉性学科建设，为精准医疗大数据治理提供复合型人才。因此政府应加强顶层设计，加快大数据治理进程，探索精准医疗大数据治理体制，进一步促进精准医疗的发展与应用。

参 考 文 献

[1] Al-Ruithe M, Benkhelifa E, Hameed K. A conceptual framework for designing data governance for cloud computing[J]. Procedia Computer Science, 2016, 94: 160-167.

[2] Al-Ruithe M, Benkhelifa E. A conceptual framework for cloud data governance-driven decision making[C]//2017 International Conference on the Frontiers and Advances in Data Science（FADS）. IEEE, 2017.

[3] 张绍华, 潘蓉, 宗宇伟. 大数据治理与服务[M]. 上海: 上海科学技术出版社, 2016.

[4] The Data Governance Institute. The DGI data governance framework [C]. The Data Governance Institute, 2009.

[5] 郑大庆, 黄丽华, 张成洪, 等. 大数据治理的概念及其参考架构[J]. 研究与发展管理, 2017, 29（4）: 65-72.

[6] Otto B, Weber K. Data Governance[M]//Hildebrand K, Gebauer M, Hinrichs H. Daten-und Informationsqualität. Wiesbaden: Vieweg+Teubner, 2011: 277-295.

[7] 郑大庆, 范颖捷, 潘蓉, 等. 大数据治理的概念与要素探析[J]. 科技管理研究, 2017, 37（15）: 200-205.

[8] Sunil S, Press M C. The IBM Data Governance Unified Process: Driving Business Value with IBM Software and Best Practices[M]. USA: MC Press, LLC, 2010.

[9] 桑尼尔·索雷斯, 大数据治理[M]. 匡斌, 译. 北京: 清华大学出版社, 2014.

[10] Abraham R, Schneider J, vom Brocke J. Data governance: a conceptual framework, structured review, and research agenda[J]. International Journal of Information Management, 2019, 49: 424-438.

[11] van den Broek T, van Veenstra A F. Governance of big data collaborations: how to balance regulatory compliance and disruptive innovation[J]. Technological Forecasting and Social Change, 2018, 129: 330-338.

[12] Al-Badi A, Tarhini A, Khan A I. Exploring big data governance frameworks[J]. Procedia Computer Science, 2018, 141: 271-277.

[13] Fryman L, Lampshire G, Meers D. Data Governance as an Operations Process[M]// Fryman L, Lampshire G, Meers D. The Data and Analytics Playbook. Amsterdam: Elsevier, 2017: 199-232.

[14] 冉冉, 刘颖, 胡楠, 等. 大数据环境下的数据治理框架研究及应用[J]. 电子世界, 2018, 24: 129-130.

[15] Ladley J. Overview of Data Governance Development and Deployment[M]// Ladley J. Data Governance. Amsterdam: Elsevier, 2020: 61-80.

[16] 陈永伟, 叶逸群. 大数据治理中的隐私保护[J]. 群言, 2018, （5）: 41-42.

[17] 李学龙, 龚海刚. 大数据系统综述[J]. 中国科学: 信息科学, 2015, 45（1）: 1-44.

[18] 朱蕊, 彭羹. 医疗大数据的应用[J]. 中国西部科技, 2015, 14（5）: 95-97.

[19] 许培海, 黄匡时. 我国健康医疗大数据的现状、问题及对策[J]. 中国数字医学, 2017, 12（5）: 24-26.

[20] 汪浩. 大数据的现状、机遇与挑战[J]. 中华临床实验室管理电子杂志, 2017, 5（1）: 30-35.

[21] 石乐明, 郑媛婷, 苏振强, 等. 大数据与精准医学[M]. 上海: 上海交通大学出版社, 2017.

[22] 宋懿, 安小米, 马广惠. 美英澳政府大数据治理能力研究——基于大数据政策的内容分析[J]. 情报资料工作, 2018, (1): 12-20.

[23] 石玉峰. 基于大数据环境下的数据治理框架研究及应用[J]. 网络安全技术与应用, 2018, (3): 64, 97.

[24] Kim K K, Browe D K, Logan H C, et al. Data governance requirements for distributed clinical research networks: triangulating perspectives of diverse stakeholders[J]. Journal of the American Medical Informatics Association: Journal of the American Medical Informatics Association, 2014, 21(4): 714-719.

[25] Ballard C. Aligning MDM and BPM for master data governance, stewardship, and enterprise processes[M]// IBM Garage. IBM Redbooks. IBM Garage, 2013.

[26] 张豹, 陈渊. 大数据环境下数据治理框架的特点及应用[J]. 电子技术与软件工程, 2019, (16): 162-163.

[27] Phil B. Joining the dots: how to approach compliance and data governance[J]. Network Security, 2019, (2): 14-16.

[28] 翟云. 中国大数据治理模式创新及其发展路径研究[J]. 电子政务, 2018, (8): 12-26.

[29] 李睿深, 缐珊珊, 梁智昊. 美国大数据治理的中国启示[J]. 科技中国, 2017, (10): 23-29.

[30] 范灵俊, 洪学海, 黄晁, 等. 政府大数据治理的挑战及对策[J]. 大数据, 2016, 2(3): 27-38.

[31] Thompson N, Ravindran R, Nicosia S. Government data does not mean data governance: lessons learned from a public sector application audit[J]. Government Information Quarterly, 2015, 32(3): 316-322.

[32] 黄晓琴. 医疗健康大数据关键问题及对策研究[J]. 中国数字医学, 2016, 11(5): 81-83.

[33] 安小米, 郭明军, 魏玮, 等. 大数据治理体系: 核心概念、动议及其实现路径分析[J]. 情报资料工作, 2018, (1): 6-11.

[34] 刘彬芳, 魏玮, 安小米. 大数据时代政府数据治理的政策分析[J]. 情报杂志, 2019, 38(1): 141-147.

[35] Ladley J. Overview: A day in the life of a data governance program and its capabilities-ScienceDirect [M]// Ladley J. Data Governance. Amsterdam: Elsevier, 2020: 33-49.

[36] Vayena E, Blasimme A. Biomedical big data: new models of control over access, use and governance[J]. Journal of Bioethical Inquiry, 2017, 14(4): 501-513.

[37] Mansfield-Devine S. Data governance: going beyond compliance[J]. Computer Fraud & Security, 2017, (6): 12-15.

[38] 刘伯宇, 阴皓, 闫丽景. 企业大数据应用下的数据治理[J]. 电子技术与软件工程, 2018, (20): 174.

[39] 安小米, 白献阳, 洪学海. 政府大数据治理体系构成要素研究——基于贵州省的案例分析[J]. 电子政务, 2019, (2): 2-16.

[40] 高垣, 俉洁. 大数据治理中的安全问题分析[J]. 无线互联科技, 2018, 15(6): 126-127.

[41] Al-Ruithe M, Benkhelifa E. Analysis and classification of barriers and critical success factors for implementing a cloud data governance strategy[J]. Procedia Computer Science, 2017, 113: 223-232.

[42] Moghadam R S, Colomo-Palacios R. Information security governance in big data environments:

a systematic mapping[J]. Procedia Computer Science, 2018, 138: 401-408.

[43] Yebenes J, Zorrilla M. Towards a data governance framework for third generation platforms[J]. Procedia Computer Science, 2019, 151: 614-621.

[44] 杜小勇, 陈跃国, 范举, 等. 数据整理——大数据治理的关键技术[J]. 大数据, 2019, 5(3): 13-22.

[45] 刘驰, 胡柏青, 谢一, 等. 大数据治理与安全: 从理论到开源实践[M]. 北京: 机械工业出版社, 2017.

[46] 高汉松, 桑梓勤. 医疗行业大数据生命周期及治理[J]. 医学信息学杂志, 2013, 34(9): 7-11.

[47] 常朝娣, 陈敏. 大数据时代医疗健康数据治理方法研究[J]. 中国数字医学, 2016, 11(9): 2-5.

[48] 李艳明, 杨亚东, 张昭军, 等. 精准医学大数据的分析与共享[J]. 中国医学前沿杂志: 电子版, 2015, 7(6): 4-10.

[49] 包冬梅, 范颖捷, 李鸣. 高校图书馆数据治理及其框架[J]. 图书情报工作, 2015, 59(18): 134-141.

[50] 翟运开, 王天琳, 杨一旋, 等. 面向精准医疗的大数据治理框架研究[J]. 中国卫生事业管理, 2020, 37(7): 481-483, 528.

[51] 张世明, 彭雪峰, 黄河笑. 开放大学数据治理框架研究[J]. 中国电化教育, 2018, (8): 116-126.

[52] 余鹏, 李艳. 大数据视域下高校数据治理方案研究[J]. 现代教育技术, 2018, 28(6): 60-66.

[53] Holm S, Ploug T. Big data and health research—the governance challenges in a mixed data economy[J]. Journal of Bioethical Inquiry, 2017, 14(4): 515-525.

[54] Winter J, Davidson E. Big data governance of personal health information and challenges to contextual integrity[J]. The Information Society, 2018, 35(1-16).

[55] Balkaya S. Role of trust, privacy concerns and data governance in managers' decision on adoption of big data systems[J]. Management Studies, 2019, 7(3): 229-237.

[56] 孙小康, 吴思竹, 修晓蕾, 等. 国外科学数据管理与共享政策及对我国精准医学数据管理的启示[J]. 医学信息学杂志, 2018, 39(4): 54-61.

8

基于大数据处理技术的精准医疗服务实践

近年来，随着健康医疗大数据的快速积累、数据存储和管理硬件基础设施的发展、生物信息和大数据处理分析技术的成熟等，大数据在健康医疗领域的应用日趋深入和广泛。具体来说，对于健康医疗领域而言，大数据将有助于制定和调整疾病的预防策略。通过将基因组学与环境数据的大型数据集进行结合，可预测哪些个人或群体面临发生某种或某些疾病和癌症的风险[1]。这可引发旨在针对影响目标群体健康风险的环境因素和行为的特定政策制定与行动。大数据也将有助于评估当前的疾病预防计划，并有助于发现新颖的解决办法或举措，以改进这些计划。在疾病诊断方面，通过计算机辅助检测和诊断（computer-aided detection and diagnosis，CAD）系统，利用具有已知诊断功能的射线图像来训练配备了机器学习和模式识别算法的高度专业化的软件解决方案，参与各种疾病的检测和诊断，可主要应用于区分病变是恶性还是良性，并从图像中早期识别某些疾病[2]。CAD系统在肿瘤学领域非常有用，有助于改善对各种肿瘤类型的早期检测和诊断。

同样，在疾病治疗环境中，大数据通过分析患者的生物遗传信息和组学数据，结合临床诊疗与生活环境数据，可制订面向具体患者的个体化疾病治疗方案，同时监测特定疗法的治疗效果，这将有助于提高精准医疗的水平，并提供重要的知识，以计算某些治疗方案的成本效益[3]。另外，借助大数据，医院可以改善对重症监护患者的监控，实时评估病情，及时进行突发病情的处理和抢救。通过对生活习惯、电子健康档案、环境因素、饮食习惯及可穿戴设备的健康指标监测信息等的挖掘分析，大数据还可面向具体的人群或个人，制订针对性的健康管理计划，有效提升健康服务的效率与质量[4]。另外，基于健康医疗大数据分析，可制定针对具体疾病和患者的精准用药方案，还可在提高新药研发效率和成功率方面发挥重要作用。本章首先将从疾病防诊治、健康管理、个体化用药等方面对健康医疗大数据分析在精准医疗服务领域的应用进行研究，以明确健康医疗大数据的具体应用领域、发挥作用机制与途径、实践效果等；然后以脑卒中为例，对基于远程医疗云平台的健康医疗大数据在专病中的应用进行探索。

8.1 健康医疗大数据技术在精准医疗领域的应用现状

8.1.1 健康医疗大数据

健康医疗数据来源广泛，结构各异，具有大数据的"5V"特征[5, 6]。健康医疗数据的来源主要有临床诊疗、公共卫生、生物样本、可穿戴设备、互联网和社交媒体等。理想情况下，将上述所有不同的数据源结合起来，可以对个人状况进行全面而深入的描述，并可以集成到现实的人工神经网络或深度学习算法模型中，然后部署到医疗机构的大数据平台[7]。模型能够随着新数据的进入而不断更新，以适应患者人数的变化，从而预测和评估发病风险、病情转归、治疗效果，以及哪些患者从特定疗法中受益最大等，从而促进精准医疗的深入应用与发展。

（1）临床诊疗数据

主要是指在临床诊疗过程中，产生于医疗卫生机构电子病历系统（EMR）、医院信息系统（HIS）、实验室信息管理系统（LIS）、影像归档和通信系统（PACS）、放射信息系统（RIS）等的关于临床检验、医学影像、病理、心电、体检、用药、手术、护理、实验室检测、住院天数、诊疗费用、医疗保险等健康医疗数据。

（2）公共卫生数据

主要是政府、疾病预防控制中心、食品药品监督管理局、生态和环境保护部门、气象局等职能机构在日常工作过程中监测、采集的数据，包括疾病负担、慢性病和死因监测、期望寿命、人口普查、传染病疫情、药品和医疗器械消耗情况、气象因素、空气质量、土壤和饮用水状况等信息。

（3）生物样本数据

1990～2003 年进行的人类基因组计划为组学革命奠定了基础。对人类基因组进行快速测序的自动化方法使人们意识到，基因组可以被编码为数字化数据，从而推动生物学成为数据密集型的信息科学[8]。随着新一代基因测序（尤其是整个外显子组/基因组测序）技术的快速发展，基因组学、蛋白质组学、代谢组学等生物样本信息的采集、积累和分析处理成为可能。组学数据收集变得更具成本效益，因此近年来在很多医疗机构已转化为临床测试，这为揭示人类遗传学的细微差异，允许个性化医学干预，同时进行基础设施和研究管理的创新与可持续发展等，奠定了坚实的基础[8, 9]。

（4）可穿戴设备

随着智能手机、便携式可穿戴设备的普及，以及互联网、无线 WiFi、5G 网络的快速发展，可穿戴和可植入设备的患者生成的健康数据，如体温、心率、血压、血糖、胰岛素水平等，正成为精准医疗中越来越重要的大数据类型[9]。通过移动应用程序APP或集成便携式多功能健康体检一体机对目标人群或个人的健康和治疗历史、生活方式选择、饮食作息习惯等进行跟踪、监测、采集和分析，从而辅助临床决策及治疗、护理方案的制订，一方面可确保患者的参与度，另一方面还可提高医疗服务的质量[4]。另外，用于生物特征测量的实时传感器设备正在促进新领域的发展，如与实时数据流的处理和分析有关的流计算[10]。

（5）互联网和社交媒体数据

此类数据是用户通过互联网寻医问药的历史记录[11, 12]。通过对互联网数据的挖掘分析，数据对疫情或疾病的预测、预警、评估等具有重要作用。例如，2008年 Google 推出一款预测流感的产品，即 Google 流感趋势（Google Flu Trends, GFT），它根据汇总的 Google 搜索数据，近乎实时地对全球当前的流感疫情进行估测。谷歌工程师认为，人们输入的搜索关键词代表了他们的即时需求，能反映用户的现时情况。设计人员编入"一揽子"流感关键词，包括温度计、流感症状、肌肉疼痛、胸闷等。只要用户输入这些关键词，系统就会展开跟踪分析，进而创建地区流感图表和流感地图。为验证"谷歌流感趋势"预警系统的正确性，谷歌多次将测试结果与美国疾病控制与预防中心的流感疫情报告进行对比，证实两者的结论存在很大相关性。

上述健康医疗数据的逐年指数级增长，无疑增加了数据分析、利用与解释的复杂性。当数据（速度和容量）的累积与数据异质性（可变性）的增加同时出现时，面向大数据的分析与应用更趋复杂，包括数据处理、结果解释、研究设计、分析方法和流程等，均将面临不同程度的挑战，从而影响健康医疗大数据在精准医疗领域的应用[3, 4, 13]。另外，为了整合这些数据类型，科学家还需要了解信息学

（数据科学、数据管理和数据治理）和特定疾病领域。对一种类型的数据进行分析已经很困难，更不用说对多个大数据进行综合分析。这些无疑是面向精准医疗的大数据处理与分析技术亟须解决的问题。

8.1.2　面向健康医疗大数据的分析技术

在精准医疗领域，通过多源异构数据的收集、处理与集成、分析挖掘、结果解释和可视化等流程，可将多维度的海量数据进行整合分析，并对结果进行可视化呈现。利用决策树、随机森林、人工神经网络、支持向量机、朴素贝叶斯等机器学习算法，对健康医疗大数据进行分析与利用，可更加精确有效地探索疾病发生发展过程、识别暴露因素的致病靶点和人体敏感性反应指标、预测患病风险、辅助临床诊断决策和精准靶向治疗，从而提高临床诊疗效率和服务质量。由此可见，面向大数据的机器学习算法在精准医疗的研究与应用中占据重要作用。有研究认为，精准医疗中大数据的解释和验证往往需要机器学习算法予以支撑，虽然此领域尚属起步阶段，但是目前正在实践应用的机器学习算法是通向未来的第一步，不仅仅是重要的内容，还起到承上启下的作用[3, 4, 13]。

（1）机器学习

机器学习是一种通用的人工智能方法，可以从数据中学习关系，而无需事先定义。机器学习方法可以大致分为两大类：有监督的学习和无监督的学习。有监督学习的技术涉及从输入 x 到输出 y 的推断映射函数 $y = f(x)$。有监督学习任务的示例包括回归和分类，算法包括逻辑回归和支持向量机。相反，无监督机器学习技术的目标是学习有关 x 本身分布的属性或特征。无监督学习任务的示例包括聚类和密度估计。机器学习算法主要的优势是能够获得预测模型的能力，无需对潜在机制进行强有力的假设，而这些假设通常是未知或定义不充分的[14]。典型的机器学习工作流程包括四个步骤：数据协调、特征学习、模型拟合和评估[7]。

机器学习使计算机系统具有解决实际问题的能力。这些系统通过具有代表性的数据予以训练，在接收到新的输入信息时，便可利用计算机算法来识别其中的规律并做出结果决策或预测。这些算法和所学习的关系（即特征）的基础千差万别，它们可以像检测单个像素的强度值的差异一样简单，也可以像识别肿瘤的位置、纹理和形状之间的高级关联一样复杂。机器学习方法可以有效地提供多视图数据的集成解决方案，以解释事件或预测结果。例如，广义线性模型遵循广泛的模型公式，其中结果与因变量线性相关，并通过链接函数纳入协变量，从而使模型的预测结果更趋完善和精确，而该链接函数通常允许通过最大似然法或贝叶斯技术估计模型参数[15]。随着机器学习的不断演进，它可以通过应用神经网络来识别图像特征而无须进行任何预训练，而神经网络可以吸收不同的临床数据。然后，可以将所得算法应用于相似的新临床信息，以基于先前的大量患者队列特征来预测后继各个患者的可能反应与疾病发展走向，支撑面向个体的精准医疗服务。近年来，朴素贝叶斯、遗传算法、模糊逻辑、聚类、神经网络、支持向量机、决策树和随机森林等机器学习算法已广泛应用于疾病的精准检测、诊断、治疗和风险评估[1, 9, 16-18]。

（2）深度学习

深度学习与传统的机器学习方法具有许多相同的功能。特别是，深度学习算法既可以在有监督的应用程序中使用，也可以在无监督或探索性的应用程序中使用，而这些应用程序的目标是准确预测与每个数据点相关的一个或多个结果。但是，机器学习虽然能有效地抽取某些目标的特征，依然面临的挑战是如何确定抽取哪些特定特征，以反馈算法模型进行准确诊断。在这方面，深度学习通过使计算机能够从简单的想法中构建复杂的概念，为开发新的和改进的算法提供基础，而这些算法可以更好地用于抽取、呈现数据所蕴含的信息[19]。例如，在图像识别与分类领域，传统的机器学习方法是使用经过精心设计的人为定义特征（如视觉描述、伸长率、球形度、边界的低梯度等）进行模型训练，这些特征需要专业的放射科医生进行界定，可以将其编码为算法[18, 20]。相比之下，深度学习是将来自大量图像的高级成像功能用于训练目的，更为准确和高效。深度学习与传统机器学习的不同之处在于如何从原始数据中学习特征的形式。实际上，深度学习是新一代的机器学习算法，该算法能够将原始输入组合到中间特征层中，并允许基于神经网络的由多个处理层组成的计算模型，对具有多个抽象级别的数据特征进行学习[18, 21]。图 8-1 显示了传统机器学习 CAD 和基于深度学习的 CAD 在图像领域应用的主要区别[19]。

深度学习（即深度神经网络）方法源于对人工神经元的研究，该研究于 1943 年首次提出，最初其作为生物大脑中神经元如何处理信息的模型[22, 23]。深度学习其实指的是一系列新技术（表 8-1），这些新技术在多个领域中共同证明了超过现有同类最佳机器学习算法的突破性成果。例如，在过去 5 年中，这些方法因其高度的灵活性和准确性而彻底改变了图像分类和语音识别[21]。最近，深度学习算法

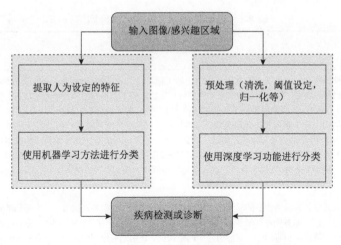

图 8-1　传统机器学习方法与深度学习算法的比较

在高能物理[24]、计算化学[25]、皮肤病学[26]和文本语言之间的翻译[22]等领域中有卓越表现。在各个领域中，这些算法的"现成"实现所产生的准确性与以前的同类最佳方法相当或更高，而后者往往需要多年的广泛训练与定制。深度学习的空前成功主要缘于以下因素[2, 7, 22, 27]：①高科技中央处理器（central processing unit，CPU）和图形处理器（graphic processing unit，GPU）的快速发展；②用于处理和存储大数据集的现代硬件技术的更新换代；③多源异构大数据的快速积累与易获取；④学习算法的创新演化；⑤海量标记数据的可用性越来越高，可以更好地训练这些算法。

深度学习基于神经网络理论，并利用多个处理层来学习输入数据的抽象特征。从技术上讲，通过构建具有多层（两层以上）的网络，可以将深度学习视为对传统人工神经网络的改进。研究表明，深度神经网络可以发现分层的特征指标，进而可以从较低级别的特征中导出较高级别的特征[21]。凭借其仅从数据中学习分层特征指标的良好特性，深度学习已在各种人工智能应用中实现了创纪录的性能。总体来说，深度学习有以下几个方面的优势[21, 28, 29]：①无须依赖专家定义的特征，这些特征可能代表也可能不代表经过分类的信号的信息内容；②分析程序类似于人类专家，因为整个信号段都具有一个连续的、临床规模的输出；③可以使网络适应单个患者；④随着越来越多可用数据的积累，基于深度学习的框架有望产生更好的结果，在精准医疗方面将有更为广泛的应用。

表 8-1　塑造深度学习架构的神经网络

深度学习架构	描述
CNN	卷积神经网络（CNN）受猫视觉皮质组织的生物学启发，是深度神经网络的子类变体[30]。CNN采用了局部接收场、权重共享和子采样这三种机制，依赖于本地连接和跨单元的权重，然后进行特征池化（子采样），以获得平移不变的描述符，这有助于极大地降低模型的自由度[2, 31]。基本的CNN体系结构由一个卷积和池化层组成，可选地，后面是一个全连接层，用于监督预测。实际上，CNN由大于10个的卷积和池化层组成，以更好地为输入空间建模。CNN的最成功应用是在计算机视觉和图像处理中获得的。例如，CNN可以通过将图像视为局部像素补丁的集合来抽取更有意义的特征，将2D或3D图像本身作为输入来更好地利用空间和配置信息[2, 7, 32]。CNN通常需要对带有标注文档的大数据集进行适当的训练
RNN	当输入数据具有清晰的空间结构（如图像中的像素）时，卷积神经网络是一个不错的选择，而按顺序排序数据（如时间序列数据或自然语言）时，递归神经网络（RNN）则是一个合适的选择。RNN对处理数据流很有用[33]。它们由一个网络组成，该网络对序列的每个元素执行相同的任务，每个输出值取决于先前的计算。在原始公式中，由于梯度问题的消失和爆炸，RNN只能回溯几步。长短期记忆和门控循环单元网络通过用单元格对隐藏状态建模来解决此问题，这些单元格决定了在给定先前状态、当前存储器和输入值等情况下要保留（或从存储器中删除）的内容[7, 34]。这些变体可以有效地捕获长期依赖关系，并在自然语言处理应用程序中获得了出色的结果[35, 36]
RBM	受限玻尔兹曼机（RBM）是一种生成随机模型，用于学习输入空间上的概率分布[37]。RBM是Boltzmann机器的一种变体，其神经元必须形成二分图的限制。两组中的每对节点（即可见单元和隐藏单元）之间可以具有对称连接，但是组内的节点之间没有连接。这种限制使RBM成为比Boltzmann机器一般类型更有效的训练算法，后者允许隐藏单元之间的连接。RBM在降维[38]和协作过滤[39]方面表现良好。通过堆叠RBM获得的深度学习系统称为深度信念网络[40]
AE	自动编码器（AE）是一种无监督的学习模型，其中目标值等于输入[38]。AE由将输入转换为潜在表征的解码器和由该表征重构输入的解码器组成。对自动曝光进行训练，以最大限度地减少重建误差。通过将潜在表征的维度限制为与输入（输出）不同，可以发现数据中的相关模式。AE主要用于表征学习，并经常通过向原始数据添加噪声（即对AE消噪）进行正规化[41, 42]

注：CNN, convolutional neural network, 卷积神经网络；RNN, recurrent neural network, 递归神经网络；RBM, restricted Boltzmann machine, 受限玻尔兹曼机；AE, autoencoder, 自动编码器。

8.1.3　健康医疗大数据分析技术的研究应用领域

深度学习的上述诸多优点使其成为机器学习的一个快速增长的子领域。革命性和前沿的深度学习通过深度分层特征构造和以有效方式捕获数据中的长期依存关系，近年来已在图形、语音、汽车工业、互联网、遗传学、医学、放射学和影像学等领域得到广泛应用[1, 4, 7, 18, 20, 22, 43]。表8-2总结了深度学习在健康医疗领域的应用。尤其是放射学和影像学领域，深度学习的出现与发展影响了CAD系统的开发。长期以来，这些技术一直被视为放射科医生和临床医生的"第二意见"工具。但是，随着深度神经网络的重大改进，学习算法的诊断能力正在接近人类专业（如放射科医生、临床医生等）水平，将 CAD 系统从"第二意见工具逐渐转变为更具协作性的手段"[18, 20, 44]。

表 8-2 深度学习架构在健康医疗领域的应用

数据源	应用	模型架构	文献
临床影像	通过脑部 MRI 早期诊断阿尔茨海默病	堆叠式稀疏 AE	[45]
	脑部 MRI 的歧管可检测阿尔茨海默病的变异模式	RBM	[46]
	膝关节 MRI 的自动分段可预测骨关节炎的风险	CNN	[47]
	多通道 3D MRI 中的多发性硬化病变的细分	RBM	[48]
	通过超声图像诊断乳房结节和病变	堆叠式降噪 AE	[38]
	通过视网膜眼底照片进行糖尿病性视网膜病变的检测	CNN	[49]
	对皮肤癌进行皮肤科医生水平的分类	CNN	[26]
电子健康记录	通过纵向电子健康记录预测充血性心力衰竭和慢性阻塞性肺疾病	CNN	[50]
	小儿重症监护室患者的临床测量诊断分类	LSTM RNN	[51]
	DeepCare：一个动态记忆模型，用于基于患者病史的预测医学	LSTM RNN	[52]
	Deep Patient：无监督的患者表征学习，可用于预测未来的临床事件	堆叠式降噪 AE	[53]
	根据患者的临床状况预测未来疾病	堆叠式降噪 AE	[54]
	根据患者的临床状况自动为他们指定诊断	RBM	[55]
	通过电子健康记录中包含的医学范畴的低维表征信息，预测精神健康患者的自杀风险	RBM	[56]
	在临床时间序列中发现和检测生理特征模式	堆叠式 AE	[57]
	对血清尿酸测量值的纵向序列进行建模，以揭示多种人群亚型，并区分痛风和急性白血病的尿酸特征	堆叠式 AE	[58]
	AI 医生：利用患者的病史来预测诊断和用药，以便下次就诊	GRU RNN	[59]
	Deepr：端到端系统，可预测出院后计划外的再次入院	CNN	[60]
	通过纵向实验室测试预测疾病发作	LSTM RNN	[61]
	患者临床记录的去标识	LSTM RNN	[62]
基因组学	从 DNA 序列预测染色质标志物	CNN	[63]
	Basset：开源平台，可预测多种细胞类型中 DNase I 的超敏反应并量化单核苷酸变异对染色质可及性的影响	CNN	[64]
	DeepBind：预测 DNA 和 RNA 结合蛋白的特异性	CNN	[65]
	在单细胞亚硫酸氢盐测序研究中预测甲基化状态	CNN	[66]
	不同染色质标志物的患病率估计	CNN	[67]

续表

数据源	应用	模型架构	文献
基因组学	根据基因表达谱对癌症进行分类	堆叠式稀疏 AE	[68]
	从蛋白质序列预测蛋白质骨架	堆叠式稀疏 AE	[69]
移动可穿戴设备监测数据	人类活动识别技术可检测帕金森病患者的步态僵硬程度	CNN/RNN	[70]
	使用可穿戴式传感器估算心率传感器的能源消耗	CNN	[71]
	识别光电容积描记信号,以进行健康监测	RBM	[72]
	脑电图和局部电势信号分析	CNN	[73]
	根据清醒期间身体活动的可穿戴设备监测数据预测睡眠质量	CNN	[74]

注:LSTM, long short-term memory, 长短期记忆;GRU, gated recurrent unit, 门控循环单元。

由表 8-2 可见,现有研究大多聚焦于医学影像、电子健康记录、基因组学和移动可穿戴设备监测数据等,尽管深度学习关注的医学领域不同,但是多数研究的深度学习架构都采用了 CNN 和 AE 进行精准的疾病诊断、风险评估和治疗。另外,在将深度学习用于精准医疗和医疗人工智能领域后,目前尚无研究能够同时对这些不同类型的数据(如电子健康记录和临床影像、电子健康记录和移动可穿戴设备监测数据)进行集成处理与分析应用。实际上,深度学习被证明善于发现高维数据中的复杂结构,并且在图像[26, 38]、语音识别[21]、自然语言理解[35]和翻译[36]中的对象检测方面取得了卓越的性能。在精准医疗方面也已经取得了相关临床探索研究的成功,如在视网膜底照片中检测糖尿病性视网膜病变[49]、皮肤癌的分类[26]、预测 DNA 和 RNA 结合蛋白的序列特异性[65]等,从而开创了一种新的应用领域,即基于新一代深度学习智能工具,用于现实世界中的个体化健康医疗服务。

因此,本研究认为深度学习可以为下一代预测性健康医疗系统开辟道路,该系统可以扩展到包括数百万至数十亿的患者健康医疗记录,并且使用单一的分布式患者表征来有效地支持临床医生,而不是多个系统使用不同的患者表征和数据进行日常健康医疗服务[7]。理想情况下,应将所有不同的数据源(包括电子健康记录、基因组学、临床诊疗、环境、可穿戴设备、社交活动等)结合起来,以对个人健康或疾病状况进行全面而精准的描述[4, 9]。在这种情况下,深度学习框架将被部署到健康医疗平台(如医院电子病历系统、面向精准医疗服务的大数据分析系统),并且模型将不断更新优化,以适应患者人数的变化。

最后,从更广泛的意义上讲,深度学习可作为指导原则,在精准医疗领域组织假设驱动的研究和探索性应用试验(如聚类、患者队列可视化、疾病人群分层、个体化用药与治疗等）。为了实现这种潜力，必须在具体精准医疗应用实践的各个级别集成统计和医学任务，包括研究设计、实验计划、模型构建和完善、数据解释等[3, 4, 7, 19]。另外，还需要在数据集成、可解释性、安全性和建模方面进行改进，以将最新的深度学习方法有效地应用于疾病的个体化临床防诊治领域。

8.2　基于大数据的精准疾病预防

为了强调疾病预防的重要性，Galli 将精准健康定义如下：使用与特定对象有关的所有可用信息（包括家族史、个体遗传和其他生物特征信息、暴露使疾病发展或加剧的危险因素）及其环境特征，以维持和增进健康并预防疾病的发生发展[75]。随着健康医疗服务进入预测（predictive）、预防（preventive）、个性化（personalized）和参与性（participatory）等的"P4"医学模式时代，面向具体对象的个体化疾病预防是未来医学的发展趋势[8]。借助大数据，公共卫生部门可以在早期预测传染病的暴发。具体来说，对于精准健康和疾病预防领域，大数据集成分析与挖掘有助于发现新机制、新途径，从而制定和调整疾病预防策略。此类评估的结果可用于促进针对影响目标群体健康风险的环境因素和行为的特定行动。大数据也将有助于评估当前预防措施的实施效果，并通过发现新颖的见解改进现有政策。

8.3　基于大数据的精准疾病诊断

近年来，大数据的爆炸式增长积累和数据分析处理技术的快速发展正在彻底改变健康医疗行业与疾病诊断。在疾病的无症状阶段，基因表达/调控的细微差异可能会削弱通过使用常见/历史生物标记物进行的早期诊断的作用。这使得将患者与正常个体区分开来尤其困难，并且有用的信息通常会被人口中自然发生的变化所产生的"噪声"掩盖[76]。因此，近年来许多研究认为，疾病的早期精准诊断可以受益于更全面的大数据分析方法，并且随着高通量"组学"技术的发展及每份样品价格的下降，大规模的大数据分析与应用现已成为现实。各种数据，包括基因组学、表观基因组学、蛋白组学、代谢组学、电子病历、实验室检查、影像学、社会因素、环境、生活方式选择等，均有助于疾病的诊断和治疗[7]。通过将多个生物标记（包括生化、遗传、功能、临床甚至环境）结合起来，可以采用大数据算法模型（机器学习、神经网络等）在较大的队列中探究这些多次测量[4, 9]。通过关联和连接多个变量之间的关系，可有效完善疾病的早期诊断和个性化治疗。医疗机构拥有大量的临床数据，这些数据可以帮助回答有关特定疾病事件为何发生的问题。对这些数据进行适当的整合和分析，可以深入了解疾病的原因，进而对其进行检测和诊断，指导疾病的治疗和管理，以及辅助新药的开发和干预措施的制定。

利用大数据进行疾病诊断的一个典型案例是计算机辅助检测和诊断（CAD）系统。CAD 被认为是临床疾病诊断的"第二意见"工具，已经使用了三十多年。CAD 系统通过利用具有已知诊断功能的医学影像来训练配备了机器学习和模式识别算法的高度专业化的软件解决方案。然后，CAD 系统可以在测试图像上（即未用于模型训练的对象）识别其训练时所使用的成像模式，从而使 CAD 系统能够参与各种疾病的检测和诊断[2]。例如，深度学习近年来在图像配准、解剖/细胞结构检测、组织分割、计算机辅助疾病诊断或预后评估等方面得到越来越广泛的探索应用。具体来说，基于深度学习的计算机辅助检测可用于查找或定位异常及可疑病变区域，从而提醒临床医生注意。计算机辅助检测的主要目标是增加患病区域的检测率，同时减少可能由观察者的错误或疲劳而导致的假阴性率[2]。基于深度学习的计算机辅助诊断可以从医学影像中早期识别某些疾病，并区分病变属于恶性还是良性，从而为具体疾病的风险评估与早期识别提供"第二种客观见解"，辅助临床诊断与决策[2, 38]。

癌症的早期诊断和治疗对于改善生活质量和降低治疗成本至关重要。传统的癌症诊断方法通常基于对血清特异性抗原或其他肿瘤标志物的筛查，其特异度和敏感度有限。CAD 可有效改善对相关肿瘤的检测和诊断。以乳腺癌的检测和诊断为例，机器学习算法（如朴素贝叶斯、遗传算法、模糊逻辑、聚类、神经网络、支持向量机、决策树和随机森林等）被用于乳房的检测、诊断、分类和风险评估已有二十多年的历史[19]。目前在乳腺筛查和诊断中的许多实践都具有局限性，需要影像引导下的有创活检才能确定诊断。使用包括深度 CNN 在内的机器学习进行计算机辅助诊断可以有效地对乳房病理进行准确诊断，而无须进行活检。研究表明，相较传统的机器学习方法，深度学习的检测和诊断效果显著改善，并且现有大数据技术水平已发展到可以根据医学影像自动检测和诊断乳腺癌[19, 38, 77]。

8.4　基于大数据的精准疾病治疗

与"一刀切"地将疾病治疗策略应用于每个人而不考虑个体差异的传统医疗模式不同，精准医疗是针对每个患者的个体特征"量身定制"治疗方案。精准医疗有时也被称为"个性化医学"，它是一种通过考虑具体个人的特征、环境和生活方式的差异来制订疾病治疗方法的创新方法[3]。精准医疗的目标是在正确的时间针对正确的患者进行正确的治疗。深度学习算法通过将患者的症状、诊断和生活史进行结合，可用于改善疾病的治疗方案和开发新的疗法，从而实现面向具体患者和疾病的个性化医疗服务[22]。

近年来，深度学习在患者治疗中的应用方兴未艾，新的方法不断被用于推荐患者治疗、预测治疗结果并指导新疗法的发展。深度学习在精准医疗领域的一个努力方向是确定药物靶标及其相互作用，或预测药物反应。例如，通过对蛋白质结构的深度学习来预测药物的相互作用和生物活性[22]。在转录组数据上使用深度学习进行药物重新定位是另一项令人兴奋的研究领域[78]。RBM 可以结合到深层信念网络中，以预测新型药物与治疗靶标的相互作用并提出药物重新定位假说[22, 79]。此外，可以将患者个人的各项健康医疗数据与来自大量人群的定量数据进行比较，以确定其相关指标在正常范围内，并根据该信息和其他临床数据提供有关药物反应、病程转归和治疗结果的预测评估。例如，在基于大数据的医疗影像分析领域，可以将图像中的结构进行量化（如肿瘤体积、监控生长、对治疗的反应、心脏射血体积等），然后将其合并到机器学习算法中，进行大数据模型的训练与构建，用以管理心力衰竭、脑卒中等疾病及其药物治疗，从而做到早期、自动识别疾病风险并制订最佳治疗方案，避免费时费力的人工操作[3, 4, 9]。

8.5　基于大数据的精准健康管理

对于健康管理而言，其目标是提供一个具有实时知识产生能力的持续学习基础设施，并开发一种具有预防性、预测性和参与性的大数据分析与应用系统，以用于新知识生成、改善临床诊疗及简化公共卫生监控[80]。大数据分析最被关注的应用之一是能够精准预测和跟踪重大传染病疫情，从而改善公共医疗卫生资源，并通过社交媒体向受害者传播医疗信息[81]。在将社交媒体分析与环境数据结合起来的模型中，可以更好地预测严重的医疗紧急情况（如哮喘加重）。例如，与传统模型基于两周的滞后预测不同，Ram 等能够使用用户 Twitter 活动、Google 搜索和空气质量等大数据为急性哮喘的日常急诊就诊量（定义为低、中或高）创建准确的预测模型[82]。同样，对于埃博拉出血热等重大流行病，可以收集和分析数据，以支持流行病趋势的预警系统构建，并为卫生、保健、教育、干预等措施提供信息。例如，Odlum 等证明，通过分析围绕埃博拉病毒检测的 Twitter 活动，捕获了有关讨论尼日利亚埃博拉病例鉴定推文数量的逐步增加，该推文发生在新闻警报发生前至少三天，以及疾病预防控制中心警告之前的七天[83]。此外，一些研究者正在利用社交媒体的潜力来改变行为和改善医疗卫生，包括面向发展中国家的针对性干预措施，以促进全球健康[84]。

由于传感技术的改进和广泛部署，人们对可穿戴式和可植入式传感技术的兴趣日益浓厚，尤其是具有增强的无线通信功能的传感器（带宽增加和微电子技术改进）。使得连续、多模式和情境感知的遥感监测成为可能。同时，传感器小型化、实施方式便捷化、生物污损减轻和微电子制造方案升级换代等已经改善了可植入生物传感器的多功能性和可靠性[80]。随着消费级健康可穿戴设备与医疗级监测设备之间的差异逐渐缩小，单个可穿戴设备现在可以用于监视一系列健康医疗风险因素。因此，个性化和分层的精准医疗保健正日渐取代传统的间歇性监测。通过对有关预测性生物标志物的监测，能够发现对不良健康结局具有较高风险的患者。深度学习被认为是分析这类新型数据的关键手段。例如，利用深度学习对近乎实时的血压、脉搏和心律等持续监测数据进行挖掘分析，进而构建风险评估、识别和预测的算法模型，使危重疾病事件（如心律失常、心肌梗死、心房颤动等）高风险的患者受益于早期发现的危险信号，并将信号发送至智能手机和远程急救平台，以进行进一步处理、预警、干预与救护[80, 85]。同样，患有慢性病（如糖尿病）的患者可能会受益于可植入的微系统，从而进行连续监测，以改善长期血糖控制[86]。植入式传感器可以监测个体受试者脊柱的轴向负荷，基于大数据算法，能够制作个性化的骨科假体[87]。将来，还可在手术干预部位附近使用传感器，以监测局部血流动力学或组织离子含量，并采用流式大数据平台对这些数据进行实时分析和可视化，从而能够在亚临床阶段检测并治疗伤口感染，有效预防暴发性败血症的发生。

综上所述，目前大数据处理技术在疾病的精准预防、诊断、治疗和健康管理方面均有广泛应用。下文的 8.6 和 8.7 节将以典型病种脑卒中为例,基于远程医疗系统大数据云平台,依托远程医疗网络,对基于大数据处理技术的脑卒中精准防诊治和远程脑卒中精准健康管理等实践应用进行探讨。

8.6 基于远程医疗系统大数据云平台的脑卒中精准防诊治

脑卒中(stroke)又称为脑血管意外、中风,是因血管狭窄阻塞造成脑部血液循环障碍或脑部血管突然破裂而引起脑组织损伤的疾病的总称,包括缺血性脑卒中和出血性脑卒中。脑卒中具有高发病率、高复发率、高致残率和高死亡率等特点,仅 2013 年,全球脑卒中相关死亡人数就超过 1000 万[88]。目前,脑卒中已成为全球人群的第二大致死病因,位居全球疾病负担的第三位,严重威胁人类健康[89, 90]。随着人口老龄化,我国脑卒中的形势更趋严峻。根据《中国脑卒中防治报告(2017)》,脑卒中患者呈现年轻化趋势,我国≥40 岁的人群现患和曾患脑卒中的人数为 1242 万,而 70%~80%的存活人群均遗留不同程度的机体功能障碍,脑卒中成为造成我国成年人残疾的第一大病因,由此给社会、经济、医疗卫生和患者家庭造成了沉重负担[91, 92]。据统计,我国目前约有 750 万的脑卒中患者,并以每年近 250 万例的速度增加,造成的直接经济损失达 400 亿元[91, 93]。"十二五"期间的全国首次脑卒中流行病学专项调查显示,农村脑卒中患病率、发病率、死亡率均显著高于城市,与 30 年前相比,农村地区脑卒中患病率增加了 1.5 倍,发病率上升了 0.3 倍[94]。鉴于脑卒中的严峻形势及其造成的重大疾病负担,本章节将以脑卒中为典型专病,对基于健康医疗大数据分析技术的个性化疾病预防与诊治实践进行探索研究与示范应用。

通过对脑卒中患者的临床诊疗、生物样本、生活习惯、环境因素等多源信息进行集成分析,发展和完善针对脑卒中的防诊治方案,做到对脑卒中的早期发现、早期诊断、早期治疗及康复管理。针对脑卒中患者的医疗服务主要包括早期诊断、应急救治、个体化治疗和用药等环节(图 8-2)。对于上述医疗服务的诸多功能应用,传统的数据分析已很难应对,利用基于 Hadoop 架构的统一大数据存储与分析平台,通过大数据分析技术探解脑卒中患者的发病与转归过程,从而辅助临床防诊治决策。

基于健康医疗大数据平台，利用数据挖掘、机器学习等大数据分析技术，通过分析脑卒中患者的多源健康医疗信息探索脑卒中发病与演变转化的一般规律，识别影响脑卒中发病与预后的主要因素，筛选能指示脑卒中发生发展的敏感性靶点和生理生化指标，揭示脑卒中防诊治的关键节点，桥接脑卒中的风险评估与临床救治环节。最终，集成涉及患者个体定制化的早期诊断、院前急救、精准治疗、个体化用药等脑卒中防诊治方案。依托远程医疗机构建立的"国-省-市-县-乡-村"六级联动远程医疗网络，进行远程脑卒中防诊治方案的应用，促进优质医疗资源向基层边远地区流动，推动分级诊疗，优化资源配置，为我国脑卒中防诊治工作提供强有力的信息与技术支撑。

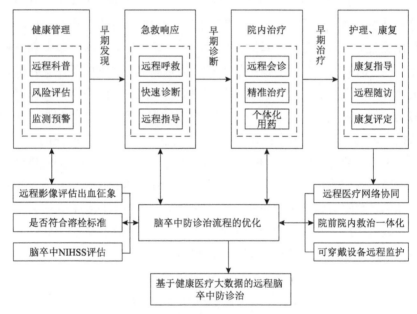

图 8-2　基于医疗健康大数据的远程脑卒中防诊治服务

8.6.1　脑卒中防诊治大数据平台的整体架构

本书编者团队研究构建的脑卒中防诊治大数据平台共包括数据采集、数据处理与管理、数据分析与评价、远程脑卒中服务等功能架构（图 8-3）。数据采集是根据远程脑卒中各类应用中所需要的健康医疗数据，通过定义统一的规则和数据关联关系，并在数据采集端口根据不同数据类型自适应传输协议和接口标准，从数据生产环境收集临床诊疗、生物样本、公共卫生、医疗保险、生活习惯等信息，

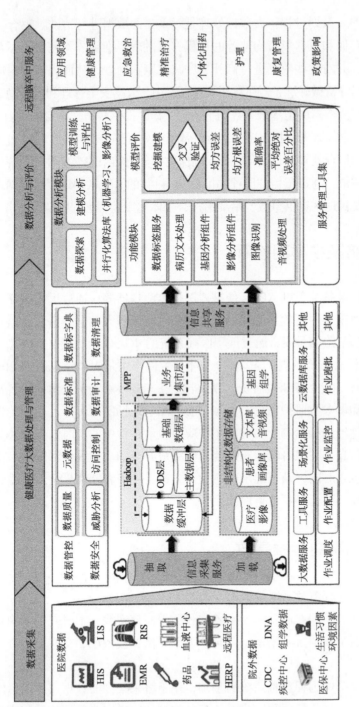

图 8-3　基于健康医疗大数据平台的远程脑卒中服务

并进行预处理的一系列过程。大数据处理是对采集的数据进行清洗、整合、标准化、结构化、存储和数据集市构建等的过程，以发现不准确、不完整、不合理或重复冗余数据，并对这些数据进行修补、增减或删除处理，从而提高数据质量，为后续的大数据分析做好准备。在数据处理过程中，数据安全管理和患者隐私保护贯穿始终。数据分析模块是基于大数据平台的支撑，提供病历文本自然语言处理、基因组学分析、影像数据分析、图像识别、音视频处理等分析功能，并通过多种评价指标对模型的拟合效果进行交叉验证，确保数据分析结果的准确性和可靠性。基于大数据分析结果，通过覆盖"国-省-市-县-乡-村"的六级联动远程医疗网络，面向边远地区或农村地区提供急救、精准治疗、个体化用药等远程脑卒中服务。

8.6.2　脑卒中早期诊断

利用可穿戴设备、手机 APP、便携式医疗监测仪器等，通过远程医疗网络和大数据平台，对脑卒中高危人群和患者进行实时监测和大数据分析。在监测到患者的脑卒中发病危险信号时，通过远程医疗系统的 4G/5G 专用网络，将患者的病历信息、预检报告、影像资料、美国国立卫生研究院卒中量表（the National Institute of Health stroke scale，NIHSS）评分，以及救护车车载终端设备采集的患者基本信息、生命体征和多参数监护信息（如多导心电图、现场图像）等，及时传递至医院急救中心或神经内科诊室，实现脑卒中应急救治过程中的实时信息互通。基于上述健康医疗信息，在患者转运至医院途中完成必要的病情评估和脑卒中早期诊断，减少住院检查时间，及早确定应急救治方案，使患者能够更快地接受针对性治疗，避免致残、致死等不良事件的发生。

8.6.3　脑卒中远程急救

（1）脑卒中远程急救系统的架构与功能

基于文献研究、问卷调查、专家咨询和远程医疗实践，本研究探索构建的脑卒中远程急救系统如图 8-4 所示，共包含五个层次：接入层、交换层、资源层、服务层和应用层。

接入层是脑卒中远程急救系统的基础，用于将采集到的数据通过前置服务器进行初步规范化，并依托远程医疗系统多种类型的网络完成数据传输与交换，主要包括①远程急救系统：提供现场和救治过程中音视频动态信息及现场采集的患者症状信息，实现脑卒中应急救治中的信息共享与联动，帮助医护人员随时向院内急救中心汇报患者的最新情况，评估病情，辅助制定救治方案；②医疗卫生信息系统：主要包括医院信息系统、电子病历、影像和心电等，通过与脑卒中远程急救系统对接，实现跨医院的信息共享；③专业服务与支撑系统：是数字化指挥与救治平台的基础服务系统，在脑卒中的预警监测、应急救治和预后评估中均起关键作用，是急救系统高效信息化和数字化的保障。

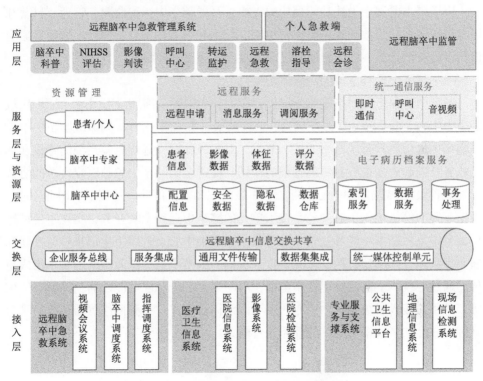

图 8-4　脑卒中远程急救系统的功能架构

交换层包括企业服务总线、服务集成、通用文件传输、数据集集成、统一媒体控制单元等。交换层根据远程急救业务流程，通过数据接口或中间件与其他信息系统进行数据交互共享，向上级应用提供所需数据，实现信息共享、数据上传等功能。主要用于脑卒中临床数据与音视频信息的跨医院、跨区域信息交互和协同应用。

资源层负责接入各类脑卒中远程急救所涉及的数据信息与服务，包括多源异构健康医疗数据、电子病历、脑卒中专家资源库和知识库、应用服务资源等。主要用于支撑跨区域脑卒中远程急救工作开展的管理协调和效能建设；开展数据统计分析服务，以辅助应急救治决策；为脑卒中远程急救与资源监管中心之间的互联互通提供信息服务。

服务层所提供的服务包括脑卒中远程急救统一视频会议服务、远程专家会诊、消息传递和推送、脑卒中中心资源调阅、数据存储等。基于通用的数据标准，各类服务间的数据交换和信息传输贯穿各个功能分层，实现脑卒中急救数据信息的实时共享。

应用层主要基于上述功能模块的支撑，开展脑卒中远程监测、管理、科普和信息推送，远程急救和转运监护，NIHSS 评估和患者院前急救预检，远程专家会诊和溶栓救治指导，随访和康复等应急救治、健康管理服务。

（2）脑卒中远程急救的网络体系

脑卒中远程急救网络按照分层设计原则分为国际/国家脑卒中中心、省级/区域脑卒中中心、市县和基层医疗机构、患者及家属等（图 8-5）。国家级脑卒中中心是脑卒中远程急救系统网络的核心节点，对各级脑卒中远程急救系统的建设和日常业务开展起规划指导和协调管理的作用，促进全国脑卒中急救医疗资源的协调分配。省级/区域脑卒中中心负责二、三级医院、乡镇医院、社区卫生服务中心、救护车等的网络接入，协同各个接入单元的脑卒中远程急救业务，实现本区域远程脑卒中急救基本功能和监管，并与国家脑卒中中心、省级卫生信息平台互联互通。市县和社区医疗机构、家庭等接入机构为脑卒中远程急救网络的基本组成单位，通过专线、多协议标记转换虚拟专用网络、Internet、4G/5G 通信网络、卫星等多种手段接入省级脑卒中中心。整个网络体系形成"一张网络覆盖、统一平台管理、一套共享数据中心"的整体运营模式。

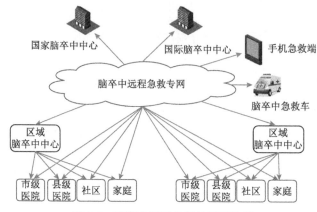

图 8-5　脑卒中远程急救的网络体系

（3）脑卒中远程急救系统的救治流程

脑卒中远程急救系统的工作流程主要包括监测预警、院前急救、院内救治和康复管理等（图8-6）。

1）监测预警：通过可穿戴设备、手机APP、便携式医疗监测仪器和移动互联网等，对脑卒中患者进行实时监测、知识科普和信息推送，对脑卒中患者的健康状态进行综合评分和危险级别分层，早期发现发病的危险信号，促进患者自我管理。

2）院前急救：将患者的抢救治疗信息如NIHSS评分、病历信息，以及救护车车载终端设备采集、传输的患者基本信息、生命体征和多参数监护信息（包括心电图、现场影像等），通过4G/5G网络及时传递至医院急救中心或神经内科诊室，实现实时信息沟通，指导现场和转运途中的抢救，提高诊断和治疗的准确率，为患者院内的进一步救治提供信息支撑。

3）院内救治：院内急救中心利用救护车上的GPS/GIS定位子系统，引入4G/5G无线生命体征远程监护和专家会诊系统，实时查看、分析救护车的位置、监护信息、预检数据等，及时评估患者病情，实现急救现场、转运途中和院内救治过程中对患者生命体征的不间断监护，为医院的接诊做好准备。

4）康复管理：通过远程急救系统，对愈后出院患者进行远程监测和随访，定期评估患者身体状况，推送健康促进、健康管理、日常护理等相关信息，指导患者持续康复治疗。

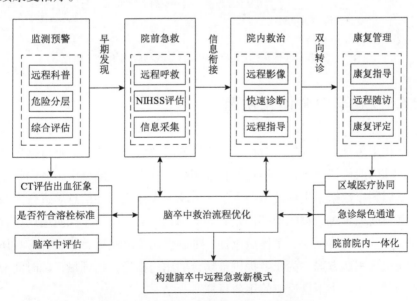

图8-6　脑卒中远程急救系统的主要救治流程

8.6.4　脑卒中精准治疗

院内急救中心通过远程监护和专家会诊系统，实时查看、分析患者监控信息、预检报告等，实现急救现场、转运途中和院内救治过程中对患者生命体征的不间断监护与处理，打造院前急救与院内治疗的一体化，并提前分配院内医疗资源和专业救治医生，达到早期诊断、早期治疗，最大程度地减少伤残率，降低死亡率（图 8-7）。基于院前急救信息和患者的健康医疗数据，进行患者病因、危险因素、病变靶点、健康结局等方面的大数据分析，并及时组织脑卒中专家进行远程会诊，早期做出精准诊断和个体化治疗决策，缩短从诊断到治疗的时间，改善患者治疗效果，防止致残、致死等不良预后事件的发生。

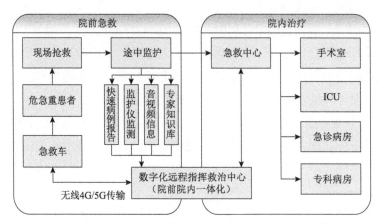

图 8-7　基于远程医疗的脑卒中院前急救与院内治疗一体化

8.6.5　脑卒中个体化用药

个体化用药是将传统的"对症下药"转变成"因人施药"，是依据患者本身的病情、基因遗传特点进行个体化的精准用药。首先，对脑卒中患者的临床诊疗数据、基因测序数据、生存环境、生活习惯及个人体质特性信息等进行大数据分析，明确不同患者对药物的敏感性差异和药物靶向治疗位点，探明用药过程中可能出现的疗效、机体反应、个体敏感性、毒副作用等。然后，集成针对具体患者的个体化最优用药方案，为患者提供最切合的用药指导，达到最正确时间节点、最佳用药剂量、最小不良反应的用药目标。

8.7 基于大数据分析的脑卒中远程精准管理

8.7.1 脑卒中远程管理服务流程

脑卒中远程管理平台的构建使基层医疗机构与其上级医疗机构建立医疗联合体，脑卒中远程管理的具体服务流程如图 8-8 所示。一方面，基层医疗机构在上级医院的指导下开展脑卒中高危人群筛查工作，如果需要进行特殊的检查或治疗，则申请转诊到上级医院，以完善相关检查。另一方面，在脑卒中患者诊断和治疗过程中，基层医疗机构与上级医疗机构通过远程医疗平台和信息系统积极开展120 急救合作、远程会诊及远程手术指导等相关诊治活动的管理，突破了距离和时间的限制，为基层地区的患者提供脑卒中筛查、远程预防指导、远程教育、远程监护和远程康复指导等服务，通过脑卒中远程管理平台为基层医疗机构的医生提供多学科会诊、手术指导及远程培训等。

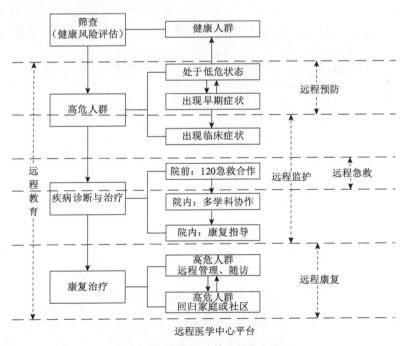

图 8-8 脑卒中远程管理的服务流程

8.7.2　脑卒中远程健康管理

利用健康医疗监测信息，对脑卒中高危人群和患者进行实时监测和大数据分析，然后定制和推送个体化的脑卒中知识科普和健康教育信息。通过健康教育，一方面能够提高脑卒中患者依从医嘱、自我管理和发病风险识别等能力，另一方面还可通过监测指标，对患者的健康状态进行综合评分和危险级别分层，早期发现脑卒中发病的危险信号，提升脑卒中发病预测预警的及时性和准确性。

8.7.3　脑卒中远程护理门诊

基于大数据平台和远程医疗网络，构建远程护理门诊，针对脑卒中出院患者开展脑卒中预后监测与管理、风险评估与预警、用药咨询、健康教育、急救指导等远程医疗服务。如图 8-9 所示，远程护理门诊分为个人用户预约挂号和下级医院邀请护理会诊两个功能模块。首先，个人用户可以通过手机 APP、微信、电话或 PC 客户端进行预约挂号，基层医院通过远程医疗网络进行预约申请。其次，基于大数据平台的支撑，由远程医学中心智能决策平台的管理员处理所有的预约挂号和申请，根据患者信息，进行实时分诊或多学科护理会诊的预约安排。最后，

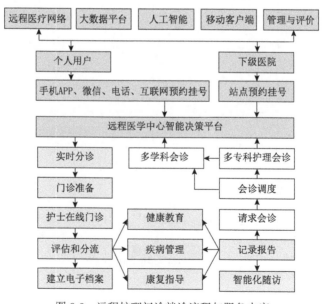

图 8-9　远程护理门诊就诊流程与服务内容

护理门诊在接到调度安排后立即准备门诊，按预约进行面对面的在线门诊，专科护士根据患者的基本信息和检查结果进行评估和分流，对不同的患者给予不同的护理方案，并提供智能化的随访监测。对护理门诊过程均应进行记录并备案存档，以方便对患者的情况进行深入、全面、持续的了解。

8.7.4 脑卒中远程康复管理

康复管理是通过远程医疗网络和视频会议系统，将高水平医疗机构的医护人员与边远地区的脑卒中出院患者建立联系，在没有康复治疗师现场直接参与的情况下，实现患者在家中的康复训练和健康管理。基于大数据分析结果，通过远程医疗网络，提供面向脑卒中出院患者的认知功能障碍、吞咽障碍、营养、心理咨询、肢体功能恢复等康复服务（图 8-10）。在脑卒中出院患者的康复治疗前、治疗中和康复后等过程中，保持对患者的远程随访与监护，并采用蒙特利尔认知评估量表、Fugl-Meyer 运动功能评定量表、Fugl-Meyer 平衡评定量表、Barthel 指数、贝克忧郁量表（BDI）等评价工具，对患者的康复效果进行评估，根据结果对下一步的康复方案做出调整。将患者康复管理过程中产生的数据以康复日志的形式通过远程医疗网络上传至大数据平台，以优化大数据分析的可靠性和准确率。

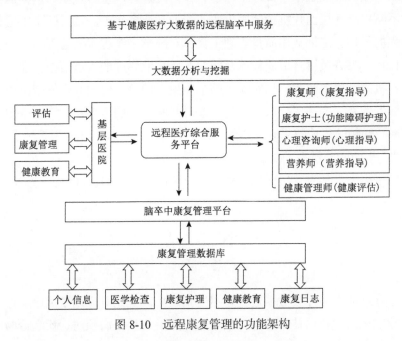

图 8-10　远程康复管理的功能架构

8.7.5　脑卒中远程教育

加强远程教育的开展，不仅可以提高医疗人员的业务能力，而且可以提高患者对脑卒中的重视及主动预防。①对急救人员的培训：利用远程医疗系统对急救人员进行培训、指导，能够迅速可靠地判断脑卒中，尽快通知相关科室做好接收准备，提高疾病的治愈率。②对基层医生的培训：经常开展远程教育，提高基层医生的基本业务能力，使患者在症状出现的很短时间内即可接受有效的治疗，避免器官的损伤，减少不良预后。③对患者的教育：对脑卒中患者进行全程教育，主要包括脑卒中疾病知识、预防知识及康复指导等，开展远程健康讲座、发放脑卒中预防手册等，使患者掌握脑卒中相关知识，提高预防意识，充分调动主动性，提高患者的自我效能。

8.7.6　远程脑卒中管理系统的质量控制与考核

为提升医疗机构的脑卒中医疗服务质量，确保医疗安全，需制定质量控制考核体系，可由远程脑卒中中心牵头，制定统一的考核标准。①对医疗机构的考核：定期组织专家对开展脑卒中诊疗工作的合作医院进行质量考核和评估，加强人员培训，不断提高基层医疗机构的医生职业素养和业务水平。②对脑卒中远程管理服务流程的考核：定期运用质量管理工具，对脑卒中全程服务管理模式的各个节点进行梳理，筛查关键环节质控点及问题，并采取相应的改进措施，建立高效有序的工作机制和服务流程，切实缩短脑卒中患者的急救时间，降低脑卒中患者的死亡率和致残率，提高医疗服务质量。③对互联网络的考核：远程脑卒中诊疗服务中视频、音频的传输效果必须达到一定的技术标准（如 H.264 视频标准、G.711 音频标准、1080p 分辨率、60fps 帧率、小于 125ms 的系统延时等），采取相应措施防止网络丢失、延时等，保证音视频的连续性及质量的良好性。

小　　结

本章在对健康医疗大数据进行介绍的基础上，首先对应用于健康医疗尤其是精准医疗领域的大数据技术进行文献综述；然后，从疾病预防、疾病诊断、疾病治疗、健康管理等方面，对健康医疗大数据分析技术在精准医疗服务领域的应用进行研究，从而明确了健康医疗大数据的具体应用领域、在精准医疗服务中的功能定位、具体实施过程及实践应用效果等；接着，以典型病种脑卒中为例，构建了基于远程医疗系统大数据处理与分析云平台的脑卒中远程精准防诊治体系，涉及脑卒中早期诊断、远程急救、精准治疗、个体化用药等核心功能模块，并对各功能模块的总体架构、实施流程、服务内容、关键环节等，进行了充分探讨；最后，本研究还建立了基于远程医疗系统大数据分析技术的脑卒中精准管理系统，涵盖脑卒中远程健康管理、远程护理门诊、远程康复管理、远程教育，以及质量控制与考核等内容，达成基于健康医疗大数据分析技术的、覆盖脑卒中疾病周期的全链条式脑卒中精准防诊治体系。本章的研究内容对熟悉健康医疗领域大数据分析技术及其应用现状、精准医疗涉及的大数据技术及其实践效果、面向典型专病的精准医疗应用等，提供了很好的信息参考。

参 考 文 献

[1] Willems S M, Abeln S, Feenstra K A, et al. The potential use of big data in oncology[J]. Oral Oncology, 2019, 98: 8-12.

[2] Shen D, Wu G, Suk H I. Deep learning in medical image analysis[J]. Annu Rev Biomed Eng, 2017, 19(1): 221-248.

[3] Hopp W, Li J, Wang G. Big data and the precision medicine revolution[J]. Production and Operations Management, 2018, 9: 1647-1664.

[4] Hulsen T, Jamuar S, Moody A, et al. From big data to precision medicine[J]. Frontiers in Medicine, 2019, 6: 1-14.

[5] 戴明锋, 孟群. 医疗健康大数据挖掘和分析面临的机遇与挑战[J]. 中国卫生信息管理杂志, 2017, 14(2): 126-130.

[6] Eisenstein M. Big data: the power of petabytes[J]. Nature, 2015, 527(7576): S2-S4.

[7] Miotto R, Wang F, Wang S, et al. Deep learning for healthcare: review, opportunities and challenges[J]. Briefings in Bioinformatics, 2018, 19(6): 1236-1246.

[8] Founds S. Systems biology for nursing in the era of big data and precision health[J]. Nursing Outlook, 2018, 66(3): 283-292.

[9] Cirillo D, Valencia A. Big data analytics for personalized medicine[J]. Current Opinion in Biotechnology, 2019, 58: 161-167.

[10] Ta V D, Liu C M, Nkabinde G W. Big data stream computing in healthcare real-time analytics[C]// 2016 IEEE International Conference on Cloud Computing and Big Data Analysis (ICCCBDA). IEEE, 2016.

[11] 金兴, 王咏红. 健康医疗大数据的应用与发展[J]. 中国卫生信息管理杂志, 2016, 13(2):

187-190.

[12] 俞国培, 包小源, 黄新霆, 等. 医疗健康大数据的种类、性质及有关问题[J]. 医学信息学杂志, 2014, 35(6): 9-12.

[13] Xue Y, Lameijer E W, Ye K, et al. Precision medicine: what challenges are we facing?[J]. Genomics, Proteomics & Bioinformatics, 2016, 14(5): 253-261.

[14] Jordan M I, Mitchell T M. Machine learning: trends, perspectives, and prospects[J]. Science, 2015, 349(6245): 255-260.

[15] Li Y, Wu F X, Ngom A. A review on machine learning principles for multi-view biological data integration[J]. Briefings in Bioinformatics, 2018, 19(2): 325-340.

[16] Roca J, Tenyi A, Cano I. Paradigm changes for diagnosis: using big data for prediction[J]. Clinical Chemistry and Laboratory Medicine, 2019, 57(3): 317-327.

[17] Ting D S W, Liu Y, Burlina P, et al. AI for medical imaging goes deep[J]. Nature Medicine, 2018, 24(5): 539-540.

[18] Razzak M I, Naz S, Zaib A. Deep learning for medical image processing: overview, challenges and the future[J]// Dey N, Ashour A S, Borra S. Classification in BioApps. Berlin: Springer, 2018.

[19] Burt J R, Torosdagli N, Khosravan N, et al. Deep learning beyond cats and dogs: recent advances in diagnosing breast cancer with deep neural networks[J]. The British Journal of Radiology, 2018, 91(1089): 20170545.

[20] Zhang Z, Sejdić E. Radiological images and machine learning: trends, perspectives, and prospects[J]. Computers in Biology and Medicine, 2019, 108: 354-370.

[21] LeCun Y, Bengio Y, Hinton G. Deep learning[J]. Nature, 2015, 521(7553): 436-444.

[22] Ching T, Himmelstein D S, Beaulieu-Jones B K, et al. Opportunities and obstacles for deep learning in biology and medicine[J]. J R Soc Interface, 2018, 15(141): 20170387.

[23] McCulloch W S, Pitts W. A logical calculus of the ideas immanent in nervous activity[J]. The Bulletin of Mathematical Biophysics, 1988, 5(4): 115-133.

[24] Baldi P, Sadowski P, Whiteson D. Searching for exotic particles in high-energy physics with deep learning[J]. Nature Communications, 2014, 5: 4308.

[25] Goh G B, Hodas N O, Vishnu A. Deep learning for computational chemistry[J]. Journal of Computational Chemistry, 2017, 38(16): 1291-1307.

[26] Esteva A, Kuprel B, Novoa R A, et al. Dermatologist-level classification of skin cancer with deep neural networks[J]. Nature, 2017, 542(7639): 115-118.

[27] Hinton G E, Salakhutdinov R R. Reducing the dimensionality of data with neural networks[J]. Science, 2006, 313(5786): 504-507.

[28] Eskofier B M, Lee S I, Daneault J F, et al. Recent machine learning advancements in sensor-based mobility analysis: deep learning for Parkinson's disease assessment[C]// 2016 38th Annual International Conference of the IEEE Engineering in Medicine and Biology Society (EMBC). IEEE, 2016.

[29] Hoehn M M, Yahr M D. Parkinsonism: onset, progression and mortality[J]. Neurology, 1967, 17(5): 427-442.

[30] Hubel D H, Wiesel T N. Receptive fields and functional architecture of monkey striate cortex[J]. The Journal of Physiology, 1968, 195（1）: 215-243.

[31] Brosch T, Tam R. Manifold learning of brain MRIs by deep learning[J]. Medical Image Computing and Computer-Assisted Intervention, 2013, 16（2）: 633-640.

[32] Krizhevsky A, Sutskever I, Hinton G. Image net classification with deep convolutional neural networks[J]. Neural Information Processing Systems, 2012, 25（2）: 1097-1105.

[33] Prasoon A, Petersen K, Igel C, et al. Deep feature learning for knee cartilage segmentation using a triplanar convolutional neural network[C]// Med Image Comput Comput Assist Interv, 2013, 16（2）: 246-253.

[34] Norris D. Short-term memory and long-term memory are still different[J]. Psychol Bull, 2017, 143（9）: 992-1009.

[35] Collobert R, Weston J, Bottou L, et al. Natural language processing（almost）from scratch[J]. Journal of Machine Learning Research, 2011, 12（1）: 2493-2537.

[36] Nakajo R, Murata S, Arie H, et al. Acquisition of viewpoint transformation and action mappings via sequence to sequence imitative learning by deep neural networks[J]. Frontiers in Neurorobotics, 2018, 12: 46.

[37] Melchior J, Wang N, Wiskott L. Gaussian-binary restricted Boltzmann machines for modeling natural image statistics[J]. PLoS One, 2014, 12（3）: e0174289.

[38] Cheng J Z, Ni D, Chou Y H, et al. Computer-aided diagnosis with deep learning architecture: applications to breast lesions in US images and pulmonary nodules in CT scans[J]. Scientific Reports, 2016, 6: 24454.

[39] Fu M, Qu H, Yi Z, et al. A novel deep learning-based collaborative filtering model for recommendation system[J]. IEEE Transactions on Cybernetics, 2018（99）: 1-13.

[40] Hinton G E, Osindero S, Teh Y W. A fast learning algorithm for deep belief nets[J]. Neural Computation, 2006, 18（7）: 1527-1554.

[41] Lesort T, Díaz-Rodríguez N, Goudou J F I, et al. State representation learning for control: an overview[J]. Neural Networks: the official journal of the International Neural Network Society, 2018, 108: 379-392.

[42] Vincent P, Larochelle H, Lajoie I, et al. Stacked denoising autoencoders: learning useful representations in a deep network with a local denoising criterion[J]. Journal of Machine Learning Research, 2010, 11（12）: 3371-3408.

[43] Li Y, Huang C, Ding L Z, et al. Deep learning in bioinformatics: introduction, application, and perspective in the big data era[J]. Methods, 2019, 166: 4-21.

[44] Lundervold A S, Lundervold A. An overview of deep learning in medical imaging focusing on MRI[J]. Zeitschrift Fur Medizinische Physik, 2019, 29（2）: 102-127.

[45] Liu S, Liu S, Cai W, et al. Early diagnosis of Alzheimer's disease with deep learning [C] // IEEE International Symposium on Biomedical Imaging. IEEE, 2014.

[46] Brosch T, Tam R. Manifold learning of brain MRIs by deep learning[C]. // Medical Image Computing and Computer-Assisted Intervention. Springer Berlin Heidelberg .2013.

[47] Prasoon A, Petersen K, Igel C, et al. Deep feature learning for knee cartilage segmentation using

a triplanar convolutional neural network[C]//Mori K, Sakuma I, Sato Y, et al. Medical Image Computing & Computer-assisted Intervention: Miccai International Conference on Medical Image Computing & Computer-assisted Intervention. Berlin: Springer, 2013: 246-253.

[48] Yoo Y, Brosch T, Traboulsee A, et al. Deep learning of image features from unlabeled data for multiple sclerosis lesion segmentation[C]// Wu G, Zhang D, Zhou L. Machine Learning in Medical Imaging. Boston: Springer ,2014: 117-124.

[49] Gulshan V, Peng L, Coram M, et al. Development and validation of a deep learning algorithm for detection of diabetic retinopathy in retinal fundus photographs[J]. JAMA, 2016, 316(22): 2402-2410.

[50] Cheng Y, Wang F, Zhang P, et al. Risk prediction with electronic health records: a deep learning approach[C]//Proceedings of the 2016 SIAM International Conference on Data Mining. ACM International Conference on Knowledge Discovery and Data Mining, Sydney, NSW, Australia, 2015: 432-440.

[51] Lipton Z C, Kale D C, Elkan C, et al. Learning to diagnose with LSTM recurrent neural networks[J]. Computer Science, 2015:1-18.

[52] Pham T, Tran T, Phung D, et al. Deepcare: a deep dynamic memory model for predictive medicine[C]// Bailey J, Khan L, Washio T, et al. Advances in Knowledge Discovery and Data Mining. Auckland: Springer, 2016: 30-41.

[53] Miotto R, Li L, Kidd B A, et al. Deep patient: an unsupervised representation to predict the future of patients from the electronic health records[J]. Scientific Reports, 2016, 6: 26094.

[54] Miotto R, Li L, Dudley J T. Deep learning to predict patient future diseases from the electronic health records[C]//Ferro N, Crestani F, Moens M F, et al. Advances in Information Retrieval. Cham: Springer International Publishing,2016:768-774.

[55] Liang Z, Zhang G, Huang J X, et al. Deep learning for healthcare decision making with EMRs[M]// 2014 IEEE International Conference on Bioinformatics and Biomedicine (BIBM). Belfast, UK: IEEE, 2014: 556-559. DOI: 10.1109/BIBM.2014.6999219.

[56] Tran T, Nguyen T D, Phung D, et al. Learning vector representation of medical objects via EMR-driven nonnegative restricted Boltzmann machines (eNRBM)[J]. Journal of Biomedical Informatics, 2015, 54: 96-105.

[57] Che Z, Kale D, Li W, et al. Deep computational phenotyping[C]//the 21th ACM SIGKDD International Conference. Sydney, NSW, Australia: Association for Computing Machinery, 2015.

[58] Lasko T A, Denny J C, Levy M A. Computational phenotype discovery using unsupervised feature learning over noisy, sparse, and irregular clinical data[J]. PLoS One, 2013, 8(6): e66341.

[59] Choi E, Bahadori M T, Schuetz A, et al. Doctor AI: predicting clinical events via recurrent neural networks[J]. JMLR workshop and conference proceedings, 2016, 56: 301-318.

[60] Nguyen P, Tran T, Wickramasinghe N, et al. Deepr: a convolutional net for medical records[J]. IEEE Journal of Biomedical and Health Informatics, 2017, 21(1): 22-30.

[61] Razavian N, Marcus J, Sontag D. Multi-task prediction of disease onsets from longitudinal lab tests[J]//Finale D V, Jim F, David K, et al. Proceedings of the 1st Machine Learning for

Healthcare Conference. Proceedings of Machine Learning Research,2016: 73-100.

[62] Dernoncourt F, Lee J Y, Uzuner O, et al. De-identification of patient notes with recurrent neural networks[J]. Journal of the American Medical Informatics Association, 2017, 24(3): 596-606.

[63] Zhou J, Troyanskaya O G. Predicting effects of noncoding variants with deep learning-based sequence model[J]. Nature methods, 2015, 12(10): 931-934.

[64] Kelley D R, Snoek J, Rinn J L. Basset: learning the regulatory code of the accessible genome with deep convolutional neural networks[J]. Genome Research, 2016, 26(7): 990-999.

[65] Alipanahi B, Delong A, Weirauch M T, et al. Predicting the sequence specificities of DNA- and RNA-binding proteins by deep learning[J]. Nature Biotechnology, 2015, 33(8): 831-838.

[66] Angermueller C, Lee H J, Reik W, et al. DeepCpG: accurate prediction of single-cell DNA methylation states using deep learning[J]. Genome Biology, 2017, 18(1): 67.

[67] Koh P W, Pierson E, Kundaje A. Denoising genome-wide histone ChIP-seq with convolutional neural networks[J]. Bioinformatics, 2017, 33(14): i225-i233.

[68] Fakoor R, Ladhak F, Nazi A, et al. Using deep learning to enhance cancer diagnosis and classification[C]// The 30th International Conference on Machine Learning. Atlanta, GA, USA, 2013.

[69] Lyons J, Dehzangi A, Heffernan R, et al. Predicting backbone Cα angles and dihedrals from protein sequences by stacked sparse auto-encoder deep neural network[J]. Journal of Computational Chemistry, 2014, 35(28): 2040-2046.

[70] Ordóñez F J, Roggen D. Deep convolutional and LSTM recurrent neural networks for multimodal wearable activity recognition[J]. Sensors, 2016, 16(1): 115.

[71] Zhu J, Pande A, Mohapatra P, et al. Using deep learning for energy expenditure estimation with wearable sensors[C]// 2015 17th International Conference on E-health Networking, Application & Services (HealthCom). IEEE, 2016.

[72] Jindal V, Birjandtalab J, Pouyan M B, et al. An adaptive deep learning approach for PPG-based identification[J]. Conf Proc IEEE Eng Med Biol Soc, 2016: 6401-6404.

[73] Nurse E, Mashford B S, Yepes A J, et al. Decoding EEG and LFP signals using deep learning: heading TrueNorth[C]//ACM International Conference. Italy: Association for Computing Machinery, 2016.

[74] Sathyanarayana A, Joty S, Fernandez-Luque L, et al. Sleep quality prediction from wearable data using deep learning[J]. JMIR Mhealth & Uhealth, 2016, 4(4): e125.

[75] Galli S J. Toward precision medicine and health: opportunities and challenges in allergic diseases[J]. The Journal of Allergy and Clinical Immunology, 2016, 137(5): 1289-1300.

[76] Krawetz R J. Precision medicine, big data and machine learning in OA[J]. Osteoarthritis and Cartilage, 2018, 26: S5.

[77] Khan S I, Jan N, Din Z U, et al. A novel deep learning based framework for the fetection and classification of breast cancer using transfer learning[J]. Pattern Recognition Letters, 2019, 125: 1-6.

[78] Aliper A, Plis S, Artemov A, et al. Deep learning applications for predicting pharmacological properties of drugs and drug repurposing using transcriptomic data[J]. Molecular

Pharmaceutics, 2016, 13(7): 2524-2530.

[79] Wen M, Zhang Z, Niu S, et al. Deep-learning-based drug-target interaction prediction[J]. Journal of Proteome Research, 2017, 16(4): 1401-1409.

[80] Leff D R, Yang G Z. Big data for precision medicine[J]. Engineering, 2015, 1(3): 277-279.

[81] Hood L, Flores M. A personal view on systems medicine and the emergence of proactive P4 medicine: predictive, preventive, personalized and participatory[J]. New Biotechnology, 2012, 29(6): 613-624.

[82] Ram S, Zhang W, Williams M, et al. Predicting asthma-related emergency department visits using big data[J]. IEEE Journal of Biomedical and Health Informatics, 2015, 19(4): 1216-1223.

[83] Odlum M, Yoon S. What can we learn about the Ebola outbreak from tweets?[J]. American Journal of Infection Control, 2015, 43(6): 563-571.

[84] Bahkali S, Alkharjy N, Alowairdy M, et al. A social media campaign to promote breastfeeding among saudi women: a web-based survey study[J]. Studies in Health Technology and Informatics, 2015, 213: 247-250.

[85] Rincon F, Grassi P R, Khaled N, et al. Automated real-time atrial fibrillation detection on a wearable wireless sensor platform[J]. Conf Proc IEEE Eng Med Biol Soc, 2012, 1(2012): 2472-2475.

[86] Ahmadi M M, Jullien G A. A wireless-implantable microsystem for continuous blood glucose monitoring[J]. IEEE Transactions on Biomedical Circuits and Systems, 2009, 3(3): 169-180.

[87] Moore M K, Fulop S, Tabib-Azar M, et al. Piezoresistive pressure sensors in the measurement of intervertebral disc hydrostatic pressure[J]. The Spine Journal, 2009, 9(12): 1030-1034.

[88] Collaboration G C K D. Global, regional, and national age-sex specific all-cause and cause-specific mortality for 240 causes of death, 1990-2013: a systematic analysis for the Global Burden of Disease Study 2013[J]. Lancet, 2015, 385(9963): 117-171.

[89] Tsivgoulis G, Patousi A, Pikilidou M, et al. Stroke incidence and outcomes in northeastern greece: the evros stroke registry[J]. Stroke, 2018, 49(2): 288-295.

[90] Feigin V L, Forouzanfar M H, Krishnamurthi R, et al. Global and regional burden of stroke during 1990-2010: findings from the Global Burden of Disease Study 2010[J]. Lancet, 2014, 383(9913): 245-254.

[91] Liu L P, Wang D, Wong K S L, et al. Stroke and stroke care in China: huge burden, significant workload, and a national priority[J]. Stroke, 2011, 42(12): 3651-3654.

[92] Wang Y L, Li Z X, Zhao X Q, et al. Stroke care quality in China: substantial improvement, and a huge challenge and opportunity[J]. International Journal of Stroke, 2017, 12(3): 229-235.

[93] Zhao G, Huang H, Yang F. The progress of telestroke in China[J]. Stroke and Vascular Neurology, 2017, 2(3): 168-171.

[94] Chen Z, Jiang B, Ru X, et al. Mortality of stroke and its subtypes in China: results from a nationwide population-based survey[J]. Neuroepidemiology, 2017, 48(3-4): 95-102.

9

精准医疗领域大数据处理
技术面临的挑战

面向精准医疗的大数据处理涉及数据采集、数据清洗、数据融合、数据分析、支撑平台、质量控制、数据治理等技术模块，这也是本书重点探讨的研究内容。数据采集是根据大数据分析和精准医疗应用的目标，针对性采集多源异构数据并进行预处理的过程[1, 2]。数据清洗是对收集的数据进行修补、增减或删除等处理，以发现不准确、不完整、不合理或重复冗余的数据，保证数据质量能够满足大数据分析的要求[3, 4]。数据融合是对清洗后的多源异构数据进行检测、抽取、关联、估计和整合等进一步的处理，以输出一个更为完善、可靠和代表性的数据集[5, 6]。数据分析是利用机器学习、深度学习等大数据分析技术，对预处理后的数据集进行挖掘分析并将分析过程与结果予以可视化呈现的过程[7, 8]。在上述数据处理过程中，均需要集多种功能模块于一体的大数据综合服务平台予以支撑。另外，数据治理和质量控制等需要贯穿于上述数据处理的全流程，以保证精准医疗领域大数据处理的规范化、高质量、可靠性[9, 10]。但是，在上述一系列数据处理过程中，由于精准医疗应用领域广泛、数据类型多样、数据量巨大、数据处理技术成熟度和稳定性参差不齐、数据壁垒及"孤岛"现象等，使得大数据处理技术依然面临着诸多挑战[11-13]。因此，本章将对精准医疗领域大数据处理技术所面临的主要挑战和存在的问题进行探讨，研究结果可为揭示面向精准医疗的大数据处理技术的未来发展方向、研究热点等提供信息参考。

9.1 多源异构数据的采集

精准医疗领域健康医疗数据的采集涉及医疗卫生机构的 HIS、EMR、LIS、PACS、心电、病理、用药记录、医院感染管理、手术麻醉、护理、体检等信息系统，数据来源广泛，数据结构和类型各异，在数据抽取、数据上传阶段（图 9-1），对现有数据采集平台、数据采集网关、前置机、数据传输网络和数据交互接口等，均造成前所未有的挑战。健康医疗大数据主要集中于各卫生医疗机构。虽然进入 21 世纪以来，各医疗卫生机构均致力于本单位的信息化建设，但是各地的产业分布、技术储备和政策关注不同，造成我国医疗卫生领域的信息化建设并不具备顶层设计的优势，没有形成统一的标准化健康医疗数据报告、上传、采集、统计与交互规范[14, 15]。目前，我国卫生医疗信息化软件厂商数以千计，甚至同一医疗机构内部的信息化系统就多达数十个，造成不同医疗机构之间甚至同一医院内部的信息系统不能互联互通，"数据孤岛"和"信息烟囱"现象遍布健康医疗领域，严重阻碍了面向精准医疗的信息采集和共享。

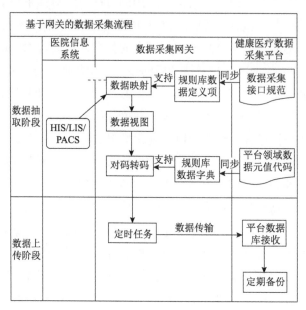

图 9-1　健康医疗数据的采集流程

在精准医疗领域，采集多源异构的健康医疗数据主要涉及几方面：一是传统的医疗数据采集，即通过前置机、DICOM、HL7 等协议进行数据采集；二是针对医疗健康物联网的数据采集；三是不同软、硬件系统间数据的共享与交互[16, 17]。这些对数据采集过程用到的软硬件设备均提出了新的挑战与要求。

9.1.1　前置机

（1）软件系统

部署在医院网络出口位置的前置机所集成的软件系统需具备以下关键功能。

1）多厂商数据适配对接：软件具备丰富的数据适配功能，内置大量不同厂商的数据格式，同时能根据实际项目的需求方便地进行定制化开发，以快速适配不同的数据对接场景。

2）数据标准化转换：对不同厂商的数据，按照国际标准及我国医疗卫生行业标准进行格式化处理，以保证进入信息系统的数据都是符合标准的格式，便于数据采集过程中的统一处理和共享。

3）数据可控共享：在数据标准化基础之上，可以灵活地设定所需要上传的数据类型、数据字段等，以实现按用户要求的"按需"数据采集、上传与共享。

4）友好的人机交互：软件预置数据采集策略，在有特殊定制采集需求时，整体采用图形化界面、拖拽等方式，实现易于操作的数据采集部署，简化实施部署、维护及后期运营。

（2）硬件系统

1）丰富的网络接入能力：在网络接入上，除了具备最常用的千兆/百兆以太网接入能力外，还覆盖业界最广泛的有线和无线连接模式（如 E1/T1、xDSL、xPON、CPOS、4G/5G 等），以适应不同医疗卫生机构的接入。

2）高安全防护能力：考虑防火墙、入侵检测等安全防护能力，从用户接入控制、报文检测到主动防御，形成一套完整的安全防护机制，包括内置防火墙、ASPF、防火墙安全域等，防范木马、蠕虫、病毒等的攻击；支持 IPSec VPN、GRE VPN、DSVPN、SSL VPN、L2TP VPN 等丰富的安全特性。

9.1.2　企业服务总线

企业服务总线（ESB）技术在大数据采集平台构建中的应用成为趋势。ESB

是一种体系结构模式，支持虚拟化通信参与方之间的服务交互并对其进行管理，是实施 SOA 的连接基础软件。使用 ESB 模式可以降低连接各个异构应用系统的工作量，降低相连的应用系统之间的耦合度，进而从本质上提高整个系统的灵活性和面对变化的响应速度[18, 19]。在 ESB 模式中，服务交互的参与方并不直接交互，而是通过一个总线交互，该总线提供虚拟化和管理功能来实现和扩展 SOA 的核心定义。它代理服务提供者和服务消费者之间的连接，即使它们并非完全匹配，也能够使它们进行交互，此模式可以通过使用各种中间件技术和编程模型实现。

9.1.3 数据采集与交换平台

在精准医疗领域，针对多源异构健康医疗数据的采集平台，其数据交换和共享组件需要参考国际 IHX 标准，实现医疗 POS 系统的信息交换。数据格式需遵照我国卫生部颁布的电子病历相关标准，参考 HL7 电子病历模板。对于集成到 ODS 和数据仓库中的数据，可采用数据库通用接口如 JDBC、ODBC 等实现数据抽取和加工装载。另外，数据采集平台需具备把常用的服务接口转换为消息内部数据格式的适配器功能。通用的适配器一般包括 HTTP、JMS、EMAIL、FTP 等。

9.2 临床专病数据的标注

健康医疗大数据处理的最终目的是面向精准医疗临床应用，而临床诊疗的目标是具体疾病。因此，基于采集的健康医疗大数据构建面向大数据处理与临床诊疗服务的专病数据集逐渐受到重视并被付诸实施。基于收集到的数据构建的数据集往往存在数据缺失、有异常值、分布不均衡、信息冗余等数据不规范的问题。此时需要对数据集进行数据规范化、数据转换、异常值核对、删失值处理等预处理操作。但是，在临床诊疗过程中，医生录入诊疗信息时缺乏语义规范，对于同一诊断结果与治疗方案，不同医生的录入结果可能不同；而符合记录标准的临床诊疗信息未必能够满足大数据分析与精准医疗的格式需求。目前针对健康医疗数据，尤其是影像、病理、心电等数据的标准化标注，已成为困扰大数据处理技术在精准医疗领域广泛推广应用的关键。

如图 9-2 所示，在利用机器学习大数据算法对健康医疗数据进行分析挖掘之前，需要对专病数据集中的数据进行标准化标注[13, 16, 17]。标准数据集是数据抽取、分析的基础，通过对标注后的标准数据集进行管理和调用，可以完成机器学习算法模型的训练、测试与验证优化，从而应用于疾病的精准预防、诊断、治疗和用药。

近年来，随着计算机视觉技术的进步和医学图像处理能力的提升，深度学习算法在疾病辅助诊断和个体化治疗等精准医疗应用领域取得了开创性进展。但是，目前深度学习面临的主要挑战是数据集的标注。目前临床诊疗信息的标注主要依靠人工手动注释，这需要专业的临床医师，并且非常耗时[20]。以胸部 X 线检查的影像数据标注为例，专业的放射科医生标注每张图片通常需要花费几分钟，标注完成深度学习所需要的影像图片数量，其成本将非常昂贵[21]。虽然有研究人员尝试通过对 EMR 进行文本挖掘来生成注释，以弥补人工标注的诸般不足，但是文本挖掘生成注释的准确性不高，难以满足大数据分析和精准医疗应用的要求[11, 20]。

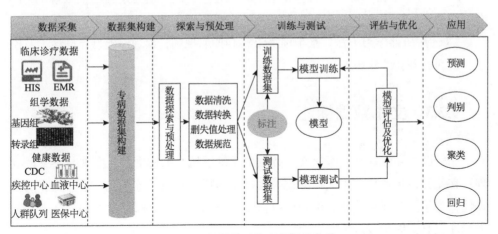

图 9-2　机器学习处理数据的流程

总之，目前精准医疗领域健康医疗数据的标注需要着重考虑和解决以下问题。

9.2.1　数据标准化

健康医疗数据标准体系的制定，其根本是为了保证数据的真实性、可用性和适用性。针对健康医疗数据的标准化，主要从数据的一致性、完整性、整合性等方面提升数据的质量。数据的标准化主要采用重复对象检测、缺失数据处理、异常数据检测、逻辑错误检测、不一致数据处理等方法对健康医疗数据进行标准化处理。

9.2.2　数据结构化

健康医疗数据结构化主要通过自然语言处理技术，采用二维表结构来逻辑表达和存储数据信息，使健康医疗数据严格遵循数据格式与长度规范，并通过关系型数据库进行存储和管理。可利用自然语言处理技术深度挖掘和分析病例数据，快速批量抓取病例数据中的相应知识点，从而生成结构化数据库。

1）制定领域中需要抽取的知识本体。例如，心脏病的知识体系与糖尿病的知识体系存在明显不同，相应的本体则需要覆盖对应的疾病、症状、检查手段、化验结果、药品、治疗方式、手术名称、致病原因等。

2）为每一个目标知识点标注足够的训练语料，或者编写足够的抽取规则，进而启动抽取。

3）使用机器学习方法，基于训练语料和抽取规则，训练出模型，自动学习模式，进而处理新的病历。

9.2.3　文本数据标注

相较医学影像数据，医疗文本数据由于缺乏统一的标准，且中文与英文的处理存在差异，导致目前中文标准化的数据集与标注较少。鉴于人工标注数据的烦琐性，为了提升标注效率，可利用机器学习技术搭建面向医疗文本的中文文本智能标注工具，以实现以下主要功能。

（1）多类任务标注

对电子病历等相关文本数据进行初步整理，面向标注人员逐条进行标注数据展示，支持中文分词、命名实体识别等基础标注任务，且可根据需求进行关系识别、疾病或科室分类等文本分类数据标注。

（2）智能标注算法

智能标注是标注工具构建的核心算法，每次标注后，标注工具用基准模型对尚未标注过的数据进行预测，选取确信度最低的文本作为下次标注的文本。用户可直接在基准模型预测的结果上进行标注，无须直接对新的文本进行标注，降低标注的工作量。

（3）良好交互设计

目前大多数标注工具设计较为复杂，增加了标注的工作量，可通过简化界面设计减少操作流程，降低标注工作的烦琐性，提升医务人员使用工具进行标注的效率。

（4）协同标注体系

鉴于健康医疗数据的复杂性，不同标注人员针对同一例数据可能有不同的标注结果，为了尽可能提升标注的准确率，宜采用协同标注的工作体系，对于同一条数据，由多位医务人员进行协同标注，最终根据统计分析指标得出数据的最终标注结果。

9.2.4　医学影像数据标注

高质量的病例医学影像资料是大数据图像处理和疾病精准诊断的数据基础。通过对大量高风险病例、确诊病例、非患病的确诊病例及特殊病例等的影像数据进行标注与分析，可挖掘病例数据背后的巨大价值。因此，构建易操作、高效率的医学影像数据标注工具，对医学图像、患者信息、图像诊断报告等异构数据实现智能存储、统计分析及可视化标注，成为亟待突破的重点领域。涉及的主要内容包括以下几项。

（1）异构影像数据标注

构建多种医学影像数据［磁共振成像（MRI）、计算机断层扫描（CT）、正电子发射断层成像（PET）、X线成像、超声等］和多种医学影像数据格式（Analyze、DICOM、NIfTI、MINC 等）的规范控制、质量管理，建立多源数据的标注工作。

（2）2D 医学影像智能标注

在可视化二维界面上，通过点、线等复杂几何图形标注出器官轮廓、病灶等临床医学感兴趣区域。智能图像分析技术辅助人工标注单示例、多示例等图像特征信息。

（3）3D 医学影像智能标注

基于多平面重建技术，在医学影像横断面、矢状面、冠状面等多维视角下的2D 断面上进行智能标注，标注数据 3D 实时预览，支持 3D 模式下标注数据的修改与优化。

（4）智能辅助标注

基于人工智能的机器辅助标注，通过部分已标注的数据，机器学习后自动优化出图像中的基础标注，然后通过人工增量标注与判断标注完成完整的数据标注信息。

（5）高质量标注

基于简单交叉验证、K 值交叉验证和留一法等多种交叉验证方法，检验多人标注数据，优化标注数据结果，提高标注信息的质量，为面向临床诊疗应用的大数据分析处理提供高质量的标注数据基础。

9.3　多源异构数据的融合

由于健康医疗大数据类型多样、数量巨大、结构不一等特点，目前尚缺乏有效的面向精准医疗多源异构数据的多模态数据融合技术，导致无法精确、全面地抽取健康医疗大数据蕴含的有效信息。健康医疗数据的融合是一个跨学科、跨领域，甚至是跨语言的技术问题，其主要面临的挑战包括以下几个方面。

9.3.1　跨领域、跨学科、跨语言等问题

健康医疗数据包括结构化（表单、列表）、半结构化（实验室检测报告、护理日志）和非结构化（文本、医学影像、视频）等数据类型，这些来源不同的数据不仅以多种形式并存，还可能出现不同的语言记录方式[12, 22]。这种跨领域、跨学科、跨语言的健康医疗数据进行融合已不是简单的知识累积或匹配融合，不但要考虑不同数据类型的具体特点，同时还需兼顾它们之间的差异及处理这些差异的方式。

9.3.2　数据安全与隐私保护

精准医疗领域数据涉及患者诸多敏感信息，而数据融合需要对各种来源的健康医疗数据进行整合，导致不同数据间的关联更加紧密，数据指标之间的关联更加清晰、符合逻辑，从而增加患者隐私泄露的风险[23]。数据融合可能会使更多的

信息由于各类数据之间的关联性而无形中被牵涉、公开化，从而无形中威胁数据的安全性和隐私性。如何研发数据发布、交互新技术，以在最大程度保留必要信息的基础上尽量确保数据安全与患者隐私，成为亟待解决的问题。另外，健康医疗数据日新月异，产生和积累速度非常快，与之相应的数据融合技术也将是一个动态渐进的过程。因此，相应的数据安全与隐私保护措施亦需要与时俱进、不断完善。

9.3.3　其他

面向精准医疗领域数据的融合还面临着其他方面的挑战[13, 20, 23]。首先，健康医疗数据属于大数据范畴，区别于传统的数据融合方式，融合模式的转变使健康医疗数据的融合对相应技术有了新的要求。其次，健康医疗数据融合的规模巨大，对数据融合过程的可控性、数据存储的可用性等造成巨大的挑战。最后，数据融合操作环境的维护、数据融合、后续数据处理与精准医疗应用的对接等，亦是需要关注的命题。

9.4　组学数据的存储与处理

分子生物学、生物信息技术和高通量基因测序技术的发展极大地促进了基因组学、蛋白质组学、代谢组学、转录组学、表观遗传学等的快速发展与应用，也随之产生了海量的数据，为精准医疗的深入应用提供了丰富的数据源。但是，研究显示，单个居民个人的蛋白质、代谢、基因组学和遗传数据可达 10TB，对数据存储和管理造成了前所未有的挑战[24]。针对海量组学数据的存储资源管理方法、支持多用户的资源使用和存储环境隔离机制、基于 Hadoop 的大数据存储机制、基于分布式存储的分布式数据库技术、分布式存储与并行计算架构、大数据安全技术等，在组学大数据研究与应用中发挥重要作用，均成为亟须攻克的问题[13, 25, 26]。

近年来，随着计算机科学的不断发展，尤其是深度学习和图理论，使对基因和其他组学大数据的集成分析成为可能。基因组学的最新进展，包括下一代测序和基因组编辑、单细胞基因组和转录组测序、通过液体活检鉴定循环肿瘤 DNA（ctDNA）及人类样品中细菌基因组的测序（元基因组学）等，除对基因组学产生巨大影响外，还推动了组学技术在精准医疗领域的深入应用[22, 27]。深度学习在组学研究中已经有一些成功的应用，并且已经构建了不同分子水平的集成调控网络。例如，一维 CNN 和 RNN 已在 DNA 与 RNA 结合蛋白、表观基因组学和 RNA 剪接等方面得到了很好的实践应用[20]。但是，尽管在过去几十年中取得了长足进步，但经典的生物医学研究方法在复杂疾病诊断中的应用仍然面临挑战。首先，很多基因/基因产物容易受到研究个体生活方式、环境因素的混杂影响，造成深度学习分析结果的低效率甚至偏差；其次，在组学数据分析过程中，通过使用常规或历史生物标记物进行的早期诊断可能会受到疾病无症状阶段表达或调控的细微差别的干扰，很难将患者与正常个体区分开来，并且有用的信息通常会被人口中自然发生的变化所产生的"噪声"掩盖；最后，关于细胞信号转导，虽然其在生物学上很重要，但是迄今为止对这一领域的研究很少，主要原因是数据限制，神经网络体系结构无法很好地适应现有的可用数据[20, 28, 29]。

9.5　多源健康医疗数据分析

在精准医疗领域，就具体每个患者而言，其本身常规的健康医疗数据有限，为了能通过大数据分析实现具体患者的精准疾病诊断、个体化治疗，最根本的是尽可能获取具体患者多个方面的数据，以充分表征其健康或疾病特征，并寻求新颖的大数据处理方法来同时联合分析这些数据，从而抽取有效且精准的信息[13]。现有研究认为，综合不同来源的各类健康医疗信息的大数据分析更有利于疾病的早期诊断和精准治疗，并且随着计算机科学、生物信息技术、高通量组学技术的快速发展，以及单份样品获取与处理价格的下降，面向大规模数据的集成分析成为可能[27]。用于实现精准疾病诊断、治疗与用药的数据源包括但不限于临床数据（诊疗、手术、用药、护理）、医学影像数据（MRI、超声、PET、CT）、生物样本数据（血液、尿液、粪便）、分子数据（基因组学、蛋白质组学、代谢组学、遗传）、健康数据（人口统计学、死亡/生存监测数据、问卷）、可穿戴设备数据（血压、心率、胰岛素水平）、社交媒体信息（上网行为、信息发布内容、浏览历史）、环境因素（空气污染、气象数据、海拔）等[11, 13, 28, 30]。通过结合上述多源异构数据，采用机器学习、神经网络等大数据处理方法，在较大的人群队列中探究这些多次测量的数据，并最大程度地减少计算瓶颈，可以关联和连接多个变量之间的关系，从而将有更大的机会完善疾病的早期诊断和精准治疗。

虽然，各种数据，包括组学数据、临床诊疗数据、实验室检查、医学影像、健康监测信息、环境因素、生活方式等，均有助于疾病的精准诊断和个体化治疗，但是由于很多数据领域都需要特有的专业知识，为了合并、整合和同时分析利用这些数据类型，科学家需要了解数据科学、数据管理和数据治理等信息学技术，这无疑增加了健康医疗数据的处理与应用难度[11, 27, 31]。另外，这些高度异构的数据的有效集成，以及如何在机器学习、神经网络等大数据算法模型中使用它们，将是一个重要且具有挑战性的命题。分析处理一类数据已然困难，更勿论对多源异构的健康医疗大数据进行综合分析。实际上，有研究者指出，现有文献还没有提供任何尝试使用深度学习来组合不同类型健康医疗数据源的研究[11, 13, 31]。

9.6 可解释性

随着计算和大数据处理能力的提升，以及组学、临床诊疗、健康监测等数据的可获得性，通过大数据分析结果辅助个体化疾病预防、诊断和治疗，从而实现人群健康的目标，已在很多医疗实践中得到探索应用。对此，研究人员和临床医生需要做好理解、评估和解释大数据分析结果的准备，进而将其转化为基于证据的精准健康和精准医疗实践。近年来，机器学习（深度学习）、神经网络等大数据算法模型在各种领域的应用越来越广泛且性能不断演进，而对模型透明性和可解释性的需求也越来越强烈。大数据算法模型的可解释性很重要，主要有以下几个方面的原因。第一，临床决策的任务一定是规避风险，正确的临床决策可能是生与死之间的区别，大数据算法模型的决策生死攸关，因此模型的可解释性和透明性对于许多临床应用至关重要[20, 32]。第二，没有明确的理由，很难对模型建立信任，可解释性对于信任很重要。如果大数据算法模型用于疾病的临床诊断，则重要的是要确保模型是出于可靠的原因而做出的决策，而不是专注于数据的伪象[20]。第三，在健康医疗领域，不仅定量算法的性能很重要，而且模型的可解释性对于说服医学专业人员采用有关预测模型建议的措施（如特定药物的处方、罹患某种疾病的潜在风险）至关重要，因为临床医生不太可能采用他们无法理解的大数据方法[13]。第四，只有不断提升大数据算法模型的透明性和可解释性，健康医疗从业者才能够理解和信任算法模型做出的预测和建议，从而加速此类方法在精准医疗临床实践中的广泛采用[32]。第五，实现突破性性能的大数据算法模型可能已经确定了本领域从业人员希望理解的数据模式，但是，如果模型是黑匣子，则不可能。

大数据算法模型的性能和可解释性对于精准医疗问题同样重要。尽管像深度学习这样的模型已经在许多应用程序领域取得了成功，以其在各种任务上达到了最先进的性能而著称，但是深度学习技术受到的主要批评之一就是它生成的模型及运算结果很难自然地解释[13, 20, 33]。在这方面，许多深度学习框架通常被称为"黑箱子"，其中只有输入和输出预测部分能传达给人类观察者。深度学习缺乏模型透明性的主要原因在于它是通过深层的非线性数据转换层揭示输入层中纠缠的隐藏因素，同时这恰好也是深度学习如此高效的原因[25, 32]。这个难题提示要在模型性能与开放性之间做出必要的权衡。在精准医疗领域，考虑到模型预测结果可能会影响现实世界的医疗决策和患者治疗，因此模型的透明性和可解释性至关重要。这也是可解释的线性模型（如逻辑回归）目前仍然在临床信息学诸多应用中占主导地位的原因之一。

虽然在很多情况下，通过使用深度学习方法可以改善预测模型，但是这种模型的可解释性仍然是一个遥不可及的目标。实际上，很多大数据算法模型应用研究都明确指出缺乏可解释性是其主要局限性[32, 34-36]。例如，当应用深度学习来研究诸如功能性磁共振成像之类图像的基本模式时，由于深度学习模型具有类似"黑箱子"的特征，直观地理解和解释学习的模型仍然具有挑战性[21]。Tu通过比较人工神经网络和逻辑回归的有效性，质疑这些技术是否能够取代传统的统计方法来预测如心肌梗死或死亡率等医学结果[37]。其研究结果指出，尽管神经网络在表示能力方面具有多方面优势，但结果可解释性上的困难可能会限制其临床应用，这一局限至今仍然存在。因此，大数据算法模型及其预测的可解释性具有不可低估的重要性，尤其在精准医疗领域，如何解释模型获得的结果及如何使它们更易于理解，对于开发、推广应用可信赖和可靠的精准疾病诊断与治疗系统至关重要。在对大数据算法模型的性能进行重大改进的同时，增加模型的透明性和可解释性已成为健康医疗大数据处理研究重点关注的领域。可能的研究方向包括但不限于解释深层模型的算法（即驱动网络中隐藏单元在过程中打开/关闭的驱动因子）、支持具有现有工具的神经网络的方法（这些工具可解释数据驱动系统的预测）、在大数据算法决策流程中加入临床专家的意见等[13, 20, 31]。

9.7 可 视 化

如本书第 4 章所述，数据可视化是一种将抽象信息以贴近人类自然感知的图形的形式呈现，以发现数据隐含信息、揭示数据蕴含规律的人机交互和计算机信息处理技术[8,38]。通过大数据可视化技术，结合计算机的运算能力和专家的解读认知能力，可以挖掘和呈现大规模多源异构健康医疗数据集蕴含的有价值信息，更有利于大数据分析结果的解读和辅助临床决策。可视化技术在组学大数据领域的重要性更为显著。一是对于复杂而海量的组学数据，可视化可以利用较少的时间和空间来呈现丰富的信息，从而增加认知资源的范畴，减少搜索和发现关键感兴趣信息的时间与精力；二是可视化技术可以将大量不同来源与类别的组学数据及其处理过程在指定视图界面显示，从而有利于各种潜在模式或规律的识别和比较[7,8]。

但是，面向精准医疗的大数据可视化目前还面临着诸多挑战。首先，精准医疗领域的大数据处理的对象是多源异构的海量数据，在数据规模、数据类型、数据来源等方面的复杂性前所未有，无疑增加了大数据处理过程及其结果的可视化难度[39]。其次，有效地组织数据是可视化的基础，是进行健康医疗大数据分析并获取隐藏信息、规律和模式的前提，但是精准医疗领域的数据来源广、收集难、内容复杂，会对数据的有效组织造成严重阻碍，进而影响大数据的可视化处理。再次，面向精准医疗的可视化针对的是大规模、高维度、多来源、复杂结构、动态变化的数据，通过可视化技术分析处理这些信息并辅助进行实时的决策，已成为可视化领域面临的最大挑战[8]。最后，对大数据处理过程的溯源性可视化可以提升大数据算法模型的透明性和可解读性，但是鉴于精准医疗领域大数据处理过程的复杂性与大规模，这方面的可视化分析依然困难重重。

小 结

虽然大数据处理在精准医疗领域的应用如雨后春笋般涌现，但是依然面临诸多挑战。本章主要从多源异构数据采集、临床专病数据标注、多源异构数据融合、组学数据存储与处理、多源异构健康医疗数据同时分析、大数据处理可解释性与可视化等方面，对精准医疗领域大数据处理目前存在的重点挑战和关键问题进行了充分探讨。研究结果可为明确面向精准医疗的大数据处理所面临的现有问题、影响其进一步推广应用的关键技术领域，以及未来研究所应关注、发力的方向等，提供信息参考。

参 考 文 献

[1] Cao W, Jiang P, Jiang K, et al. Radio frequency identification-based real-time data collecting and visual monitoring for discrete manufacturing workshop[J]. Computer Integrated Manufacturing Systems, 2017, 23（2）: 273-284.

[2] 程小恩, 魏勇. 数据采集系统在中医药健康大数据中的应用[J]. 中国数字医学, 2016, 11（9）: 18-20.

[3] Mathew C, Güntsch A, Obst M, et al. A semi-automated workflow for biodiversity data retrieval, cleaning, and quality control[J]. Biodivers Data J, 2014, （2）: e4221.

[4] Kimball R, Caserta J. The Data Warehouse ETL Toolkit: Practical Techniques for Extracting, Cleaning, Conforming and Delivering Data[M]. Hoboken: John Wiley & Sons, Inc, 2004.

[5] 彭向晖, 黄文强, 卢春, 等. 多源异构数据融合系统及方法: CN108021670A[P]. 2018-05-11.

[6] 贺雅琪. 多源异构数据融合关键技术研究及其应用[D]. 成都: 电子科技大学, 2018.

[7] 詹启敏, 张华, 陈柯羽, 等. 精准医学总论[M]. 上海: 上海交通大学出版社, 2017.

[8] 石乐明, 郑媛婷, 苏振强, 等. 大数据与精准医学[M]. 上海: 上海交通大学出版社, 2017.

[9] Al-Badi A, Tarhini A, Khan A I. Exploring big data governance frameworks[J]. Procedia Computer Science, 2018, 141: 271-277.

[10] 刘金晶, 王梅. 大数据下的数据质量评价指标构建实践[J]. 计算机技术与发展, 2019, 10: 1-7.

[11] Hulsen T, Jamuar S, Moody A, et al. From big data to precision medicine[J]. Frontiers in Medicine, 2019, 6: 1-14.

[12] Cirillo D, Valencia A. Big data analytics for personalized medicine[J]. Current Opinion in Biotechnology, 2019, 58: 161-167.

[13] Miotto R, Wang F, Wang S, et al. Deep learning for healthcare: review, opportunities and challenges[J]. Briefings in Bioinformatics, 2018, 19（6）: 1236-1246.

[14] 杨柔坚. 浅谈如何做好大数据审计中的数据采集工作[N]. 中国审计报, 2019-05-15（006）.

[15] 杨飞. "互联网+医疗"如何实现医疗数据采集最大化[J]. 现代养生（下半月版）, 2018, 5: 4-5.

[16] 吴卉男. 大数据系统和分析技术综述[J]. 信息记录材料, 2016, 17（3）: 2-4.

[17] 姚琴. 面向医疗大数据处理的医疗云关键技术研究[D]. 杭州: 浙江大学, 2015.

[18] 陈军成, 丁治明, 高需. 大数据热点技术综述[J]. 北京工业大学学报, 2017, 43（3）: 358-367.

[19] 杨刚, 杨凯. 大数据关键处理技术综述[J]. 计算机与数字工程, 2016, 44（4）: 694-699.

[20] Ching T, Himmelstein D S, Beaulieu-Jones B K, et al. Opportunities and obstacles for deep learning in biology and medicine[J]. J R Soc Interface, 2018, 15（141）: 20170387.

[21] Shen D, Wu G, Suk H I. Deep learning in medical image analysis[J]. Annual Review of Biomedical Engineering, 2017, 19(1): 221-248.

[22] Hopp W, Li J, Wang G. Big data and the precision medicine revolution[J]. Production and Operations Management, 2018, 9: 1647-1664.

[23] 孟小峰, 杜治娟. 大数据融合研究: 问题与挑战[J]. 计算机研究与发展, 2016, 53(2): 231-246.

[24] 黎勇. 实践中探索健康医疗大数据的安全和隐私保护[J]. 信息化建设, 2016, (12): 222-223, 225.

[25] Burt J R, Torosdagli N, Khosravan N, et al. Deep learning beyond cats and dogs: recent advances in diagnosing breast cancer with deep neural networks[J]. The British Journal of Radiology, 2018, 91(1089): 20170545.

[26] 代涛. 健康医疗大数据发展应用的思考[J]. 医学信息学杂志, 2016, 37(2): 1-8.

[27] Cai Y, Huang T. Accelerating precision medicine through genetic and genomic big data analysis[J]. Biochim Biophys Acta Mol Basis Dis, 2018, 1864(6 Pt B): 2215-2217.

[28] Krawetz R J. Precision medicine, big data and machine learning in OA[J]. Osteoarthritis and Cartilage, 2018, 26: S5.

[29] Chen L, Cai C, Chen V, et al. Trans-species learning of cellular signaling systems with bimodal deep belief networks[J]. Bioinformatics(Oxford, England), 2015, 31(18): 3008-3015.

[30] Correia R B, Li L, Rocha L M. Monitoring potential drug interactions and reactions via network analysis of instagram user timelines[J]. Pac Symp Biocomput, 2016, 21: 492-503.

[31] Li Y, Huang C, Ding L Z, et al. Deep learning in bioinformatics: introduction, application, and perspective in the big data era[J]. Methods, 2019, 166: 4-21.

[32] Shickel B, Tighe P J, Bihorac A, et al. Deep EHR: a survey of recent advances in deep learning techniques for electronic health record (EHR) analysis[J]. IEEE Journal of Biomedical and Health Informatics, 2018, 22(5): 1589-1604.

[33] Razzak M I, Naz S, Zaib A. Deep Learning for Medical Image Processing: Overview, Challenges and Future[M]// Dey N, Ashour A S, Borra S. Classification in BioApps. Berlin: Springer, 2018.

[34] Miotto R, Li L, Kidd B A, et al. Deep patient: an unsupervised representation to predict the future of patients from the electronic health records[J]. Scientific Reports, 2016, 6: 26094.

[35] Choi E, Bahadori M T, Schuetz A, et al. Doctor AI: predicting clinical events via recurrent neural networks[J]. JMLR Workshop Conf Proc, 2016, 56: 301-318.

[36] Nie L, Wang M, Zhang L, et al. Disease inference from health-related questions via sparse deep learning[J]. IEEE Transactions on Knowledge and Data Engineering, 2015, 27(8): 2107-2119.

[37] Tu J V. Advantages and disadvantages of using artificial neural networks versus logistic regression for predicting medical outcomes[J]. J Clin Epidemiol, 1996, 49(11): 1225-1231.

[38] Ward M, Grinstein G, Keim D. Interactive Data Visualization: Foundations, Techniques, and Applications[M]. Massachusetts: A. K. Peters, Ltd, 2010.

[39] Schirrmeister R T, Springenberg J T, Fiederer L D J, et al. Deep learning with convolutional neural networks for EEG decoding and visualization[J]. Human Brain Mapping, 2017, 38(11): 5391-5420.

10

研究总结与未来展望

在信息通信和计算处理技术突飞猛进发展的背景下，健康医疗大数据的分析与应用极大地影响了生物医学研究和健康医疗服务，尤其是在精准医疗领域。健康医疗大数据的整合分析可以在疾病的精准预防、诊断、治疗和健康管理等方面发挥重要作用。在疾病预防方面，基于健康医疗大数据的分析可识别具体疾病的高危易感人群，做到对疾病的早期发现，从而完善疾病的预防与控制政策。在疾病诊断方面，健康医疗大数据可以筛检疾病的致病因子、探解发病机制，做到对疾病的早期诊断。在疾病治疗方面，通过健康医疗大数据可以识别疾病病变靶点、评价药物治疗效果，做到对疾病的早期治疗和个体化用药。在健康管理方面，基于对具体患者或人群健康医疗数据的分析挖掘，可制定或调整针对性的健康管理方案，提高健康管理的质量。健康医疗大数据处理及其涉及的关键技术对精准医疗的深入开展与服务质量均有重要影响。因此，对精准医疗领域健康医疗大数据的各处理环节进行探讨显得尤为必要，这也是本书的主要研究内容。本章针对现存问题、主要研究内容和创新性等方面，对本书的研究内容进行总结，并在此基础上对精准医疗领域大数据处理的未来研究方向进行展望。

10.1 研 究 总 结

精准医疗领域的健康医疗大数据处理涉及数据采集、数据清洗与融合、大数据分析与可视化、大数据平台构建与运维、数据处理质量控制、数据治理等环节。对健康医疗大数据各处理环节的工作内容、功能定位及其涉及的关键技术进行充分探讨，这对于提升健康医疗大数据处理的效率与质量、促进精准医疗服务的广泛应用，具有重要的信息支撑与技术参考作用。

10.1.1　现存问题

在数据采集方面，精准医疗领域大数据采集的方法技术、流程规范和质量评价工具等互有差异，针对同一数据源的采集往往造成数据样本质量的参差不齐，不利于健康医疗大数据的进一步分析处理。在数据清洗方面，精准医疗领域的健康医疗数据数量巨大、增长快速、结构复杂，这给数据清洗的效率、质量和准确率等带来了较大挑战。在数据融合方面，由于精准医疗领域数据类型各异，结构化、半结构化与非结构化数据并存，严重影响了大数据分析与精准医疗应用。如何针对多源异构数据进行有效融合成为亟待解决的问题。在数据分析方面，精准医疗领域大数据的分析和挖掘需完成庞大的计算量，对处理系统的运算架构、时效性、运算性能和计算域存储单元的数据吞吐率等要求较高，传统的数据分析手段已经无法满足大数据环境下的数据分析需求。

在平台构建与运维方面，为避免精准医疗服务过程中数据传输标准不统一、各应用子模块间协同困难、信息交互效率低等问题，基于平台化技术的数据处理日渐受到重视。但是，在目前的精准医疗应用中，各机构倾向独自建立各自的精准医疗数据库和样本库，形成诸多"数据孤岛"，造成数据共享和平台化处理困难。在质量控制方面，精准医疗领域的数据处理涉及多模态、多维度数据，如何在数据处理过程中保证数据的质量成为精准医疗服务过程中不可忽视的问题。在数据治理方面，健康医疗大数据来源多样，涉及个体或人群隐私信息，关联多个利益相关方，很难直接进行处理应用，必须经过数据治理方可保障数据利用的高效率与高质量。但是，目前健康医疗行业的数据治理还不成熟，管理方法分散，缺乏总则性的整体策略框架，而尚无研究关注精准医疗领域的数据治理。

10.1.2　主要研究内容

鉴于面向精准医疗的大数据处理还存在诸多问题，本书针对健康医疗大数据处理的数据采集、数据清洗、数据融合、大数据分析、平台构建与运维、质量控制、数据治理等环节进行充分、系统的研究探讨，并就关键技术模块提出针对精准医疗服务实践的构建方案。

第一，对精准医疗和健康医疗大数据的内涵、内容及相互之间的关系进行了研究。基于充分的文献综述与梳理，明确了精准医疗的本质内涵、业务流程和数据需求，以及健康医疗大数据的来源、特点、在精准医疗中的作用及面临的问题。在此基础上，提出了本研究拟解决的主要问题和主要研究内容。

第二，对面向精准医疗的健康医疗大数据采集进行了研究。基于对大数据采集的必要性和要素、现有数据采集技术及其局限性等的探讨，提出了一套面向精准医疗的大数据采集方法，并对其涉及的关键技术与支撑要素进行了论述。

第三，对面向精准医疗的健康医疗大数据清洗与融合进行了研究。通过数据清洗一般内容、数据清洗原理、数据清洗常规算法等方面，对数据清洗现状进行了概述。接着对精准医疗领域的数据清洗研究进行了初步探讨。另外，从数据融合的原理、步骤、关键技术等方面对面向精准医疗的多源异构数据融合技术进行了探讨。

第四，对面向精准医疗的大数据分析进行了研究。从大数据分析的必要性、工作内容、一般流程、关键技术等方面对精准医疗领域的健康医疗大数据分析技术进行了研究。本书明确了大数据分析技术在精准医疗各类应用中的重要作用和主要工作内容。

第五，对面向精准医疗的大数据服务平台构建与运维进行了研究。本书探索性构建了基于远程医疗网络的精准医疗大数据平台，并从构建原则、关键技术、总体架构、安全体系等几个方面对平台的功能应用进行了分析介绍。另外，基于ITIL 理论，构建了集中运维与分散运维相结合的精准医疗大数据平台运维新模式。

第六，对面向精准医疗的大数据质量控制进行了研究。从"事前质控、事中质控和事后质控"三个环节出发，本研究探索构建了覆盖数据整个生命周期的面向精准医疗的健康医疗大数据质量控制体系，以确保数据处理过程的规范性，保证数据分析结果的可靠性，从而为精准医疗各类应用提供高质量的数据。

第七，对面向精准医疗的大数据治理进行了研究。基于对大数据治理的概念、内涵、现状等的分析，本书提出了精准医疗领域健康医疗大数据治理的总体框架及其实施流程，并强调了面向精准医疗的大数据治理在实施过程中需要注意的关键环节。

第八，对基于大数据处理技术的精准医疗服务实践进行了研究。首先，对应用于精准医疗领域的大数据技术进行文献综述；然后，对健康医疗大数据分析技术在精准医疗服务领域的应用进行研究；接着，以典型病种脑卒中为例，构建了基于远程医疗系统大数据处理与分析云平台的脑卒中远程精准防诊治体系；最后，构建了基于远程医疗系统大数据分析技术的脑卒中精准管理系统。

第九，对精准医疗领域大数据处理面临的挑战进行了研究。目前，健康医疗大数据分析处理在数据采集、融合、标注、存储、分析、结果解释和可视化等方面尚存在诸多挑战。本书基于大量文献综述，对精准医疗领域健康医疗大数据处理的现有问题进行了深入探讨。

本书研究内容丰富翔实，涵盖了健康医疗大数据处理的各个主要环节。研究成果可为了解精准医疗领域健康医疗大数据处理的关键技术，夯实精准医疗的数据处理基础，推动精准医疗服务的良性发展及其高质量、高效率应用等，提供重要支撑。

10.1.3　创新性

（1）提出了一套面向精准医疗的大数据采集方案

基于对大数据采集的现状与面临挑战的分析，本书提出了一套面向精准医疗的健康医疗大数据采集方案，并对数据采集所涉及的关键要素进行了探讨。健康医疗大数据采集共享平台基于面向服务的体系结构的设计，采用企业服务总线技术，根据精准医疗数据的粒度和维度建立数学模型，对原始数据进行抽取、转换和加载，载入相应的维度表和事实表。同时，采集平台还通过企业服务总线和数据安全管理架构，保证精准医疗各应用子模块之间的信息互通，实现健康医疗数据的平稳传输。在数据采集过程中，通过唯一标识的患者主索引实现不同信息系统中数据的一一对应与关联。

（2）构建了基于远程医疗网络的精准医疗大数据平台

本书创新性地构建了基于远程医疗网络的精准医疗大数据综合服务平台。另外，通过将信息技术基础架构库与精准医疗大数据分析平台的功能模块相融合，构建了面向精准医疗大数据分析平台的集中运维与分散运维相结合的运维模式。精准医疗大数据平台可为精准医疗的深入应用提供技术支撑，而有效的运维模式能够实现精准医疗大数据平台的快速响应和可持续发展。

（3）建立了一套面向精准医疗的大数据处理质量控制与大数据治理体系

通过分析数据质量控制的必要性、内涵与标准、质量评价、方法体系等，对精准医疗领域大数据处理的质量控制及其实施路径进行探讨。结合精准医疗领域健康医疗大数据的处理流程与工作内容，参考数据质量要求，采用三阶段控制原理，本书从"事前质控、事中质控和事后质控"三个环节建立了面向精准医疗的大数据质量控制体系。另外，本书基于 IBM 数据治理模型，在考虑精准医疗领域健康医疗大数据的特点及其治理过程中所面临的具体问题的基础上，构建了面向精准医疗的大数据治理框架，涵盖战略目标、治理保障、治理域、实施与评估四个方面，并对其组织实施的保障机制进行了初步探讨。

（4）以脑卒中为例，构建了基于大数据平台的远程专病精准防诊治体系，对基于大数据处理的精准医疗服务实践进行了探索

首先，通过文献综述，对精准医疗领域的大数据分析处理技术进行了研究；然后，从疾病的预防、诊断、治疗、用药、健康管理等方面，对健康医疗大数据处理在精准医疗中的应用进行探讨；接着，以脑卒中为例，基于远程医疗系统大数据综合服务平台，通过早期诊断、远程急救、精准治疗、个体化用药等方面，探索构建了脑卒中远程精准防诊治体系；最后，基于大数据分析处理平台，建立了脑卒中远程精准管理系统，包括脑卒中的远程健康管理、远程护理门诊、远程康复管理、远程教育等功能模块。至此，借助基于远程医疗系统的健康医疗大数据处理平台，达成涵盖脑卒中全疾病周期的脑卒中一体化精准防诊治体系。

10.2 未来展望

大数据处理和精准医疗的发展日渐受到各级政府、医疗机构、企事业单位的重视与关注。本书通过数据采集、数据清洗、数据融合、大数据分析、平台构建与运维、质量控制、数据治理、精准医疗服务实践等方面，对精准医疗领域的健康医疗大数据处理进行了深入研究，并形成了系列研究成果。伴随着计算机处理、信息技术、个体化智能医疗的快速发展，面向精准医疗的大数据处理必将迎来新一轮研究热潮，其发展前景值得期待。基于对精准医疗领域大数据处理面临挑战的分析，本研究认为，未来面向精准医疗的健康医疗大数据处理相关研究将主要集中在以下几个方面。

1）新型大数据采集平台的研发：集成多种数据传输协议和应用程序接口，实现对来源于不同医疗卫生机构信息系统的多源异构健康医疗数据的同时、统一采

集与预处理，并根据精准医疗应用的实际需求构建专病数据集。

2）健康医疗大数据标准数据集的构建：深度学习、神经网络等大数据算法的基础是有大量的标注数据供其训练模型，只有深入开展健康医疗数据的人工标注，结合基于人工智能的机器标注，并相互协同、交叉验证，建立标准化的标注数据集，才能提升大数据处理的质量与效率，推动精准医疗应用。

3）大数据融合技术的研究：面向精准医疗的大数据融合需要着重解决多源健康医疗数据的跨领域、数据安全、隐私保护、数据规模、数据融合过程管理等现有挑战。

4）组学数据存储与处理的技术研发：基于 Hadoop 的大数据存储机制，研发分布式数据库技术，解决海量组学数据的存储与安全管理，并针对组学数据开发成熟完善的深度学习算法模型，深入挖掘组学数据蕴含的有价值信息，推动组学数据在疾病诊断和治疗中的作用。

5）同时分析多源异构数据的大数据处理技术研究：理想情况下，精准医疗是将所有不同的数据源（包括临床诊疗、基因组学、公共卫生、环境因素、可穿戴设备、社交活动等）结合起来，以对个人健康或疾病状况进行综合而全面的描述。因此，应积极研发基于健康医疗大数据平台的机器学习算法，以对各种数据来源的信息进行同时、联合分析，从而获得更为可靠、精准、个体化的疾病诊断与治疗辅助决策。

6）大数据处理可解释性的研究：大数据处理过程及其结果的透明性与可解释性直接关系着深度学习、神经网络等大数据算法在精准医疗领域的可信任度、可接受度、可推广性，因此，可解释性必将成为大数据处理领域难以逾越的研究热点。

7）可视化技术的研发与实施：借助快速发展的计算机视觉和人机交互技术，积极研发大数据处理过程与结果的可视化，对增加数据处理的透明性、可解释性、可接受性和易于理解性至关重要。

8）大数据处理在精准健康领域的深入研究与应用：精准健康是针对特定研究对象的所有可用信息（包括家族病史、生活环境、个体遗传和其他生物统计学信息，以及接触发展或加剧疾病的危险因素），通过大数据处理，为指导个体化健康管理提供信息支撑，从而维持和增强目标个体的健康并预防疾病的发展。